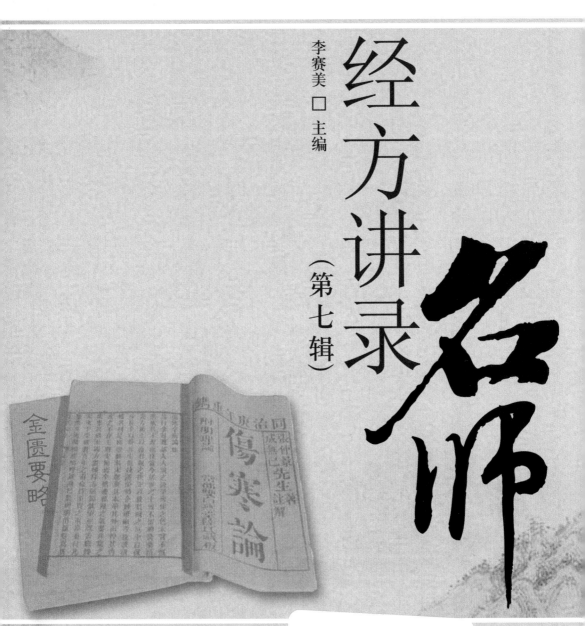

李赛美 □ 主编

经方讲录（第七辑）

名师

U0335376

中国中医药出版社

·北 京·

图书在版编目（CIP）数据

名师经方讲录. 第七辑/李赛美主编 . —北京：中国中医药出版社，2020. 5
ISBN 978-7-5132-6016-9

Ⅰ. ①名… Ⅱ. ①李… Ⅲ. ①经方-文集 Ⅳ. ①R289. 5-53

中国版本图书馆 CIP 数据核字（2019）第 288736 号

中国中医药出版社出版

北京经济技术开发区科创十三街 31 号院二区 8 号楼
邮政编码 100176
传真 010-64405750
保定市西城胶印有限公司印刷
各地新华书店经销

开本 710×1000 1/16 印张 20 彩插 0. 75 字数 329 千字
2020 年 5 月第 1 版 2020 年 5 月第 1 次印刷
书号 ISBN 978-7-5132-6016-9

定价 89. 00 元
网址 www. cptcm. com

社 长 热 线 010-64405720
购 书 热 线 010-89535836
维 权 打 假 010-64405753

微信服务号 zgzyycbs
微商城网址 https://kdt.im/LIdUGr
官 方 微 博 http://e.weibo.com/cptcm
天猫旗舰店网址 https://zgzyycbs.tmall.com

如有印装质量问题请与本社出版部联系（010-64405510）

名师经方讲录（第七辑）

编委会

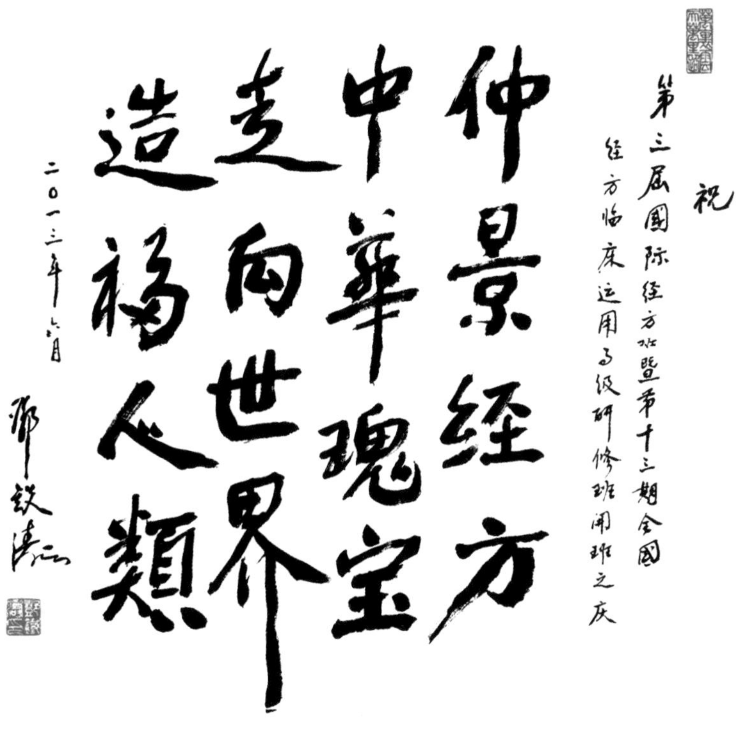

仲景经方
中华瑰宝
走向世界
造福人类

祝

第三届国际经方班暨第十三期全国
经方临床运用高级研修班开班之庆

二〇一三年六月

邓铁涛

图 1　国医大师邓铁涛教授题词

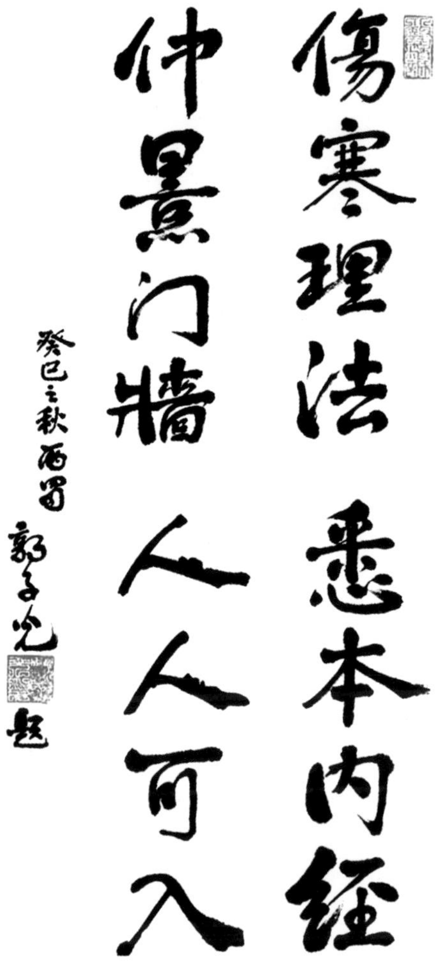

伤寒理法 悉本内经
仲景门墙 人人可入

癸巳之秋西蜀
郭子光 题

图2 国医大师郭子光教授题词（一）

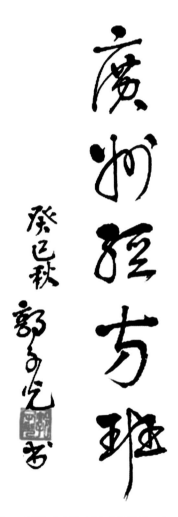

图 3　国医大师郭子光教授题词（二）

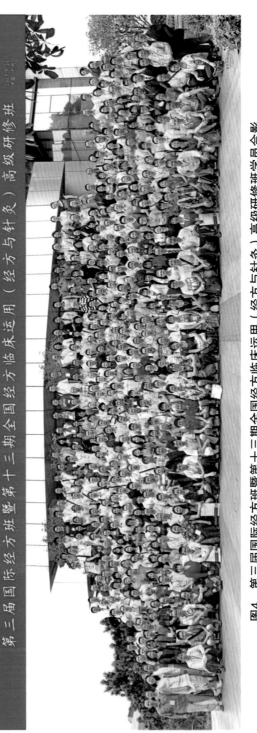

图4 第三届国际经方班暨第十三期全国经方临床运用（经方与针灸）高级研修班学员合影

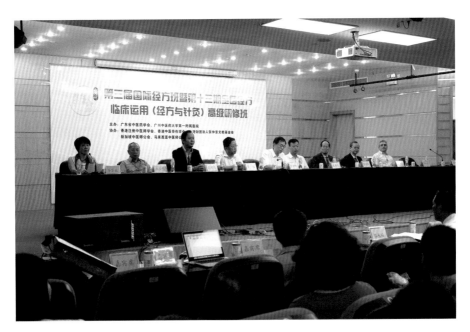

图 5　开幕式主席台

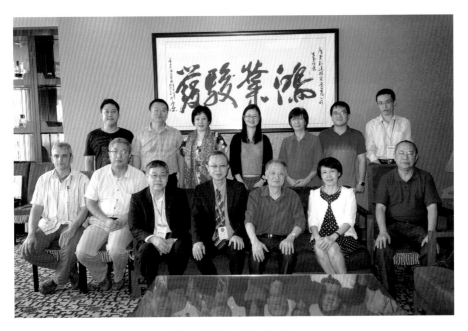

图 6　部分专家合影（1）

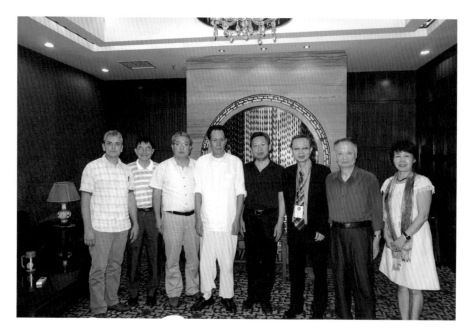

图 7　部分专家合影（2）

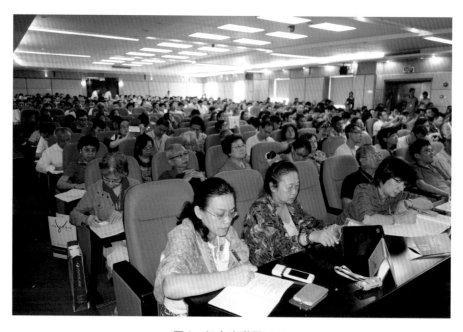

图 8　经方班学员（1）

前 言

由国家中医药管理局主办，广东省中医药学会、广州中医药大学第一附属医院承办，中国香港注册中医师学会、中国香港中医骨伤学会、中国台湾财团法人张仲景文教基金会、新加坡中医学院、马来西亚中医师公会共同协办的第三届广州国际经方班暨十三期全国经方临床运用（经方与针灸）高级研修班于 2013 年 9 月 21～24 日在广州中医药大学第一附属医院开班。

来自中国海峡两岸、德国、马来西亚等地的知名经方大家齐聚一堂，传道授业，海内外近 600 名学员前来听课，境外学员达 1/3，创历届经方班规模之最！除十三楼主会场外，另有两个分会场同步视频转播，大批本校及本院师生来到分会场听课，第一时间领略大师风采和临床经验。国医大师邓铁涛、郭子光为经方班题词赠宝，增光添彩！邓老题词"仲景经方，中华瑰宝，走向世界，造福人类"；郭老题词"伤寒理法，悉本内经，仲景门墙，人人可入""广州经方班"。98 岁高龄的邓铁涛教授还通过视频寄语经方班学员。

经方班邀请了来自中国大陆的黄煌、刘力红、陈宝田、刘保和、马文辉、李赛美、袁青、潘毅等教授，娄绍昆老师；来自中国台湾的董延龄教授、罗明宇博士；来自马来西亚中医师公会的谢奇会长，德国巴伐利亚奥格斯堡的狄特马针灸医师。国医大师郭子光、全国著名伤寒学家郝万山教授因航班取消未能现场演讲，但两位大师均寄来讲义，为翘首以盼的学员们充饥解渴。尽管受到"中秋"假期出行高峰和"玉兔"台风的影响，但专家的授课激情不减，学员热情火爆。此次盛会共安排 14 场专家授课，学生专场 4 场，临床查房 5 场，专家访谈 13 场，还安排了经方沙龙。一日听课学员最多达 1400 人，可谓盛况空前！

1

仲景，吾之师也；伤寒，吾之本也；经方，吾之用也。诸位因仲景之旗杆而相聚，寻根问本，探源溯流，切磋其用，交流其巧，明悟其道。无道，则技难以致远；无技，则道难以立足。本届主题是"经方与针灸"，立足仲景学说"针药并举"之特色，面对海外中医之现状与需求，中医师亦针灸师，谢奇、袁青教授，罗明宇博士等，从临床到实验研究进行了示范和引导；一方一法，一病一证，乃经方班推广之传统栏目。黄煌、娄绍昆、陈宝田、刘保和、董延龄、李赛美等教授就方药运用技巧、临证辨治思路一一详解，娓娓道来；刘力红、潘毅、马文辉等教授则从"道"上与大家分享了对经典理论的演绎与研修心得。

相关媒体，如《南方日报》《广州日报》《羊城晚报》等争相报道；新华网、网易新闻、中国新闻网、21CN 等网站进行了转载，对经方推广产生了良好的社会影响。

广州经方班自 1994 年创办以来，至今走过了 20 个年头，已步入"青年期"，风华正茂！举办规模从小到大；研修内容从面到点面结合，每届均有主题，由广度研究向深度挖掘拓展；辐射半径从中国到东南亚，并走向全世界；尤其整理稿的出版，使广州经方班影响持久而深远。一路走来，离不开老一辈经方大家的奠基与提携；离不开医院、大学、学科、学会的支持与厚爱；更离不开经方粉丝们的坚持与眷恋。坚守经方班宗旨，"秉承、弘扬、推广仲景学术"，接地气，面向基层，面向临床，面向世界，广州经方班已成为享誉海内外的继续教育品牌项目。

而今，伴随受众中医经典素养的提升及临床经验的积累，大家更希望从悟"道"上下功夫！为此，2014 年第四届国际经方班之主题为"经方与道"，将移师于道教圣地——湖北武当山举行。

期待第七辑《经方名师讲录》付梓刊行！期待第四届国际经方班暨第十四期全国经方研修班大家再相会！再次感谢海内外经方人一如既往的支持与坚守！

广州中医药大学　李赛美

2014 年 7 月 7 日于广州三元里

目 录

上篇　名师讲座篇

中篇　名师查房篇

下篇　名师访谈篇

上 篇

名 师 讲 座 篇

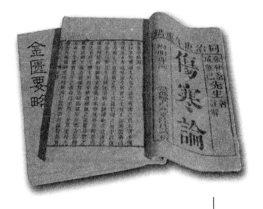

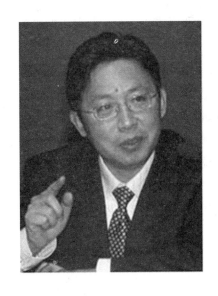

【名师简介】

黄煌 南京中医药大学教授、博士生导师。20世纪80年代主要从事中医学术流派的教学与研究工作，90年代以后以名中医学术经验的调查整理与经方医学流派的研究为主攻方向，其中尤以经方方证与药证为研究重点。现致力于经方现代临床应用研究与普及推广经方工作，主持的网站"黄煌经方沙龙——经方医学学术论坛"成为全球最大的经方医学网络学术平台。代表性著作有《张仲景50味药证》《中医十大类方》《经方的魅力》《药证与经方》《医案助读》《中医临床传统流派》《黄煌经方使用手册》等，并主编《方药心悟》《方药传真》《经方100首》《黄煌经方沙龙》等。

【名师专题】

葛根汤的临床运用

南京中医药大学 黄煌

首先，我要告诉大家一个好消息，最近国家中医药管理局要求我们提供一个简明版的经方教科书。目的是什么呢？也就是说，国家中医药管理局准备把经方作为基层中医药的适宜技术，要向全国进行推广。这是一个非常好的消息，大家应该鼓掌！前不久，我们在南京开了一个审稿会，李赛美教授、广东省中医院杨志敏副院长、冯世纶教授等很多专家都到会了。会议审定了我们的校稿，初定推荐了30张经方10个病作为推广的一期工程，以后还将陆续要推广。那么这个 30 张经方中，今天我要讲的葛根汤就是其中之一。

葛根汤是一张非常古老的方。昨天晚上，我和温州的娄绍昆先生交谈，他就特别推崇康治本《伤寒论》。这是《伤寒论》最古老的一个版本，比现在我们看到的宋版还要古老。它只有 50 张方，其中就有葛根汤。葛根汤又是一张非常时髦的方，是临床上用途非常广的，而且疗效也非常卓著的一张好方。刚才我和其他与会的嘉宾交流，他们也非常善用葛根汤。有机会的话，我还希望你们上我的网站，介绍你们运用葛根汤的体会。因为现在我们很多的中医只会用板蓝根，只会用银翘散，不会用麻黄，不会用桂枝，也不知道葛根汤。所以今天这个学习班，开首第一张方——葛根汤。我在这里就抛砖引玉，来谈一谈我学习和运用葛根汤的一些体会和经验。

一、葛根汤的组成

我们先看原文中葛根汤的组成：葛根四两，麻黄三两，桂枝二两，比例是 4：3：2；生姜三两，甘草三两，芍药二两，大枣十二枚。上七味药，以水一斗，先煮麻黄、葛根，减二升，去上沫，内诸药，煮取三升去滓，温服一升，覆取微似汗。这个方以葛根命名，因此方中葛根的用量最大——四两。但现在四两的量对我们来说不够了，我们用葛根动辄 30g、60g，甚至用到 100g。原因尚不清楚，但可能是张仲景用的野葛的质量比我们现在用的粉葛质量要好一些。葛根汤中芍药的使用我要提一下，仲景的时代没有分赤芍和白芍，我们现在是有分的。葛根汤中的芍药应该推荐使用赤芍，因为赤芍活血化瘀的作用比白芍更强，还可以通血痹。葛根汤的煎服法中，仲景要先煮麻黄、葛根，还要去上沫。为什么要去上沫？仲景说去了上沫后，就不会让人心烦，可能麻黄沫子里的某些成分可以使人兴奋，可是我们现在临床中麻黄一般不先煎。但我要特别说明：葛根是要先煎的，尤其是在大剂量使用葛根的时候。如果不先煎，可能导致其他药物的有效成分流失，所以葛根一定要先煎，然后去滓，再放其他药。葛根汤的调护方面，张仲景说要"覆取微似汗"。喝葛根汤后是需要盖被子的。盖被子干什么？"微似汗"。就是要患者微微地出点汗就行了。但是并没有像桂枝汤那样还要喝粥助汗。要盖被子说明葛根汤发汗作用并不强，比发汗峻剂——大青龙汤等方要弱。大青龙汤麻黄用到六两，所以发汗非常厉害，仲景原文中说道，发汗特别厉害时就要"温粉扑之"，而不是盖被子了。以上就是仲景原文中提到的大家应该注意的地方。

既然讲到葛根汤，我们就要特别说一下葛根。葛根是豆科植物，是野葛或者甘葛藤的块根。南京旁边有个茅山，葛洪在那里炼过丹。传说葛洪发现了这个块根很有用，然后提供给老百姓使用，老百姓就把这个根状物叫葛根。其实不仅是茅山的葛根好，葛根在我们国家的很多地方都出产，包括张家界、井冈山的葛根都很好。葛根里面有丰富的黄酮类成分，葛根素也被提取出来，做成针剂和片剂，广泛用于心脑血管疾病。葛根有两种：一种是苦葛，一种是甘葛。苦葛又称柴葛、野葛、药葛，顾名思义它味道有点苦，甘中有苦。它里面淀粉含量较甘葛低，但是里面葛根素含量高。所以我们现在使用葛根的时候，尤其是用来发汗或是治疗心脑血管疾病的时候，我建议大家用苦葛。还有一种就是甘葛，也叫粉葛。粉葛的颜色是白的，味道偏甘，淀粉含量多，是可以吃的。粉葛升清和止渴的作用要强一些，所以我们治疗小儿腹泻或者口渴的时候，我们就用粉葛。我们去旅游区的话，看到很多地方都有葛根粉，做葛根粉一般用的就是粉葛。

我的葛根用量比较大，原文葛根汤中葛根用到四两，换算起来就12g，我一般用到30g，甚至用到60g。当然还有人用到120g。葛根既是食物又是药物，量可以大一点，但是记得要先煎，先煎以后取水。麻黄的话，我的用量一般在10～15g。因为麻黄有一点毒性，使用的时候要非常小心。

二、葛根汤方证

下面讲经典方证。我们学习研究经方的一个最最重要的前提，就是一定要熟悉经典原文。经典原文是前人使用经方的经验结晶。虽然《伤寒论》中的条文有时候并没有把方证的所有主治都说清楚，但它的确是实实在在的。那么葛根汤的原文有三条：《伤寒论》两条、《金匮要略》一条。

《伤寒论》第31条："太阳病，项背强几几，无汗恶风，葛根汤主之。"第32条："太阳与阳明合病者，必自下利，葛根汤主之。"其实还有一条跟葛根汤也有很大关系："太阳与阳明合病，不下利但呕者，葛根加半夏汤主之。"《金匮要略》："太阳病，无汗而小便反少，气上冲胸，口噤不得语，欲作刚痉，葛根汤主之。"

很多基层的同志学习原文的时候，感觉原文很难读懂。我做学问喜欢把复杂的东西简单化。我们就把原文中间最实在最关键的东西提取出来，也就是关键词。我们就把关键词提取出来细细地分析。

葛根汤的关键词，首推就是"**项背强几几**"。几，就是"几"字没有那个勾。"几几"这两个字没什么实际意思，加强语气用的，我们可以去掉，再精简一下。我们就把"项背强"这三个字作为葛根汤方证的关键词。

"项背强"有两个概念。一个是自我的感觉：我们中国的伤寒学家比较强调患者的自我感觉。所谓自我感觉，就是患者总是感到项背部的肌肉有拘急感、疼痛感或者僵硬感。这个"项背"的范围要注意，是指后头部到腰骶部这一大片的范围，包括斜方肌、背阔肌、腰肌等，而不是很多人理解的仅仅是大椎穴那里。此外还有很多自我感觉都可以当作"项背强"的延伸，比如头昏头痛、肩膀痛或者腰腿痛等等。一个是他觉的指征：这一点以大冢敬节、汤本求真为代表的日本的汉方医家就非常强调。汤本求真在《皇汉医学》里面就强调"项背强"这个葛根汤证要确诊，一定要用手按压。他要求医生亲自按压患者脊柱两侧，就是我们常说的华佗夹脊的部位。如果患者是葛根汤证，那么我们可以感觉到肌肉是条索状的，还有僵硬感、拘急感、板结感或者抵抗感。所以我现在看病有时候也摸索一下，看患者背部和腰部有没有僵硬，寻找些客观指征。

"项背强几几"不仅是葛根汤的指征，也是桂枝加葛根汤的指征。因为在《伤寒论》原文中间，专门讲到"**太阳病，项背强几几，反汗出恶风者，桂枝加葛根汤主之**"。我们知道汗出恶风是桂枝汤的重要指征，而"项背强几几"应该就是葛根的主治。所以我们分析，"项背强几几"就应该是葛根、桂枝、芍药、甘草的主治。如果我们要做一个葛根汤证的人体模型，那我们可以把"葛根汤"写在两边项背上。因为这个部位是葛根汤的一个主治部位。项背部出现的很多问题，我们可以看作是葛根汤的适应证。

我们针对"项背强"这个问题还要再细化一下，大概有下面几种情况，都可以看作"项背强"。

第一种情况：就是肌肉的痉挛。局部的肌肉出现僵硬、疼痛，甚至肌肉隆起。我发现，有一类人项背部这一块都很厚实，侧面看像驼背一样隆起，我叫它"葛根背"。这个用葛根汤效果比较好。还有就是颈部和肩部活动受限和疼痛，颈椎病、落枕、五十肩和肩周炎患者都可以用葛根汤。项背部肌肉痉挛不仅颈椎病有，很多内科的疾病也有这个情况，比如感冒、痉挛性斜颈、脑梗死等。我还看到日本的资料，上面说葛根汤可以消除高血压患者的后背拘急症状。因此，肌肉痉挛是葛根汤的一个非常重要的指征。但反过来神经麻痹导致的肌肉松弛，也可以算作葛根汤的适应证，临床上使用效果非常好。这提示葛根汤对于项背部、上半身的肌肉病变有特定的作用。

第二种情况：项背的疼痛。很多患者就诊时是以疼痛为主诉的，主要包括后枕部、背部和腰部的疼痛。疼痛的性质是胀痛，还伴有麻的感觉，有时候还向四肢放射。项背的疼痛还可以导致活动受限。因此，我们在文献上可以看到很多医家用葛根汤治疗颈椎病、落枕、肩周炎等，甚至用来治疗脑膜炎。他们的使用依据就是患者出现项背疼痛。

这里举日本江户时期一个汉方医家的案例，患者是一名女子，每逢秋天就哮喘。哮喘发作得非常厉害，痛苦不堪，出现了强迫体位。什么样的体位啊？就是她始终只能趴在一个夹火炉的木架子上一动不动。睡觉也只能这样，稍微一动就马上出现心慌、心悸和气喘，来就诊的时候家人都只能把那个木架子一起抬过来。这个听起来很有意思。前面的医生用了八味丸，稍微好了一点。后来这个汉方医家就给她开了葛根汤，五剂，吃了药以后就能站立和走路。后来医家继续使用葛根汤治好了这个女孩的哮喘。这个案例对我们使用葛根汤是很有启发的。哮喘为什么用葛根汤？因为她项背拘急疼痛，不能动。所以临床上很多疾病出现肌肉痉挛和项背疼痛，你就能使用葛根汤。

第三种情况：就是局部的发冷。这个指征也是日本医家发现的，他们经常用葛根汤而且做了非常细致的工作。他们发现，葛根汤治疗肩凝症效果非常好。肩凝日语叫"かたくり"，其实包括了我们所讲的肩周炎、颈椎病。患者肩部的体温要低于正常人。泄热患者的体温是（36.2±0.7）℃，而健康人是（36.6±0.5）℃，所以很多患者表现为怕冷。日本医家还记载了一个非常有意思的现象，葛根汤服用后，患者体表的温度会升高，这里提示大家部分腰背部怕冷的患者可能也适用葛根汤。

第四种情况：就是局部皮肤的改变。比如项背部皮肤粗糙和角化。还有一种情况就是项背部皮看起来很厚实，看起来发黑。很多女孩子月经长时间不来就会有这毛病。背部皮肤看起来脏脏的，我认为这就是"葛根汤的皮"。再一个就是背部痤疮，很多人背部痤疮很严重，女孩子连露背装都穿不了，所以项背部皮肤的改变也是我们可以使用葛根汤的一个指征。这可以看作是"项背强"的一个延伸、拓展。

如果我们进一步拓展和延伸的话，有几个关键词：第一，"头重如裹"。如果患者出现"头重如裹"的症状或者思维迟钝、吐字不清，也可以用葛根汤。"强"就是不灵活的意思，包括思维的不灵活、语言的不灵活等等。还有就是五官功能减退也可以用葛根汤，比如上次我看到一个医案，医家用葛根汤来治疗高度近视，他也有道理啊，改善眼部的供血。还有现在很多听力减退、耳鸣耳聋、鼻窦炎、头面部湿疹、痤疮的患者都可以用葛根。这可能和我们中医讲的"清气不升"有关，而葛根恰好能升清。这么一来以后大家可以看到，葛根汤的使用范围是非常广的。

第二个关键词："自下利"。"自下利"是什么意思？就是患者没有使用泻下药，但是他的大便次数依然很多。这个我有个用错的经验和大家分享：一个年轻的女子，她头昏头痛，颈椎病。我给她用葛根汤，用了以后头更痛，后来一问，她有习惯性便秘。所以用葛根汤一定要看他的大便，大便干的还是稀的。这里还有一个规律：大便越稀，次数越多，你的葛根用量就要越大。这个规律是可以从张仲景的原文上看出来的。葛根汤，葛根是四两，它用来治疗"自下利"。这个"自下利"就是指大便次数稍微增多一点，没有用泻下药，程度比较轻。另外一个下利，程度非常重，叫"利遂不止"，用葛根芩连汤。葛根用多少？八两！翻一番。李东垣说过：葛根是治疗泄泻的圣药。所以葛根止泻非常好，可以治疗拉肚子。但如果患者没有明显的腹泻，甚至有便秘，但他有"项背强几几"，整个体质看起来也适用葛根汤，那怎么办？我们有办法，加大黄！就是说，如果你要用葛根汤，但他大便又比较干结的话，可以加大黄。

第三个关键词："无汗"。张仲景在原文里两次提到"无汗"。"无汗恶风""无汗而小便少"，说明"无汗"很关键。那什么叫"无汗"？它提示四种情况：①怕冷，伴小便清长。②皮肤干燥、皮肤痒。很多人平常皮肤痒，像蜘蛛丝挂在脸上一样，但出了一身汗后，就不痒了，因此皮肤痒可以用发汗的方法来治疗，张仲景也是这个思路，他就用桂麻各半汤治疗身痒。③出汗的趋向。同样的运动量，有些人可以大汗淋漓，汗流浃背；有的人却只有微汗，甚至无汗，这些人平时就不容易出汗。④汗后病轻。很多人得感冒，出了一身汗后，感冒症状消失了。很多皮肤病患者，冬天病情加重而夏天减轻，为什么？冬天不容易出汗，夏天容易出汗。如果疾病有这样的倾向的话，我们也可以看作是无汗。

但也要注意，葛根汤证照样可以有汗。我刚才在下面与人交谈，我说你用葛根汤有什么经验，他说："就是脏，脸上脏。"脸上脏什么意思？就是发黑，不干净，不那么白净。所以葛根汤也会出汗，但葛根汤的汗是臭汗、油汗。不可能出现汗出如水、出汗以后骨节疼痛的情况。另外，我们从原文来看："**太阳病，项背强几几，反汗出恶风者，桂枝加葛根汤主之。**"桂枝加葛根汤是桂枝加葛根，这里面没有麻黄，这个只针对"恶风"。所以提示"无汗"是麻黄的主治。葛根汤里面有麻黄，麻黄发汗。张仲景很多方都有麻黄，比如甘草麻黄汤、麻黄附子细辛汤、大青龙汤等。这些方使用麻黄都是要患者"一身面目黄肿"，也就是患者面部泡泡的、肿肿的、脸色发黄的、发黑的。这种用起来比较安全。我想葛根汤的"无汗"也提示这个问题。"无汗"这两个字，我们一个是要看出来，一个就是要问出来，特别是要从他的这个发汗的倾向上问出来。它的内容很多，不仅是一个症状，而且是一种综合征，是一种体质状态。

第四个关键词："口噤不得语。""口噤不得语"就是嘴巴紧，不能讲话，类似于颞颌关节功能紊乱的表现。这提示葛根汤对头面部肌肉的痉挛，骨关节的功能的紊乱，我们都可以考虑用葛根汤。大冢敬节先生就用葛根汤治疗颞颌关节紊乱症。很多年轻人容易得这病，比如受了风寒，或者咬啤酒瓶，咬了以后这个嘴巴张不开来了。还有报道葛根汤可以用来治疗破伤风。因为破伤风就有嘴巴紧的症状嘛。葛根汤里面有芍药、甘草，这两味药解痉作用非常好。仲景用它来治疗脚挛急，而且效果来得非常快，说用药以后"其脚即伸"。所以芍药甘草配上葛根以后，它能够治疗上半身的肌肉紧张，比如说咬肌痉挛、头部的血管痉挛等等。

上面是我对葛根汤的经典方证四个关键词"项背强""自下利""无汗"和"口噤不得语"给大家做了一个分析。这个还不够，我们要把经典的方证从平面转为立体，也就是我常说的经方体质。辨体质是保证我们经方安全使用的一个前提。体质抓住了，不仅疗效好，而且安全。所以下面我们谈谈葛根汤体质。

三、葛根汤体质

首先葛根汤体质的人大都"虎背熊腰"。这部分人群大都是青壮年，体力劳动者居多，脉象也比较有力。我们借用一个文学形象来描述这一类人——鲁智深，反过来林黛玉那种就不适合用葛根汤。第二，这类人除了肌肉发达、熊腰虎背以外，皮肤要粗、要干、要厚，脸色是黄暗的、感觉就是不干净。这类人平时不容易出汗，因为我们前面说过他们"无汗"嘛。第三个就是精神症状，葛根汤体质的人大都非常困倦、嗜睡、反应迟钝、不灵敏。《水浒传》里面记载鲁智深也很喜欢睡觉啊。第四个就是头疾，就是头项部容易出现疾病，比如耳鸣、耳聋、痤疮等。第五个就是葛根汤的人大多数都是毛发比较浓密，说明什么？气血很足。葛根汤不能用于气血虚弱的患者。女性的话还要关注她们月经的改变，因为月经是反映女性体质的一个窗口，是我们判断女性体质的重要依据。我们判断女性的体质一定要问她的月经，包括月经周期、经量、经期反应等。那么葛根汤证的女性通常有月经周期的紊乱，有的女性月经两三个月一至，甚至出现闭经。有的还有月经量少、多毛、痛经等症状，临床上很多多囊卵巢综合征的患者就有上述情况。这类患者使用葛根汤比较有效，而且相当安全。

四、葛根汤的临床应用

讲完葛根汤体质，我们就来看看葛根汤临床上如何用。首先我们可以用葛根汤治疗感冒。感冒看似是小毛病，但这个市场大得很，问题是我们中医没有占领这个市场。很多国人一感冒就去输液了，用中药也只是用板蓝根冲剂、银翘片之类的。但在日本，葛根汤是家喻户晓的一个方。有统计表明，日本医疗机构每年葛根汤处方达到2000万张，这还不包括民间自己用的。日本东京甚至还有一栋葛根汤命名的大楼，因为葛根汤太赚钱了。反观我们中国葛根汤很少人知道用。在这里我还要特别呼吁一下，我们中国，特别是大陆，一定要尽快搞出我们自己的经方制剂！临床上葛根汤用于风寒感冒比较多。那么感冒伴有疲劳感，头痛，项背强，周身酸痛沉重，容易恶寒，皮肤痒，无汗，鼻塞有卡他症状，用葛根汤是非常好的。30分钟就起效，而且要让他吃了葛根汤以后盖被子睡一下，能微汗最好。我曾经看过一个资料，一位学者对葛根汤合剂治疗感冒进行了多中心、双盲随机对照研究，这个很不简单。他纳入 240 例属于外感风寒的上呼吸道感染患者，阳性药物对照。结果表明，葛根汤合剂治疗感冒安全有效。所以感冒我们可以用葛根汤。在治疗感冒的时候我们还可以加味：第一可以加桔梗，治疗咽喉疼痛。我们知道桔梗汤就是治咽痛的。因此对于那些喉中有痰难咳的，还有咽喉肿痛的，加点桔梗，它利咽。第二可以加生石膏，治疗感冒出现的烦渴、口渴症状。

第二，葛根汤可以治疗病毒性腹泻。我们知道葛根汤是可以治疗"自下利"的，因此它是治疗腹泻的一张好方。有资料报道，葛根汤对于轮状病毒引起的小儿春秋季的病毒性腹泻有效。葛根是升阳、透散的药，用葛根治疗腹泻，中医称之为"逆流挽舟"。其实有现代研究发现，葛根汤本身是没有什么抗病毒作用的，但是它能激发机体产生抗病毒能力。我这里举一则小儿春季腹泻的医案。一位 4 岁的患儿，一开始是汗后受凉，然后就发现了肠鸣腹泻，大便清稀的，有泡沫样，一天好几次。全身症状是什么？恶寒，发热，无汗，鼻流清涕，纳差。医生给他开了葛根汤原方：葛根 12g，麻黄 5g，桂枝 6g，白芍 10g，大枣 3 枚，生姜 2 片，甘草 3g。一剂药以后腹泻就减轻。

第三，葛根汤可以治疗痤疮。以前我治痤疮大都用枇杷叶、桑白皮这一类药，根本就没效果。后来我发现痤疮要从体论治，也就是要看患者的体质论治。根据我的经验，葛根汤治疗痤疮，首先我们得看人。就是这个人体形要壮实；脸色要黝黑，或者黄暗，或者粗糙；脸上看起来油腻，这一点要抓住。其次看痤疮的颜色和好发部位，痤疮颜色发暗的，痤疮的疮头要深陷、平塌且痤疮好发于背部，这一类痤疮的病因就是风寒郁在里头，发不出来。这种情况用葛根汤效果就很好，因此我认为葛根汤可以亮肤。使用葛根汤治疗痤疮也可以加减。第一可以合桂枝茯苓丸，用于有瘀血指征的葛根汤证患者，因为桂枝茯苓丸是一个活血化瘀的经典组合。至于哪些是瘀血的指征，我认为主要有以下几点：首先要看皮肤，特别是下肢的皮肤往往很干枯，一抓就有白痕，肌肤甲错。其次就是月经，桂枝茯苓丸证的月经量少、痛经、经血中有血块。最后就是大便干结。此外，桂枝茯苓丸还有消痘印的作用。第二个可以加大黄和川芎，用于治疗有脓头的痤疮。

第四，葛根汤可以治疗突发性耳聋。五官科治疗突发性耳聋的基本手段就是高压氧舱，其实尽早地中医干预是治疗耳聋的最佳手段，越早越好！比如葛根汤的疗效就很好，我认为它是我们中医的高压氧舱。尤其是耳聋患者脸色黄暗且有感冒诱因，效果更好。这个案例是我们学校的学生，女，20岁，就诊前两天无明显诱因出现左耳胀痛，随后两耳听力下降，两耳未见明显分泌物。这个女学生人长得很壮实，脸上有少许痤疮，大便偏干，所以我就开了葛根汤加大黄：粉葛根60g，生麻黄6g，桂枝12g，赤芍12g，甘草6g，大黄6g，干姜6g，红枣20g。开了7剂。服完之后她发短信告诉我：她自觉听力已经好转了，然后还去省中医院做了听力检查，结果显示听力恢复。这就是一个利用葛根汤治疗突发性耳聋的例子，不仅是葛根汤，单味的葛根治疗耳聋也很有效。我曾经看过一篇文章，上面就推荐以粉葛根做食疗，煲猪骨或者猪蹄，用来治疗神经性耳鸣耳聋患者。所以现在我临床上治疗突发性耳聋首选方是葛根汤。

第五，葛根汤可以治疗鼻炎。治疗鼻炎的时候，葛根汤经常要加两味药，一个是川芎，一个是辛夷。辛夷花就是通鼻窍的，川芎也可以开窍。因此葛根汤加川芎、辛夷这个方治疗鼻炎疗效就很不错。日本就把这个方开发成治疗鼻炎的专方。日本的汉方大师矢数道明就用葛根汤治疗过一例嗅觉失灵的患者，所以葛根汤治疗鼻病也非常有效。

第六，葛根汤可以治疗牙痛。我的体会就是葛根汤加大黄，表里双解，牙痛很快可以止住。特别是患者舌苔黄厚、大便干结的话，葛根汤的效果很好。因为牙痛大都跟阳明经有关系，我们上牙是属足阳明胃经、下牙是属手阳明大肠经。葛根刚好也归到阳明，因此牙齿和牙龈的问题，都可以考虑使用葛根汤。还有就是对于经久不愈的龋齿牙痛，可以用葛根汤合桃核承气汤。这个是陆渊雷先生的经验。因为有些牙痛，它是瘀血在里，你就必须要用泻下逐瘀的方法，大便一通，牙痛很快就止住。

第七，葛根汤可以治疗颞颌关节紊乱综合征。这个病的特点就是嘴巴张不开，运动的时候咔咔响。很多因素都可以导致这个病，比如精神紧张、感受风寒、夜里磨牙等。我这里有个大冢敬节的医案值得大家借鉴。一个36岁中等身材女患者，口噤不语5个月，嘴巴只能勉强张开一个指头宽度，颞颌关节非常疼痛。大冢敬节先生把了脉，还给患者做了腹诊，没见什么异常，他就想到《金匮要略》一句话："口噤不得语，欲作刚痉，葛根汤主之。"他就给那个女患者开了葛根汤,十天以后患者能张开十分之七八,吃药一个多月痊愈。刚才有个听众交流说,有个脑梗死的患者也是嘴巴没法张,我想可以试一下葛根汤。

第八,葛根汤能够治疗疲劳。葛根汤是兴奋剂。我有一个朋友叫平马直树,他是大塚敬节的学生。他就讲到大塚敬节先生晚年看诊的时候,老人家八十多岁了还在看诊,有时候很劳累,但他一旦累了就要喝饮料,他的饮料是什么?就是葛根汤冲剂!喝了之后就精神抖擞。日本人考试前也用葛根汤来提神。所以大家发现没有,今天我举了很多例子都是日本医家的经验,因为他们确实用得好,我们确实应该向他们学习!我也有这个经验,有时候上午、下午、晚上我都有课,不提神课讲不好,我就用葛根汤,确实有效。我们中医看病时脑子需要高速运转,一旦疲劳就卡壳了。我记得清代有一位名医是靠鸦片来提神的,我觉得鸦片不用吃,葛根汤大家不妨一试。葛根汤的兴奋作用一个是来自于麻黄,能兴奋中枢神经;一个是来自于葛根,具有显著扩张脑血管的作用。葛根汤还可以用来醒酒,唐代《备急千金方》有一个说法非常清楚:"**酒醉不醒,葛根汁一斗二升,饮之,取醒,止**。"我们也做过动物实验,喝了葛根汁以后的小老鼠不容易醉。

第九,葛根汤能够治疗面瘫。面瘫临床上非常多见。一讲到面瘫,大家就能想到牵正散这个方,但我从不用它。我治疗面瘫主要就是柴胡类方和麻黄类方。柴胡类方就是大小柴胡汤,麻黄类方就是葛根汤、麻黄附子细辛汤等,效果很不错。因为面瘫这个病主要就是吹风受凉为诱因。所以就用葛根汤祛风寒。这个我在我儿子身上都用过。那时候我儿子在日本,视频通话告诉我说他面瘫了。问他怎么弄的?他说前几天疲劳还腹泻,后来就面瘫了。我就说你赶快去买葛根汤,然后他又给自己针灸,针药结合,双管齐下,很快就好了,一点后遗症都没留。

第十,葛根汤能够治疗中风眩晕。现在我们治疗中风眩晕都是崇尚"内风"学说,总是想着肝阳上亢、水不涵木,开方就是天麻钩藤饮、羚角熄风汤,有时还受西医的影响,多用活血化瘀之品。其实在中医看来,脑梗很多属于中经络,汉唐时期医家都用麻黄和桂枝治疗中风。前面我们提到过葛根里面含有葛根素,是治疗心脑血管很好的药物。用葛根汤治疗脑梗我这里有好几个例子。曾经就有一个老干部被人推着轮椅来我办公室，当时这个老干部就是口角流涎，腿也不能走路，脸色黄暗，怕冷，并且老人家坚持不肯住院，就要吃中药。我就给他开了葛根汤。我告诉他儿子老人家服了这个药以后，第一不能吹风；第二有可能晚上会大量发汗，发汗是好的。第二天他儿子告诉我，老人家发了很多汗，轻松了，过几天下床走路了，轮椅也不要了。所以说脑梗的治疗，如果我们及时干预的话，不需要大动干戈。我们透风，把风寒透出来就行了。

第十一，葛根汤还可以治疗失眠。葛根汤治疗的失眠有什么特点？白天醒不了，晚上睡不着。比如倒时差的人，像我经常出国，葛根汤肯定带。失眠用镇静药解决不了怎么办？我就反其道而行之，用葛根汤，兴奋剂！睡眠是抑制的，但是要你充分的抑制必须充分的兴奋。兴奋和抑制是对立矛盾，没有充分的兴奋就不会有充分的抑制。就像我们宾馆里面的开关，按上亮一点，再按再亮一点，再按一个很亮，再按，不亮了。它就是这样的，非常有意思。所以你们试一下，对于严重的睡不着觉，脸发黄，经常头昏头晕的患者，你就用葛根汤试试。但是有一点要注意，必须要上午服用。

第十一，葛根汤可以治疗腰痛。前面我们就讲过，项背强包括腰背的疼痛。可以原方，但是也可以加味。特别是疼痛得厉害，你可以加附子、细辛。里面含有麻黄附子细辛汤的意思。我在加拿大看病，好几个关节疾病的患者，都是腰直不起来。我就给了葛根加麻黄附子细辛汤的颗粒剂。吃了三勺就不痛了。本来弯着腰进来的，第二天、第三天他直起来了，他们非常开心。这里讲个题外话，我觉得外国人吃中药特别有效，可能和他平常不太吃中药有关。所以国外做中医只要有效，很赚钱。

第十二，我们就讲讲葛根汤在妇科上的应用。我不是妇科医生，但我的患者女性居多。妇人病照样可以用伤寒方。我对这个问题也有个认识的过程。以前我觉得妇科一定要《妇人大全良方》，从奇经八脉下手。后来我读舒驰远先生的《六经定法》《伤寒论集注》才了解了伤寒方在妇科病的作用。舒驰远是清代一位著名医家，他曾用麻黄汤治疗妇人难产。当时那个产妇难产，羊水都破了，但胎儿就是下不来。他一看那个妇人，项背强，恶寒，麻黄汤证，一剂麻黄汤，胎儿就下来了。现在我也发现，妇科很多病用伤寒方非常有效。葛根汤就可以治疗闭经，还可以缩短过长的月经周期。前面我也讲过这张方可以治疗多囊卵巢综合征。一般在原方进行加味，第一个就是加葛根汤合桂枝茯苓丸加大黄。这个适合于多囊卵巢综合征的患者，月经后延，量少，颜色黑。并且这类患者大都体格壮实、肥胖、多毛、脸红、痤疮、小肚子还有隆起。服了药之后首先大便保持畅通，这个不泻不行，不汗不行。如果患者瘀血征象更严重，不仅大黄、桃仁要用，还要用虫类药，比如土鳖虫、水蛭等。我经常用这些药打成粉之后装胶囊，就用红酒调服。这个比例是大黄1，桃仁2，土鳖虫1，水蛭1。第二个就是葛根汤加当归芍药散，这个和前面情况不同，这类患者是体内有水湿和寒湿。所以表现出来大都是脸色发黄并且有浮肿倾向。此外乳腺炎也可以用葛根汤来治疗。日本有报道说，这个方子对乳汁淤滞所致的乳腺炎是有效的，而且研究下来葛根汤确实能够促进乳汁的分泌。

第十三，葛根汤可以减肥。葛根汤治疗肥胖的机理是能够增强基础代谢。这个也是日本的一个研究。日本人用葛根汤、柴苓汤、大柴胡汤三个方治疗肥胖，结果发现，葛根汤效果最好，患者消耗卡路里最多。葛根汤是减肥好方，我们临床也在用。

刚刚讲了这么多，我们可以看到葛根汤真神了，可以治疗这么多病，但是有几个注意事项我们要强调。第一，葛根汤要温服的，不能冷服，而且要盖被子取微汗，喝完葛根汤不能吃冰冷的东西。第二，我的经验，不要空腹服。我有个患者没吃早饭，空腹服用葛根汤，然后就去上班，途中就不舒服了，出现心慌，难受，呃逆，出冷汗，怕风。所以后来我强调不要空腹服用。空腹服用会增加麻黄的这种副作用。第三，用量开始不要过大，采用渐加的方式。我曾经用过20g麻黄，没什么副作用，但是也有的人用3g麻黄就有感觉。所以为了避免出现副作用，我们用药量采用渐加的这种方式。但是我要说，葛根汤是非常安全的，发汗作用并不猛烈。特别是它方子里面配合了桂枝、芍药、甘草、生姜、大枣，这些药配合了以后它能够抑制麻黄导致发汗过多、导致心慌心悸的这个副反应，所以说这个是比较安全的。第四，不要和解热镇痛药一起服用，会有不良反应。现在我们中医确实要对中药的不良反应予以高度关注，要实事求是地报告不良反应。我这里找到的葛根汤不良反应的报告有两例。一例是日本报告的药物性肝炎，第二例是英国报告的固定药疹。我也曾遇过一位患者服用葛根汤出现药疹。所以我们要注意服用葛根汤后可能出现的皮肤变化。

最后我要说说它的功效。从功效来说，作用是非常多的，因为它的组成是葛根、麻黄、桂枝、芍药、生姜、甘草、大枣。这几味药中间有很多组合，不同的组合有不同的功效。比如说葛根汤里面，葛根和甘草。它们有什么作用啊？它们有清气解毒的作用啊。所以合用以后可以用来治疗消渴，可以用来治疗醉酒，可以用来治疗腹泻，可以用来治疗麻疹。张仲景有一个用药原则。有葛根的方子必定出现甘草。比如说葛根芩连汤、葛根汤、桂枝加葛根汤，全是有甘草的。可能两味药有协同作用。葛根、麻黄这一个组合也很有意思。这个葛根、麻黄干什么？散风寒。麻黄发汗，葛根解肌，两者配伍，擅长驱散风寒。发热头痛的最有效，还能催促月经。第三个组合，葛根、芍药。它的作用是通血痹。芍药能够通血痹，能够止挛急，葛根能够解肌、升阳。另外不要忘了葛根与桂枝，它们的作用通阳，升清，通一身阳气，鼓舞一身清气。

有的人说，黄老师您说了半天，那么多病都能治，难道葛根汤是万能方？也不是万能方，它还是有明显的适用范围的。范围在哪里？葛根汤作用部位就是后头项和腰背的皮肤和肌肉，并且葛根汤病的病机是风寒。时间的关系我就讲到这，有机会一定再和大家讨教，谢谢！

三黄泻心汤的临床运用

南京中医药大学　黄煌

下面给大家讲的泻心汤，药物非常简单，只有三味药：大黄二两，黄连一两，黄芩一两，所以又称之为三黄泻心汤。这张方是一张急救方，所以煎药以后要顿服，也就是一顿就把它服掉。

一、三黄泻心汤方药解析

首先来看大黄这味药，大黄外号"将军"，因为它的作用非常显著，往往在疾病到危险的时候它能力挽狂澜，像将军一样。我在1995年的时候对江苏省名中医进行调查，问他们："您最擅长使用什么药物？限五种以内。"排名第一位是大黄！1998年我又对全国330位名中医进行调查，同样的问题，答案是大黄排名第二位。所以我感觉到我们不能忘掉这味药，不要光想到附子，大黄也是个好药。因为这味药，它既能够清热泻火，通便逐瘀，还有保健的功效。我记得上海有一个擅用大黄的高手，焦东海先生，是中西医结合的专家，外号"焦大黄"。他十几年前曾经搞过一个关于大黄的国际会议，世界上很多国家的专家都来研究大黄，其中就提出大黄具有保健的功效。因为现在我们治疗一些慢性病、代谢性疾病等经常用到大黄。第二味是黄连。黄连是天下第一苦药，有人曾把黄连按照1：20的比例稀释，这种黄连水依然有苦味。但是黄连也是天下第一好药，清热除烦、止痢除痞，在消化系统和神经系统疾病上，黄连都是少不了的好药。黄芩这味药，它的作用不仅能够除烦止血，还能治疗热痹。这三味药合在一起叫作"三黄"，是一个非常好的经典组合。

这张方传说是伊尹创制的，最早记载于张仲景的《金匮要略》。这上面讲大黄二两，黄芩一两，黄连一两，上面三个药顿服，主治心气不足、吐血衄血。在唐代，孙思邈的《备急千金要方》也记载了这张方，名字变

17

为加减三黄丸。书里面记载这张方是当时巴郡太守进贡给皇帝的一张养生验方，但是根据四季这三味药的比例是有所变化的。春三月，黄芩四两，黄连四两，大黄少一点；到了夏天，黄连可以加到七两；冬天大黄用量最大，变成五两。这个调整是有道理的。夏天湿热很重，痢疾比较多，黄连要重用；冬天热气内聚，很多人头痛头晕、口鼻生疮、大便秘结，大黄的用量要加。在宋代，泻心汤做成了三黄丸，作为当时官办药局《和剂局方》的协定处方，《太平惠民和剂局方》记载三黄泻心汤能够治疗丈夫、妇人三焦积热：上焦有热出现的眼目赤肿、头项肿痛、口舌生疮；中焦有热出现的心膈烦躁、不美饮食；下焦有热出现小便刺涩、大便秘结；五脏俱热出现的生疮生疖、痔疾、粪门肿痛；小儿积热，可以看出这张方在宋朝应用面非常广，上中下三焦，五脏皆热，都可以治疗。

二、三黄泻心汤方证

这张方经典的方证非常简单，主要是《金匮要略》第十六篇，上面提到："**心气不足，吐血衄血，泻心汤主之。**"这个非常经典。另外还有一条在《金匮要略》第二十二篇提到了，它治疗心下痞，说："**妇人吐涎沫，医反下之，心下即痞，当先治其吐涎沫，小青龙汤主之；涎沫止，乃治痞，泻心汤主之。**"我们来分析经典方证的话，它的关键词主要是三个：第一条：吐血衄血。吐血衄血提示三黄泻心汤的主治是止血。对于这一点，清代名医陈修园说得非常确定。他说："**余治吐血，诸药不止者用金匮泻心汤，百试百效。**"我们来看看两个医案，第一个是吴鞠通先生的医案，患者是一个经常喝酒的人，大吐狂血成盆，现在看有点儿像上消化道出血。患者六脉洪数、面色赤红。吴鞠通先生定为三阳经实证。予"大黄六钱，黄连、黄芩各三钱"，他完全按照张仲景的比例。后来患者"一剂呕止，二剂脉平"。第二个医案是日本医家吉益东洞的，一个患者，积年吐血，每十几天发作一次，吐之后"气息顿厥"。家人找了很多医生看，都认为这个患者没救了，家人很伤心，开始准备后事。恰好这时候吉益东洞先生到了，先生用棉花放在他的鼻尖，发现这个棉花"犹如蠕动"，原来患者还有气。"按其腹，有微动"，先生认为这个患者"气未尽也"，急做三黄泻心汤饮之。须臾，腹中雷鸣下利数十行，之后患者就醒了过来，之后十余年没再复发。我们看到这三位医家都用三黄泻心汤来止血，肯定了这张方在血证中的疗效。

第二条：心气不定。刚才说，张仲景原文是"心气不足"，怎么叫不定？这个问题有很多医家考证。有人说是传抄之误。所以部分后世医家认为应该叫"心气不定"。心气不定又是什么呢？一个是指精神烦躁不安：日本的汤本求真认为心气不定包括精神不安、烦躁、焦虑、抑郁、失眠、记忆力下降、注意力不集中等。一个是指心动过速：这个从我们敦煌遗书《辅行诀》可以看到，因为里面专门有一个小泻心汤，用来治疗胸腹支满、心中跳动不安。我的研究生通过文献考证认为，泻心汤可以治疗重金属中毒后出现的狂乱。因为我们古代很多人为了追求长生不老，服用五石散这类金石药物，服久了就精神失常，这时候要用泻心汤来治疗这种病。

第三条：心下痞。心下痞是张仲景用黄连、黄芩的一个重要指征。黄连能够治痞，配上黄芩更好，这是二联，大黄配进去是三联。特别是对于伴有出血的、心气不定的心下痞，效果是非常好的。

同样我们要把泻心汤证立体起来，三黄泻心汤证的人是什么特征？毫无疑问，首先这个人身体是比较壮实的；其次就是面赤，脸上一定要红，还要有油光。我们发现，黄连这味药的控油作用是非常明显的。如果满脸油光的人吃黄连的话，要不了几天，脸就变得干净了，比抹控油面霜之类要好得多。脸上干枯的你用黄连要配上阿胶、芍药或者配上四物汤。再者嘴唇也很重要，嘴唇要暗红、饱满甚至肿起来。我有一个经验，用黄芩一定要看嘴唇。嘴唇通红，你用黄芩绝对没错。也就是说，当你体内黏膜处于一种充血状态，比如胃黏膜、口腔黏膜、嘴唇，还包括肛门、子宫、阴道这些部位的黏膜等，用黄芩是没有问题的，配合黄连也没有副作用。这是我们使用黄连、黄芩这些苦寒药非常重要的一个指征。还有舌头也非常关键。一般来说，舌质要红，舌苔要厚。此外，我们还要摸一下肚子，肚子要充实有力，因为这是我们用大黄的一个指征。古人讲大承气汤，形如覆瓦，就像瓦片一样，是绷硬的，而且痛得厉害，必用大承气，大黄一定要用，所以用大黄有一个说法：用大黄要看有没有大黄肚子。大黄肚子就是要硬、要饱满、要充实，摸上去像充满气的轮胎。再次，我们还要注意患者的精神状态。大黄、黄连、黄芩主症的人必定有头部症状，头痛、头昏、烦躁、易怒、失眠、昏睡，甚至昏迷。最后要注意脉搏，用黄连的我都要摸脉搏，脉搏要滑数，用黄连才好。如果脉搏非常慢，脉搏缓，脉搏

19

迟，跳起来只有五十多跳，甚至四十多跳，你用黄连、黄芩一定要小心。以上就是三黄泻心汤证患者的立体图像。

三、三黄泻心汤的临床应用

下面我就讲讲这张方临床怎么用，首先向大家推荐的是上消化道出血，但要强调是用在热性的出血。上消化道出血用三黄泻心汤是最有效的。特别是那些壮年男子，胃口很好，但是吃多了胃里就胀，胀了以后很难受，甚至有的时候拉稀，大便很黏臭，甚至大便出血，有黑便。这种情况下怎么办？三黄泻心汤要用。但是这些人体质又好像有寒的一面。什么叫寒的一面？就是他们人又胖，肚子又大，大便经常不成形。我有一张方：三黄泻心汤配合四逆汤，我叫三黄四逆汤。这种配伍对那些壮年男子经常喝酒出现的胃炎和出血非常有效。有人说："黄教授，你这个三黄是大寒啊，你这个四逆汤是大热，你配在一起那不是中和了，没有效了吗？"你们不要以为中医的寒和热是一碗滚烫的开水里面放块冰淇淋，不是这个概念！各行其所！经方经常这样用，温药和凉药同用，补药同泻药同用。这种相反相成是经方配伍之妙，是不能用温度高低来比喻的。

第二，这张方也可以用于下消化道出血，比如痔疮出血。痔疮出血的患者很多都是嗜食辛辣之品的结果，所以痔疮出血用三黄泻心汤，最有效！一石三鸟！第一止血，大黄、黄连、黄芩止血；第二软便，让大便变软；第三消炎，大黄、黄连、黄芩是广谱的抗生素，它就是消炎药。因此这张方在肛肠科应该是最有应用前途的。

第三，三黄泻心汤治疗呼吸道出血也非常好，最常用的是支气管扩张出血，我用这个方来治疗支气管扩张出血已经好几例了，都是立马见效。我的一个远房亲戚，五十七八岁的男性，他是农民，患上支气管扩张出血住在医院里面，一动就出血，翻一下身就出血。内科医生说没办法，止血药也没效果，只能请外科医生开刀。外科医生看了以后说开刀可以，先请内科医生把血止住。结果就僵持住了，家属听了以后就想，可能是治不好，然后来找我。我就专门去了一趟江西，病房里看到他满脸愁容地躺在那边。大便还好，但没有食欲，摸摸肚子肌肉还是硬的。很简单，大黄、黄连、黄芩。我说不要煎了，就拿暖水杯泡。大黄10g，黄连5g，黄芩10g，喝完泡了再喝。就这么一天下来，晚上他就不吐血了。第二天、第三天都没有出血。我说赶快出院,出院以后不要开刀了,就吃这个药。至今安然无恙。这个方子太好了,你们试一下,止血就用这个方。以前我不知道这个方,止血光是想到了炭类药,栀柏炭、连黄炭、藕节炭、血余炭等,煮出来的汤药像个墨汁,没有什么大效果。后来还有的就是花生衣之类的东西来止血,也都没什么用。止血的经方不是仙鹤草、不是墨旱莲、不是藕节炭,而是大黄、黄芩、黄连。这里我讲刘渡舟先生的一则医案,是一位女性患者,每月月经来潮的时候就咯血不止,反复数年不愈。西医诊断为子宫内膜异位症,每到发病之前,患者感觉头面部胀、发热,心情烦躁,不可自耐,口渴欲饮,饮之不减,脉数急。这个是点睛之笔!最关键的指征在这里!你不要看出血,不是桑白皮能解决的问题,也不是引血下行能解决的问题,要用大黄、黄芩、黄连。刘渡舟老先生开了大黄9g,黄芩9g,黄连9g,它的比例是1:1:1,3剂,水煎服,服药后心烦口渴诸证自除,月经来潮,再未咯血。原方继续服用,其病告愈,随访至今没有复发。这里讲到经方是不否认个案的,大家的个案汇集在一起,就是大样本。所以我一直有一个梦想,就是要建立一个我们经方案例的数据库,把好的个案都汇聚在一起,每年发表一个公告,公布这张方的作用,治疗哪些病用的,用量是多少。把这些经验汇聚到一起,这样中医的学术就会一年比一年好。但这需要国家来出面,靠一个人有心无力。

第四,治疗鼻衄。有医家就用三黄泻心汤来治疗儿童反复发作的鼻衄,但是这个药极其苦,小孩子一般吃不下,所以他加用白糖,这不影响疗效。我们现在对鼻衄这个问题有一种误区,认为小孩子鼻衄是肺气虚、脾气虚、脾不统血,然后使用玉屏风散。其实好多孩子,你不要看他脸黄,不要看他食欲不振,你看他的舌头,舌尖都是红的,舌苔都是厚的,可能还有口气。我们再看看他的喉咙,因为咽喉能反应寒热虚实的真情。一般来说,扁桃体都是Ⅱ度或者Ⅲ度肿大。这种体质不能吃黄芪,当然也就不能吃玉屏风散。这种鼻衄就是有热,要清热!

第五,治疗颅内出血,我记得当年跟我的恩师叶秉仁先生抄方的时候,他在治疗中风、脑溢血的患者时有个特点,就是进来以后如果昏迷两天以上还没醒的患者,他就会问大便通不通。如果大便不通,就问有没有排气。如果说有排气,而且很臭,那么马上给三黄泻心汤加味方鼻饲。鼻饲以后下出很多黏臭大便,再用点甘露醇,患者很快就苏醒过来了。中风很多时候就是风火、痰火上扰所致，治疗的方法是泻火，用大黄、黄连、黄芩。古人虽然不知道是出血，但是从脸色、脉象可以判断。因为这些人都是脸上油光光的、昏迷的、痰声噜噜的、房间里面有臭味的、口气非常臭的、舌苔黄腻、肚子绷硬，有的还会大便出血，这是因为应激性溃疡导致的。因此，预先给予三黄泻心汤服用，是一个非常好的治疗措施。我建议神经内科的医生可以参考这个方法。凡是脑溢血的，可以开始就用三黄泻心汤鼻饲干预，效果非常好。而且现代研究发现，当脑细胞处于缺血、缺氧状态下时，三黄泻心汤能够保护脑细胞。所以这是一张健脑的好方，值得神经内科的同仁去研究。

第六，治疗牙龈出血。牙龈出血一个是牙周的问题，比如牙龈炎、牙周炎等，这都是胃火，用三黄泻心汤根除胃火有效。我这里要讲一个非常有趣的案例。今年3月份，我在无锡接诊了一个11岁的姑娘。这个姑娘从出生5个月开始就出现反复不明原因的牙龈出血和鼻子出血，严重的时候必须输血。2009年在苏州诊断为血小板无力症。出血严重时鼻子喷出血来，中医叫鼻衄，就是血像海啸一样喷出来。从2012年开始，这种出血越来越严重，因为失血性贫血输血3次。患者家境贫寒，父亲在无锡打工，这个姑娘的病给家里带来了沉重的经济负担。她找过很多中医，只有一张方子有效，症状会改善，但是实在太贵了。我一看是犀角地黄汤和十灰丸，用水牛角代替犀角。这张方子很大，每次拿药要几百块钱，她实在没有经济条件来吃这么贵的药。就这样她找到我。我一看这姑娘整体上很好，没有什么问题，脉搏滑而有力，跳得比较快，大便干结。我问她的脾气性格怎么样？她父亲说这小朋友脾气很坏，容易发怒。我给她的方子是：生大黄6g，黄芩6g，黄连3g，共10剂，每天1剂，沸水泡服。一个星期吃5天，休息2天。她两周后来复诊，一直没有出血。这个药也非常便宜，一剂药3块多，孩子也肯吃。他的父亲非常激动地要过来感谢我，我告诉他不用谢我，要谢就谢张仲景。我常这样想：经方是老百姓在生活实践中发明创造的，所以我们要把方子还给他们，让他们掌握。同时要把方子藏在民间。藏在民间永远不会丢失，但如果藏在教研室的书橱里或者中医药大学的图书馆里，大家都会遗忘。这叫藏方于民，还方于民。

第七，治疗皮下出血也可以用三黄泻心汤。皮下出血，中医叫肌衄，西医学中的血小板减少性紫癜、过敏性紫癜和脾功能亢进等都可以有这个症状。我治疗了一个肝硬化、脾功能亢进的患者，脾脏肿大、血小板减少、经常出血。我给他用的方子是：制大黄10g，黄芩5g，黄连5g，沸水泡，分两天吃；生地30g，白芍30g，生甘草5g，水煎，分两天吃。早上吃生地、白芍、甘草，晚上吃三黄泻心汤。吃了几个月后过来，血小板上升了，出血止了，B超显示脾脏缩小了，门静脉内径从1.4cm变为1.1cm。按照西医的观点，门静脉扩大这种情况是不可逆的，但是这个患者的结果确是可逆的。我们不要以为肝硬化就是脾虚、血虚而拼命去补，并且这种情况黄芪不能多用，因为这种患者很多是热性体质，有阴虚。所以在这里我也用了养阴药。有的时候我将养阴药做成膏汁药，把生地、白芍、甘草，加上枸杞、阿胶熬成膏。更加方便患者服用。刚好黄连、黄芩、大黄喝下去很苦，那么就用甜的膏汁药来配合吃。我治疗肝硬化脾功能亢进的患者和血小板减少性紫癜的皮下出血，经常用三黄泻心汤合黄连阿胶汤加生地。因为生地、阿胶是张仲景止血的经典配伍，每当月经过多或大便出血时，张仲景必定生地阿胶同用。这里再举两个案例：55岁的女性，血小板$45×10^9$/L，外形上看头发乌黑，眉毛浓密，双眼皮，眼睛很大，我判断这是一个热性体质。此外她还有高血压家族史，容易上火，脾脏已经切除了，脾脏切除前血小板只有$2×10^9$/L，大便一天两次，月经量很大，有血块。处方：生大黄5g，黄连5g，黄芩10g，沸水泡服。吃完后复诊，血小板升到$79×10^9$/L，升得非常快。还有一位女士，她的病是干燥综合征、血小板性紫癜。血小板低的时候是$16×10^9$/L。来我这里看的时候脉象是弦滑，脉率是102次/分。只要脉搏数、滑、急，我就用三黄。我给他用大黄10g、黄连6g、黄芩20g、生地40g、白芍30g、阿胶20g。就诊时的血小板是$20×10^9$/L，吃了这副药以后血小板上升到$98×10^9$/L，当时她还住院，住院部的医生都很吃惊。可见三黄泻心汤的效果多么神奇。

前面我们说三黄泻心汤是百试百效的止血方。其实它不仅仅是止血，还有清热泻火解毒的作用，它就是我们中医的"抗生素"。上海名医姜春华先生治疗肠伤寒，就用大黄、黄连、黄芩，他认为效果很好，而且一直要吃到病势退尽，而并不是像一般人想的那样，要用三仁汤。老中医把湿温证叫秋呆子，因为秋天容易得，体温有一点升高，总是不容易好。有经验的老中医用苍术、干姜、附子，吃过以后舌苔变黄，体温升高，热象出来了。再用大黄、黄连、黄芩泻热，病程一下子就缩短了，这是人工造成一个三黄泻心汤证。还有一个故事，清末广东名医梁玉瑜从新疆回广东的路上，坐船路过江苏清江遇到当地瘟疫流行，很多船民都染上了瘟疫，周身发臭，不省人事。梁先生就留下来参与抢救，用了一张自己家传的验方，叫十全苦寒救补汤。方中有大黄、黄连、黄芩、生石膏、知母、芒硝、厚朴、枳实、犀角、黄柏，这里可以看到三黄泻心汤、白虎汤、大承气汤和犀角地黄汤的意思。这张方把中药治温病的"将、帅"全部集合起来，重用石膏，循环急灌，一夜连投多剂。结果用药后患者开始腹泻，大便恶臭。本来这些人的舌苔是发黑的，泻了以后黑苔开始褪，黑苔褪干净了，人就活了。用了这个方子以后，三天皆痊愈，活四十九人。可见，谁说中医不能治急症？不要总认为中医治未病、治慢病，其实中医最擅长的是治急症。老中医怎么成名的？全是治急症起家，到老了才看神经官能症，所以中医一定要把危急重症的阵地占领下来。现在社会上对中医的看法是治未病。我说，如果已病都治不好，怎么治未病？下工都还不算，就想着做上工了。我主张先治已病再说。常见病、多发病、重症、急症，我们中医先把它拿下来。

第八，治疗细菌性痢疾，三黄泻心汤也是主打。大家熟悉的治疗痢疾的代表方——芍药汤，里面的主要成分是大黄、黄连、黄芩。我们江苏省中医院20世纪80年代曾经开发出一个合剂叫止痢宁，治疗菌痢、肠炎非常有效。止痢宁的成分就是大黄、黄连、黄芩。所以大家不要看到痢疾是拉肚子就用固涩药，比如石榴皮、马齿苋等，如果是经方派就用"三黄"！特别是大黄，治疗痢疾非常有效。我记得，有一年我到连云港开会，当时是夏天，会后参会代表一起吃了很多海鲜，到了半夜大家都出现了呕吐、腹泻，我当时也吃了，但是没有出现症状，并且还参与了抢救。因为我当时牙疼，吃了黄连上清丸，这里面就有大黄、黄连、黄芩，所以我没有出现症状。清代有个著名诗人袁枚也是得了痢疾，痛得不得了，治了很久也不好。很多医生说，你年龄大了要补，所以开了人参、黄芪，结果越补越严重。后来他的一个老朋友叫张子厚，也是中医爱好者，他家里有自制的大黄，他跟袁先生说："你要吃大黄。"其他医生一致反对，认为老年人不能吃大黄。后来因为实在治不好还是吃了，结果3剂而愈。袁老先生非常开心，摆下宴席请大家吃饭，还做了诗，其中有一句"药可通神幸不误，将军竟救白云夫"。这里希望大家记住，大黄是可以治疗腹泻的。

第九，治疗感染性、化脓性炎症也要用"三黄"。张锡纯有一个案例，讲的是一个女性，后背生了一个疮。这个疮又痛又热，不能穿衣服，只能赤身裸体躺在蚊帐里。有一个赶考的儒生路过，他是个中医爱好者，看过后说这是热毒，要清热解毒，用大黄十斤，煮十碗汤放胆服之，豁然而愈。痤疮也可以用"三黄"，大家看这个姑娘脸上红，痘痘油光锃亮，疮头是黄脓，口中有异味，晚上睡不好，大便秘结。这种情况葛根汤就不好用了，要用大黄、黄连、黄芩。

第十，治疗湿疹伴有皮肤潮红、瘙痒、糜烂、渗液，用三黄泻心汤也有效。三黄泻心汤还可以做成外用药，按照它的比例用麻油熬，去掉渣滓，加入黄蜡，就可以做成外科常用的黄连膏。治疗皮肤的湿疹、疮、疖效果都很好。

第十一，三黄泻心汤也能用来治疗高血压、动脉硬化、中风等脑血管疾病。台湾中医药大学当年有一个科研小组，对三黄泻心汤进行研究，发现这张方降压作用明显，同时还能降血脂，能够改善血液的高凝状态。我这里讲一段往事，当时我在日本看《朝日新闻》上讲，日本汉方已经大批进驻欧洲。当年的捷克斯洛伐克搞了一个国际药学会议，在这个会议上，日本派了几个专家去讲三黄泻心汤和黄连解毒汤治疗卒中后遗症、老年痴呆。当年在东欧脑血管疾病发病率很高，也没有很有效的治疗方法，因此日本通过这次会议进入了欧洲市场，并且计划进入国际市场。看到这则新闻我想，这个方子是我们老祖宗的，中国用廉价的药材提供给日本，日本用先进的制药技术做成了药品，就可以在世界上赚钱。而我们中国成了一个经验的无偿提供国、一个经方制剂的廉价提供国，以后还要提供一个庞大的消费市场。我很心痛！后来我也进行了这方面研究，发现确实有效，所以我再次强烈建议中国的药厂要好好地研究和开发经方制剂！

第十二，治疗精神病也可以用三黄泻心汤。特别是精神分裂症、抑郁症、狂躁症等，这样的患者容易兴奋，容易烦躁，焦虑不安，登高而歌，弃衣而走，精力非常旺盛。如果用合欢皮、夜交藤、朱砂都没用，那就只能用泻法。刘渡舟先生有一则治疗精神分裂症患者的医案，这个患者怒目向人，握拳欲击，六七年不得眠，欲外奔，舌苔厚黄，口气秽浊喷人，大便七天未解。处方大黄10g，黄芩10g，黄连10g，用了以后效果不好，大黄改为15g，服药后泻下甚多，顿觉神疲思寐，寐而打鼾，两日后方醒，狂症若失。

第十三，三黄泻心汤还可以治疗黄疸。《外台秘要》记载用三黄泻心汤打成粉做成散剂服用，每次2~3g，用来治疗身体面目皆黄。现在我们治疗这类病一般要配合大柴胡汤，效果会更好一些。上海儿童医院有一个报道，用茵陈、栀子、大黄、黄连、黄芩、黄柏来治疗新生儿黄疸，用了以后黄疸平均5天消失，同时可以降低新生儿溶血患者的胆红素。当然，小孩子用药剂量要小。

从上面看泻心汤可以治疗很多种病，但归根到底是一种体质状态。这种状态是热证、是实证。所以用泻心汤一定要看体质，还要摸肚子。肚子要硬，脉搏要滑，脸上要有油光，用起来就比较安全。另外是剂量，张仲景用大黄、黄连、黄芩是2∶1∶1的比例，其实也是可以调整的。比如出血的时候，黄芩的比例可以加大，因为黄芩是止血药，但是有肝损害的患者是不能用的。大便干结的患者大黄用量可以大。

泻心汤也有不良反应，有些会出现胃里面不舒服、有的会有腹泻，所以事先要和患者讲清楚。泻心汤这个方，是我们经方中的一个代表，它很古老又很现代，流传了几千年依然有它的用武之地。虽然当年温病学家把它用来治疗温病、伤寒，来救人于危急之时，但是现在我们可以用它治疗好多慢性病，让人阴阳调和，气血流畅。所以这是一张好方，但是没有被后人很好地重视。所以我们不要只是讲空头的理论，要扎扎实实地回到经典上来，要研究用药，这才是我们中医的生命之本，才是中医长盛不衰的秘诀。

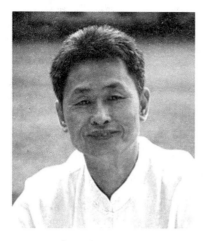

【名师简介】

　　刘力红　医学博士，教授，广西名中医。现任广西中医药大学经典中医临床研究所首席教授，国家中医药管理局扶阳法学术流派重点研究室主任。1978～1983 年就读于广西中医学院（现广西中医药大学），1986～1989 年于成都中医学院（现成都中医药大学）攻读硕士学位，师从陈治恒教授，1989～1992 年于南京中医学院（现南京中医药大学）攻读博士学位，师从陈亦人教授。曾于本科毕业后随先师李阳波习医达 7 年之久。其中有两年时间与先师同吃同住，亲历了传统的师徒生活。随后又随王庆余及曾邕生等师修习传统之易道医学。2004 年有幸拜于著名老中医邓铁涛教授及李可老中医门下，2006 年元月拜于火神卢崇汉先生门下，于医道多获教益。临床擅以经方治疗内、妇、儿等科疾病，尤对温热剂的应用有较深体会。研究方向：扶阳学派研究、心性与疾病关系的研究、中医的科学哲学思考。其著作《思考中医》出版以来，在中医界掀起了一股"重视经典、学习经典"的热潮。2007 年荣获世界杰出华人奖。

【名师专题】

认识生命立极之道

广西中医药大学　刘力红

　　尊敬的各位前辈，各位老师，各位同道，大家早上好！

　　我很高兴又一次参加经方班，我们这个班已经举办了 13 期了，很早我就应李赛美主任之邀来参加这个班，看到经方班达到了今天这样的规模，我非常高兴。我同样作为一名仲师的学生，谈不上和大家讲什么理论，只是跟大家分享一下我跟师学习过程中的一些感受和体会。

一、药、方、法、理四个阶段

当我接到李主任邀请时，我就在想应该讲什么，怎样讲，我很认真地思考，究竟跟大家分享什么？我就用了这个题目——"认识生命立极之道"，目的是跟大家谈谈怎样才能够提高临证水平的几点思考。作为一名中医，怎样才能不断提高临证水平，这是我经常思考的问题。我会以生命立极之道作为切入点，详细和大家谈谈这个问题。作为医生，尤其是研究经方的医生，我们会很自然地想到方剂学经常提到的四个字——理、法、方、药。不论是经方还是时方，"方""药"经常并提，但是"方"从哪里来？从"法"来，方从"法"出，"法"又是如何安立的呢？是安立在"理"上，所以我们经常说理、法、方、药，学方剂时这是一脉相承的。我资质不高，学中医的过程中遇到了很多的困惑和迷茫，甚至出现想放弃的念头，好在我跟过很多位老师，在他们的指引下我走到了今天。我对中医有着切身的感受，那就是"不放弃"。只要不放弃，就能遇到"机缘"，让你明白的"机缘"。我跟着师父卢崇汉，让我对理、法、方、药这四个字有了更深的体会，这四个字不仅仅是我们学方剂经常提及的，其实也是考量我们为医的四个层面，或者是四个阶段。我们作为医生，是有着不同阶段的，我们一生都在追求医学，都想向最高的阶段迈进，而这四个字就可以帮助我们考量自己处于哪个阶段。

第一个阶段就是药物阶段，也可以说是"执药"阶段。这是很多人学医都经历过的阶段。当我们开始学医时，都有这样的想法：这个药治这个病，那个药治那个病，治疗头痛用什么药，治疗胃痛用什么药……满脑子里都是药，尤其是现在很多药物已经用科学的方法证明了药用价值，比如这个药可以抗病毒，那个药可以降转氨酶，所以大家就会开出好多味药堆砌在一起。那么这些药物在一起叫不叫"方"？它不叫"方"，只是单纯的药物堆砌，因为"方"有方的法则。这个阶段很多医生都会经历，甚至很多医生可能一辈子都停留在这个阶段，无法超越。也许行医几十年，仍然处在"执药"的阶段。这对于初学者来说非常容易掉入这个阶段，但是一定要从中走出来，所以"用药不如执方"，也就是从"药"超越到"方"

的阶段。"方"与"药"不同，药以对症，方以对病。对"方"的考量则更多地与中医基本理念相融合。我粗略地看了一下这次经方班各位讲者的题目，有的讲葛根汤，有的讲桂枝汤，有的讲小柴胡汤……这些方子都是有着很深的理论基础的，而不是简单的药物堆砌。为什么桂枝汤是群方之首，为什么用桂枝、芍药，为什么配姜、草、枣，为什么只有五味药？这些都是非常有讲究的，为什么桂枝汤的适应证这么广，变化如此灵活……事实上，从"药"到"方"是一个非常大的跨越，所以"用药不如执方"。执方，是学习伤寒很重要的阶段。《伤寒论》太重要了，在今天也好，在过去也罢，几乎有成就的医生都是从研究《伤寒论》走过来的，各门各派，几乎无一例外。学伤寒最重要的一点就是怎样运用经方，或者是怎样灵活运用经方。这次各位老师讲经方的运用都很生动，非常了不起。"执方"的阶段，或者说"方证相应"的阶段，是我们学习伤寒非常重要的阶段，或者说是不可或缺的阶段。作为医生，可以在这个阶段进行原始积累，包括积累信心，积累方方面面的学识，这是我们作为医生必须强化的阶段。

但是作为一个有追求、有奋斗、有理想，并且愿意把毕生精力都奉献给医学事业的中医人，我们不能停留在这个阶段，所以说"执方不如守法"。"方"根本的含义就是方位、方向，从《伤寒论》中我们可以看得很清楚，为什么我们有白虎汤证，因为白虎在西方，这是西方的方子；大小青龙在东方，所以大小青龙汤是东方的方子，还有真武汤等等都非常典型。为什么"执方不如守法"？因为方相对来讲是"死"的，虽然方也有加减化裁，但是"法"是活的，你看"法"字有"氵"，表明这是流动的、活的，我们经常讲"活法圆通""圆通活法"，这是跟"方"截然不同的，"方"当然可以从"法"里出来。从"药"到"方"，由"方"到"法"，这实际上是一个不断回归到学问最底层的过程，所以我们说"执方不如守法"。

但是"守法不如明理"，"法""理"通常是很难区别的，因为它们都是一体的。"法"是从"理"而出，如果说"法""理"难分，那之前说的为医的四个阶段可以变为三个阶段。大家可以检视一下，你在哪个阶段，患者来了，我们通过望、闻、问、切之后可能会想，这个患者血压高、血脂高，那就应该用降血压、降血脂的药。如果我们这样思维，那就是处于"用药"阶段，作为医生就是处于最差的层面。而这个层面是我们需要迅速超越的。如果这个患者来了，我们四诊合参后，满脑子想的是究竟用什么方，是用桂枝汤、麻黄汤还是葛根汤……这就是"执方"阶段，这个阶段已经很了不起了，学习《伤寒论》这是举足轻重的阶段，对伤寒能否建立信心，就看这个阶段。但是我们还是要超越这个阶段，这也是我今天要着重强调的问题。

清代著名的伤寒大家柯韵伯曾经讲过："**胸中有万卷书，笔底无半点尘者，始可著书；胸中无半点尘，目中无半点尘者，才许作古书注疏。夫著书固难，而注疏更难。**"就是说胸中无半点尘才能够下笔，那么我们对患者也是一样。患者到了面前，实际上我们要做到"胸中无方"，这个时候才是最契机、契理的。这还不够，我们还要退到"法"的层面上来，最后"活法圆通"。郑钦安先生曾经在《医法圆通》里说过这样一句话："**庶学者不执于方，明理为要，则得矣。**"是说如果我们不去执着于某个方，而真正的以明理为要，这就 OK 了！作为医道，你就"得道"了！在《医法圆通》里，他又说："**经方时方，俱无拘执，久之自然法活圆通，理精艺熟，头头是道，随取二三味，是妙法奇方。**"这也是我跟师卢崇汉过程中非常感慨的。师父看病来来去去就那么 30~40 味药，以世俗的眼光来看，好似思维很简单，哪怕是差异很大的疾病也是这几首方子，都差不了几味药，但是只要给他时间，患者最后"结局"非常好。

现在师父看的很多都是疑难病，肿瘤、血液病、肾衰竭……两三年前有一个美籍华人，得了肾衰，在美国做了肾移植，结果移植后又出现了肾衰，这在西医来讲就没什么好办法了。这个患者就回到中国找师父，结果师父把他挽救回来了。就在去年，他又出现了肾衰竭，西医除了再次肾移植外，就没什么办法的，但是即使再次做肾移植，预后也不乐观。他就找到我，我本着负责的态度，还是叫他去看师父，我也去跟师父门诊，半年来师父的处方思路用的就是桂枝法，患者的状态一天天地好转过来，从开始基本上是要"抬进去"的人，神都没了，现在再看神又回来了，师父的方中连 1g 附子都没有用过。我就问师父，为什么这个患者这么重都不用附子呢？师父回答说："中上焦没开，用附子无益。"这是用桂枝法开中上焦，师父的思路不是从"方"上着手，而是从"法理"上看问题——因为阳气要归入底层，必须经过中上焦，而中上焦不开，阳气是回不去的，这个时候用附子也是徒劳，这就是从法、从理。如果我们心中都有法理，那么方就是奇方，法就是妙法。如果从"方"的层面来考虑，你说这个方子治肾衰吗？但它为什么能治，这就是来自于"法""理"层面上的贯通。所以郑钦安才在《医法圆通》上说了刚才的那一段话。只有"理"精，才可"法"活，"法"活方药便像长了眼睛一样，我们想让它干什么它就干什么，我们想让它到哪里去它就到哪里去。这方就变成"活"的，而不是"死"的，而且也不局限于《伤寒论》条文中的那些方。

所以作为医生一定要明理，所以卢铸之讲："医必先明理法，而后可言方药。"在整个卢门中，是限制弟子抄方的，就是怕你陷在"方"里面，你可以看，不能抄。然后慢慢品味"方"背后的法理，直到有一天，你真正明了方后的法理，你就是真正的"主人"，否则你将永远都是"客人"。你不是信手拈来，也许对于你以前治过的病，你有经验，但是对于你没有治过的病，你就束手无策了。而对于一个精通法理的医生来说，治过没治过都一样，因为他看的不是表面，而是深层次的"理"。我们做医生，只有做到这个层面才过瘾。这时我们就不会被病牵着走，而是由我们来"指点江山"，完全由我们来安排：疾病第一步、第二步、第三步……大家首先要建立这个概念，要反思我们到底在哪个层面。

在大学时，大家都说我《伤寒论》学得好，说我可以"倒背如流"。虽然我不能"倒背如流"，但是顺背还是可以如流的，但是那时也仅仅就是会背而已。大家经常说《伤寒论》有397法，113方，我过去不理解，也跟着说"397法"，为什么不说"397条"呢？后来我仔细研究、揣摩发现，其实"一条"就是"一法"。《伤寒论》中的任何一条都是在讲"法"。"法"从哪里来？从"理"而出，仲景都是变着花样在讲"理"。仲景写《伤寒论》的目的很明确，他也知道不可能所有的疾病都治得好，所以他说"虽未能尽愈诸病，庶可以见病之源"，就是知道了疾病的根本，也就是"理"，所以说"397条"又称为"397法"。但"397法"归结起来不外乎"六法"，三阴三阳，而三阴三阳再归结起来不外乎"两法"，就是阴阳。两法最后又合为一法。又可以说"397法"就是一法。任应秋老这样评价郑钦安先生，他说："钦安先生是伤寒南派的代表。"我们看郑钦安先生的医学成长之路，其学术思想主要来源于《伤寒论》，当然还有《内经》《难经》。他研究经典沉潜20多年，他悟到了什么？**"余沉潜于斯**

二十余载，始知人身阴阳合一之道，仲景立方垂法之美。"（《医理真传》）。这是他20年悟到的。所以整个《伤寒论》是一理贯通的，"**知此始明仲景之六经还是一经，人身之五气还是一气，三焦还是一焦……**"一气周流，不过如此而已。一本而万殊，"本"是一，但是却呈现出千千万万、绚丽多彩的表象，所以明"理"就是要明"阴阳"！钦安先生又说："**天地一阴阳耳，分之为亿万阴阳，合之为一阴阳。**"（《医法圆通》）。《内经》也写道："**阴阳者，数之可十，推之可百。数之可千，推之可万……**"一个阴阳，分起来可以亿万，但要是合起来就是一个阴阳，万病总在阴阳之中，万病不离阴阳。只要我们真正在"理"上明白，那么其他事情都好办。怕只怕我们一辈子的"理"都很含糊，那么只能是"糊涂医治糊涂病"，也许我们会治愈很多病，但是这离我们的需求还很远，这是我们做医生首先要明了的。

二、认识生命之"理"

接下来我着重谈谈认识生命之"理"。生命有没有立极？有！孔子对《易经》作了系辞，"**易有太极，是生两仪，两仪生四象，四象生八卦，八卦生吉凶，吉凶生大业**"。《易经》有立极，是立极在太极上。《易经》是"群经之首"，是中华文化的根基，这就告诉我们，世界的衍变看似越来越复杂，由一到八，再到六十四，甚至到三百八十四……但是从根本上来说却是非常简单，所以传统文化经常讲"一即一切"，这就是抓住了最底层的核心，就是"一"，但是又包含了一切。为什么《内经》强调"揆度其衡，道在于一"，为什么中国传统文化强调"大道至简"？就是让我们从繁杂万象中超越出来，作回归。易有立极，同样生命也有没有立极？有！

大家可以思考，生命立极在哪里？中医是考量人的，中医也是为人而出现的，那么人有哪些特质？我们是否清楚、明白？仲景在《伤寒论》序中说："**夫天布五行，以运万类，人禀五常，以有五脏，经络腑俞，阴阳会通，玄冥幽微，变化难极，自非才高识妙，岂能探其理致哉！**"所以说，人的五行是具足的，这没有错，但在五行具足的前提下，我们要考量作为人类本身，五行的属性又是什么呢？《内经》谈得很清楚：所有的生物都叫"虫"，有毛虫、羽虫、倮虫、介虫、鳞虫。毛虫，长毛的，比如狗、老虎、狮子等；羽虫，指的是飞鸟类；倮虫，比较光滑，没有毛，也没有羽毛；介虫，长着坚硬的甲壳，比如龟、鳖；鳞虫，身上长很多的鳞片，比如水生动物。人属于什么虫？不要以为人类很清高，人是"倮虫"，人为倮虫之长。毛虫属木，羽虫属火，介虫属金，鳞虫属水，倮虫属土。所以人是土气最全的生物。虽然人五行具足，但是以土为主导的生物。这些特性我们不能忽略，所以我们研究人的五行，都是以研究土为基础的，研究的是"土"中的"木""火""土""金""水"。

昨天到机场接我的博士刘奇，在广东省中医院研究补土派。其实补土派的鼻祖不是李东垣，是张仲景！仲景的学术本源就是"土"的学问，我们从《伤寒论》中可以看得淋漓尽致。《伤寒论》中运用次数最多的一味药是炙甘草，它不是简单地起到"和事佬"的作用，而是顾护中土，而且很多方子是以炙甘草为君的！比如炙甘草汤、甘草干姜汤、四逆汤……为什么这味药用的频率这么高，都体现了仲景本于土的思想。甘草气平，禀土气；味甘，色黄，生长的地方在哪里？黄天厚土。我们在南方感受不到什么是"厚土"，只要我们到了大西北，就会体会到"黄天厚土"。那真是天有多高，土就有多厚，正因为甘草生长在这样的环境中，所以得土气最全、最厚。生命就是具有这样的特征，土的特质，我们应该清楚。那么土是由什么化生的呢？土是由火化生的。所以人身立命是以火为极。正所谓"非火不生，非暖不化"。生命是离不开"生化"的，而"生化"是以火为基础的。这就是我们应该认清的"理"，生命的"理"，尤其是我们讲伤寒，更应该明晰这点。

我们再回到中医系统里面，生命的火在人身中很特别。中医在构造六气这个系统时，认为五行与人体脏腑功能相对应，其中金、木、水、土都是一对一，唯独人体之火有二，一为君火，一为相火。为什么人体安身立命要有"二火"？因为这是生命所必需的，这恰恰彰显了火的重要性，君火以明，相火以位。君火，指的是精神层面的火，是形而上的；相火，指的是物质层面的火，是形而下的。如果我们仅从生命的物质性探讨，就多会探讨相火，所以说"相火以位"。君火由心所主，相火由肾所主，那么心、肾在《伤寒论》六经系统中属于什么范畴？少阴！人身立命是以火立极，这个立极在伤寒中是立在少阴的，为什么要立在少阴呢？因为这是生命的根基所在，我们只要留意，便不难发现，在《伤寒论》中，太阳、阳明、少阳的死证很少见，而三阴证多见死证。太阴没有提，主要是少阴、厥阴的死证，而死证最多出现在少阴篇。病在少阴，说明生命的极点被摧毁了，根基被破坏了，那生命自然就垮掉了。我们要在这个层次上认识六经，这非常重要，同样在这个层面上认识少阴，就有更加特别的意义。

为了更好地理解生命立极，我们一起来温习一下老子《道德经》的这句话，是在第十六章。十六章主要讲的就是归根，归根也就是立极——**"夫物芸芸，各复归其根。归根曰静，静曰复命。复命曰常，知常曰明。不知常，妄作凶。"** 这段话讲的就是生命的立极之道。经典的魅力就在这里，无论是任何人，都可以拿来"为我所用"，不同人读了都会有不同的感受，我们可以从不同的层面提取它的意义。我们暂且用这段话来理解生命的立极、归根。"归根曰静，静曰复命。复命曰常，知常曰明。"万物都要归根，这个过程是静的过程，不是躁的过程。"复命"，这个机制可以使生命永恒——不生不灭，但我们可以理解成生命的可持续状态。我们的生命每天都在耗散，为什么可以活几十年或者上百年，因为有"复命"的机制，有"归根"的机制，"常"即生命的常态。佛法讲"常乐我寂"，也是这个意思，只有认识到生命立极的这个层面，我们才可以说了解生命。我们经常说"顶层设计"，而我现在讲的是"底层设计"，探索生命最原始的底层，在这个底层都是一切汇通的，如果生命的"根"无法归到底层，"复命"的机制就不会发生，所以就会"不知常，妄作凶"，那就会举手投足都是错。接下来老子讲："**知常容，容乃公，公乃全，全乃天，天乃道，道乃久，没身不殆。**"因为所有的生命形态在这个根系的层面上都是相贯通的，所以容纳、包容就形成了。这讲的不是个体的生命，为什么我们经常讲"天人合一"，真正回归了自然，这时生命才能够全面、长久。我们今天仅仅陷入对生命物质层面的探究，显然是不够的。生命回归到哪里？"归根曰静，静曰复命。"我们可以这样浅层面的理解，我们一天的行为当中，何时为静，何时为动？现在我们就在动，晚上睡觉了就在静。可以说睡觉就是狭隘层面上的"归根"，这时的"静"可以理解为"复命"。睡眠时对精气的恢复是无可替代的，对生命的恢复也是独一无二的，饮食可以千差万别，但是睡觉都是一样的，就是阳入于阴的过程。由阳入阴，实际上就是入到生命的根基，入到生命的立极点上，也就是入到少阴上。少阴证的提纲证提到"但欲寐"，大家不要随随便便放过这句话，这是有很深刻的道理的，"但欲寐"的原因就是人体的元阳体用均遭到了破坏，归根、立极的过程遭到了破坏，生命无所谓根基可言，所以才出现"但欲寐"，其实这是在自救的过程，表现为成天打瞌睡，这很有利于我们理解少阴篇的本质内容，理解少阴系统在生命立极中的根本作用。生命要进入可持续状态，对少阴的认识至关重要。少阴病的提纲证还有"脉微细"，这是精气不足的体现。精，代表阴；气，代表阳。微，指的是脉的动势不足，脉动不起来，脉里流淌的是血液，属阴，为什么可以动起来？因为有阳的鼓舞才会动，《内经》讲"阳加于阴谓之汗"，我想说"阳加于阴谓之脉"。脉可以候阴阳，而不是看你哪里不舒服，是了解体内阴阳的状态。一旦出现脉微的情况，表明阳气衰微。"细"是"体"，是构成人体的根本物质"精"出了问题，"夫精者，生之本"，到了少阴病，精气皆不足了，生命大厦马上就要坍塌，患者以"但欲寐"的方式试图自救，所以才会有《伤寒论》中**"少阴病，脉沉者，急温之，宜四逆汤"**的论述。精气俱不足，为什么用四逆汤？在脉微细的状态下，我们是救阴还是救阳？清代医家程钟龄在《医学心悟》中提到：**"有形之血，不能速生，无形之气，所当急固。"**只有把气提起来，阳气固住了，生命就留下了，其他是下一步的事情，这就是用四逆汤"急温之"的道理。为什么说少阴病死证多？就是因为生命是安利在这个层面上的，这个基础动摇，那么整个生命都会动摇。

所以说四逆汤是一个救命的方子，它可以"挽狂澜于既倒，扶大厦之将倾"。我2006年拜师卢崇汉，跟老师学习理论和临床四诊，我就是跟在师父旁边学习师父怎样看病，对于"钦安卢氏医学"或者"扶阳学派"，我最感动的就是师父对于生命立极的认识。有了这样的认识，一切治疗手段就不像过去那样被动，以往要等到出现少阴证"四肢厥逆"或者"阴阳离绝"时才用四逆汤，但是"卢门"不是这样，而是主动地去用，创造条件去用。古人讲"先安未受邪之地"，就是主动去呵护生命的根基。"卢门"里常常提到"收功"一词，从哪里"收功"，就是从少阴。医者意也，也可以说成是"艺术"的"艺"，对每个患者的治疗方案都是你的作品，只有到"收功"的时候才可以将作品交出去，也就是"极地"安立、生命归根、形成可持续状态后才可以交出去。所有的问题患者机体都能够自控，不要小看机体的自愈能力，这些都是在少阴根基牢固的前提下才能做到。"卢门""收功"用的是"四逆法"，不是四逆汤，而是"四逆法"，

"收功"就安立在"少阴"上，这是很了不起的。如果等到无可奈何，慌慌张张的用四逆汤救急，那就非常被动了，只有使患者不会走到那一步，从容地运用四逆汤，这才是高手。《内经》讲"**上工治未病**""**夫病已成而后药之，乱已成而后治之，譬犹渴而穿井，斗而铸锥，不亦晚乎。**"这不就是中医"治未病"思想的体现嘛！如果不是从"理"上对伤寒、六经思想达到"化"的境界，是不可能达到这样的高度的。伤寒这部医学理论实在太了不起，太应该让更多的人知道了。虽然现在中医的大环境不是很好，但是以李赛美主任这样的同道却孜孜以求，苦苦坚守，这么多年来一直坚持办经方班，克服了很多困难，确实值得我们赞叹！

我们中医面对的疾病，往往都是慢性病，反复发作，疑难病，甚至是不治之症……这些病无一例外，都是生命的"极地"遭到了破坏，这就需要我们把重心放在少阴，安立少阴之极，使少阴能稳固，从而防止走到"脉微细"的地步，所以我们看病的目标很明确，就是要稳定、安立生命"极地"，使生命进入可持续状态。我们经常说"病好"，怎么样叫"好"？以前我不清楚，认为把胃痛患者治到胃不痛了、腰痛患者腰不痛了就是"治好"了，但是患者往往过一段时间又来了，还是同样的老毛病。这就是少阴没有治好，只有把少阴调好了，才是真正的"治好"了，才叫"收功"。一旦我们清楚了这一点，我们的大方向就明确了，就不需要慌慌张张的再去用四逆汤。《素问》讲："**无问其病，以平为期。**"这个"平"指的就是少阴，生命的"极地"。我要把这句话改一下："无问其病，以极为归。"不管什么病，都应以"极地"的建设为依止、归宿。明确了方向以后，至少我和几年前的自己相比，我知道了区别所在，虽然我现在仍然有治不好的病，但是现在治不好的病和过去治不好的病不可同日而语，为什么？以前"理"不明，而现在虽然治不好，但知道了自己哪里治不好，这就是现在和过去的区别。

一旦我们确立了"极地"的宗旨，那么任何病到了我们的手上，大方向都很明确，我们就朝着这个方向走下去。至于怎么走，那是剩下的问题。

疾病的治疗是一项系统的工程，尤其是疑难的疾病，那么我们怎样完成这项系统工程？这剩下来的问题，也就是我们作为医生一辈子需要努力的问题。对于我们学伤寒的人来说，我们已经是占了先机，我们今天来学习的学员，无不是对仲景的学问感兴趣的，无不是对六经感兴趣的，这就好办了。这个系统工程的路径是什么？就是六经，六经辨证！六经辨证中重要的问题就是次第问题。我们如果翻看宋本《伤寒论》，就会发现它前有"辨脉法""平脉法""伤寒例""辨痉湿暍脉证"，其中在"伤寒例"中就提到了次第的问题。为什么很多病到最后都走向无药可治的地步？就是因为医者开始时未能准确地把握疾病的次第。大家想想看，我们接手的患者，如果是一个"感冒"发烧的小孩子，而且没有先天不足，那么很简单，就是用开解太阳的方法，很容易治，不存在"收功"的问题。但是事实上，我们接手的患者都是很多症状，他们往往跟你倾诉半天，从头到脚，从上到下，从里到外……我前些年到藏地，在那里开设了一个"扶贫医院"，经常和藏民打交道。我们看病都很习惯的问一句："你有什么不舒服？"可是藏民的回答往往叫我哭笑不得，他们说："我没有一个地方舒服！"我们临床上多会遇到这种情况，我们该怎样很好的解决？很多医生就是因为不明白次第的问题，就会犯傻，就会糊涂。但是患者就在你面前啊！还不能不开处方，于是乎就乱来！现在有太多的医生就处在这种"乱来"的状态中。如果我们一辈子做这样的医生，这会是什么滋味呢！所以我们一定要理清头绪，头绪就是我们所说的次第。在《大学》中有这样一句话："**物有本末，事有终始。知所先后，则近道矣。**"我们不是讲"医道"吗？那怎样才能无限接近"道"呢？很重要的一点就是"知所先后"，什么是"先后"？还是次第。先该干什么，后该干什么要清楚。如果不按照次第行事，那么肯定适得其反。很简单，就像我喝水一样，我要喝这瓶水，首先我必须把盖子打开，然后才能喝到。次第就是如此重要，第一步没走对，那么以后无论你走得怎样正确，也是错误。

当然我们第一步走对了，就应该坚持下去。我们经常方药开下去，疗效却没那么快显现。这个时候就开始怀疑是不是方子开错了，马上又换方，又没效……折腾来折腾去，最后不知如何收场。医者一定要把先后次第搞清楚，然后病在我们的眼中才会变得很容易，这就是庖丁解牛时为何可以做到"目无全牛"，因为他对牛的每个关节都了如指掌，先怎样，后怎样，做到次第分明。我们学伤寒、学六经要学什么？就是学这个次第嘛！一部《伤寒论》，尤其是在太阳病篇，六经的次第显现无疑，它告诉我们如果病有表，又有里，那么就应该先解表，然后再解决里的问题，一切都得从"够得着"的地方着手。我们可以做的事情有很多，为什么很多人做不成？因为没有立足当下，没立足到我们"够得着"的地方，那就等于徒劳无功。对于医者来说，首先"够得着"的就是解表，表解了，太阳病证解除了，相应其他的问题也会得到解除。虽然太阳经升降相应，开合相缘，但是不要小看了机体的自愈功能，机体是个复杂的系统，当太阳表邪得解后，机体内部的情形就会重新"排序"，重新"呈现"在我们面前。所以一定不要急，等这步走完后，再静观其变，再"以法治之"。我们刚刚讨论了老子的十六章，《伤寒论》的十六条也是颠扑不破的真理，整个中医的特质就是"整体观念，辨证论治"。辨证论治的源头就在十六条里，我说仲景的十六条为"十二字心传"：**"观其脉证，知犯何逆，随证治之。"**就是辨证论治的灵魂，也是中医治疗思想的展现。那时我们按照这个次第进行，那么即使再复杂的病证，在我们的眼中也不复杂，因为你可以"分而治之"。当你放弃"一口把它吃掉"这个不切实际的幻想时，实际上你已经"把它吃掉"了。以六经为路径，"施工"原则为"十二字方针"，这就是如何把握"极地"建设的"系统工程"。也就是次第、先后的把握。

我们为什么如此重视次第，讲"够得着"的东西，讲"知所先后，则近道矣"，因为机体处理任何疾病都有一个方式，我们就是找到机体的这种方式，从而适应机体的变化。《伤寒论》中讲脉证，其实就是透过脉证来考量机体要干什么，这才达到一种"整体性"。我们的方法和机体的反应是"一"，不是"二"。如果机体要向东走，你偏要向西走，那肯定错误。所以辨证论治是"一"，而不是"二"。机体要干什么，你就干什么，这个时候才可以事半功倍，四两拨千斤。如果"拧"着来，那肯定吃力不讨好。我们向深层次挖掘，要清楚为什么机体会呈现出"不舒服"的症状，为什么会吐、恶寒、发热……通过研究伤寒，我们知道机体是讲次第的，看病一定要按着六经的次第依次解决。但是机体只在一种情况下是不讲次第的，什么情况？救急时！挽救生命第一，机体所有的力量都往少阴走，所以我们看伤寒的方子很奇怪，只要是救急的方子都很简单，都是单刀直入救少阴，比如四逆汤、甘草干姜汤、通脉四逆汤。反而一般的方子很复杂，面面俱到，所以**"少阴病，脉沉者，急温之，宜四逆汤。"**不管你是太阳、少阳还是阳明……什么情况都不管，"急温之"，只要生命垂危，一切次第都应以救逆为次第。除了这种情况外，一定要讲次第，一定从表开始。这就是我们临床的基本思路,既然我们确立了大方向——极地建设,归根,立极,那么就要固护少阴,也就是怎样用四逆汤,怎样填精化气的问题。这就牵涉到临证的系统工程路径——六经,原则就是"十二字方针",我们现在讲多少有些理论化,怎样落实到实际上来,怎样以六经为路径呢?最终我们必须归结这个问题——开启六经的"眼目"。

只有当六经的"眼目"开启,患者什么经有问题,我们才能看到。因为现在太多的医生没有这个概念,尽管我们学伤寒,学经方,但是在这个问题上我们确实很可怜的。甚至是临床上一些很老的医生,也都没有认识清楚。那么我现在就结合临床实际谈几个例子。

三、开启六经"眼目"

我举一个我师父的病案,去年"五一"期间,北京一个女孩子找到我师父,这个女孩子在 6 月 6~8 日就要参加高考了,但是她持续 40 天的高烧,已经没办法再上学了,她每天都发烧,体温达到 39~40℃,几乎找遍了京城的名医,中医西医,都没有效果,烧就是退不下来,最后准备上激素,因为医生怀疑这个病预后不好,极有可能是免疫系统或者是其他"不好"的疾病,这个女孩子偶然听说卢崇汉医生医术高明,就通过朋友的帮忙,来到成都找我师父。这个女孩子是父母带着来的,她学习很优秀,高考压力很大,但是因为这个病,已经没有办法上学了,只能停下来看病,但是一直也没有看好……他们带了很多处方过来,都是京城医生的方子,各种各样的方子,有的用大剂量石膏,有的用大剂量水牛角……这些医生有些还是京城很有名望的医生。我师父就细心的询问,号脉,发现患者实际上是恶寒的,虽然她不说,但是发现有人从她身边走过带起的风,她都会觉得冷,加上脉有紧象,师父就断定邪仍在太阳,既然邪在太阳,那么用石膏、水牛角肯定是不对的,师父就用了桂枝法加葛根,这个病除了太阳还有趋向阳明的趋势,所以加用了葛根来降。为什么强调在"法理"上求?因为现在病在太阳,稍微跨入阳明,那我们就用开解太阳的方法,到阳明那就少少加用清降的药,所以开了三副桂枝法加葛根。结果患者服了两道之后烧得更高了,达到 41℃,患者打来电话。师父问,"服了多少了?""两道!""才两道哦,连一剂药都没吃完嘛,接着吃!"等患者服完三道药后,微微出了汗,汗出来了,这就是开太阳的结果啊!等三剂药服完后，体温完全恢复正常。因为是"五一"假期，一家三口又去了青城游玩，后来孩子参加高考，发挥得非常好，非常满意。这就是我们强调次第的重要性，看起来虽然简单，但是有太多人都忽略了，太多人都被现象所迷惑。

另一个病案是北京的一个领导，他得了严重的荨麻疹，连日常生活都无法进行，尤其是晚上，奇痒难忍，他服用西药可以控制一下，但是不能去除病根，长期服用西药也不是办法，他就找中医看，他非常相信中医，尤其是扶阳派的中医，他从南到北都找过。他也有耐心，他说每个医生至少要坚持看三个月，甚至是半年。有的医生给他用了300g的附子，还是没有治好。所以他后来找到了师父，师父看后，只是开了非常简单的几味药，用的是桂枝法开解太阳，加了地肤子、白鲜皮等一些清血分热的药，患者看了方子以后，将信将疑地对师父说，"卢医生，您看我是不是没治了？"师父听了很奇怪，问他为什么这么说。他说，"医生您看，您连附子都没有给我用，是不是我的病没治了，您就应付给我开个方子？"你看，他这也算是久病成医了，但这就是误区，不但患者这样想，就连很多医生也会这样想，只有用附子才能治病，不用附子就治不好病？！师父跟他解释说，"现在病还没到用附子的地方，病在哪里，就开哪里的药，干吗偏要用附子呢！"结果这个患者将信将疑地服了不到一周的药，发现大有好转。现在的"扶阳派"也好，"火神派"也罢，有太多的"乱七八糟"，大家一定要明白，我们的"扶阳"理论是建立在生命立极的基础上的，难道说非得用附子才叫"扶阳派"吗？完全不是，该用寒凉药的时候照样用！如果病在阳明，阳气降不下来，那就不能用附子，因为阳明有热，就无法"归根"，这个时候就要清解阳明。只是现在由于抗生素的滥用、生活方式的不规律，导致真正的阳明证非常少，还会有多少阳明证会到我们的手里？所以千万不要认为用附子就等于扶阳！一定要先明理路，只有我们明白了这个道理，那么我们看这个病就非常简单。病在太阳，用附子干吗？《伤寒论》第48条讲得很清楚：**"阳气怫郁不得越。"**阳气不得泄越，这就将一切皮肤病共同的道理讲明白了，所以才会产生各种各样的疹。这个时候只要用开解太阳的方法，病邪就不会作祟了。这个患者直到病好后，都还在怀疑是不是真的是这个方子的药起了作用，因为他之前吃了300g的附子都没有效果，这个方就只有些桂枝、苍术、陈皮什么的，他就吃了顿海鲜试试，结果当天晚上荨麻疹就又发作，他这才相信确实是方子的疗效。

我们看病不要忽视最简单的原则，最简单的原则就是最深刻的原则。为什么仲景一再强调除了救急的特殊情况外要先解表，就是要一切都按着次第走。怎样按着次第走，就是要开启六经的眼目，为什么明明就是太阳证，我们却认不出？就是因为我们的眼目没有打开，眼目没有打开就意味着黑暗，我们只能在黑暗中摸索，有时可能会碰对，有时就会碰错。那么我们借助什么来开启六经的眼目？就是六经的提纲证。六经的提纲证就是眼目，眼目对于《伤寒论》来说非常重要，可以说怎样强调都不为过。所以钦安先生说过一句话："**学者欲入精微，即在伤寒六经提纲病情方法上探求，不必他书上追寻。**"这句话初听起来似乎武断，但是深入研究，我发现这真是"过来人"说的话啊！这是他的肺腑之言！我们每一个想在中医领域有所作为的人，每一个想接近甚至达到精微的人，一定要重视六经提纲证。我们只需要在六经提纲方法上探求，不需要再找太多的书。到了今天，我越来越相信这句话，真实不虚。六经的提纲证，字字千金。所以我想和大家一起来温习一下六经的提纲证，我们就从太阳提纲证开始吧，把太阳的眼目打开，接着阳明、少阳、太阴、少阴、厥阴的眼目自然也都会依次打开，打开了六经的眼目，又把握住了先后次第的施工原则，我们面对任何疾病还会觉得为难吗？不会！当中医这辈子就是要干这件事，如果干好了，那就很潇洒、自在。当然精微程度是要靠我们慢慢体验的，就好像体会脉象程度，需要很长的时间，但是大方向不错就可以了。以我的阅历来说，我还是可以为我所说的话负责的。下面我们一起来看太阳病的提纲证：

"**太阳之为病，脉浮，头项强痛而恶寒。**"首先，太阳病见浮脉，仲景写"辨某某病脉证并治"，非常重视脉，但是并不是所有提纲证都提到了脉，意思就是有轻重缓急取舍的。六经中只有两条经提到了脉，一条太阳，一条少阴，我们应该思考，脉和证的区别在哪里？为什么仲景把脉放在第一位，而把证放在第二位？这是因为"脉"反应了机体的全局，是对根本的把握，而"证"只是局部的反应。所以作为医者，首先对全局要有把握。因此把脉放在第一位，证放在第二位，局部始终要服从全局。在《伤寒论》中，很多情况下都是以脉定方的，比如"**脉浮而数者，可发汗，**

宜麻黄汤。""少阴病，脉沉者，急温之，宜四逆汤。"……那么为什么只有太阳、少阴篇强调脉呢？太阳统表，少阴统里，阴阳表里，太少二经完全摄纳了伤寒的格局。太阳主表，统摄三阳，为什么太阳病会见到脉浮呢？脉浮说明阳气也浮，是表有问题解决不了，所以阳气鼓动出来，是机体处理问题的一种方式。如果脉贴着骨走，沉取缓而有力、有神，这叫"有根"，浮起来就是飘上去了。我在《思考中医》中提到，为什么张仲景要以伤寒立论？人体一旦受了寒，实际上是影响了整个的系统，使得生命的"归根""复命"受了影响。如果我们从脉来考量，"归根"应表现为脉沉，沉而有力、有神才是"归根"的表象。一旦浮起来，就没有办法"归根"了。仲景在原序中写道："**余宗族素多，向余二百，建安纪年以来，犹未十稔，其死亡者，三分有二，伤寒十居其七。**"太多的死亡都是由伤寒而引起，这就是"归根""复命"这些根本的东西被破坏了。从脉浮，我们可以探究出很多问题，我们顺应机体，开解太阳，那么人体的阴阳就会自然归位，生命进入可持续状态。所以钦安先生讲伤寒113方无一不是"补方"。从这个角度来看，开太阳实际上就是起到了补肾的作用，因为开解了太阳，阳气自然就回归了，太阳的问题老得不到解决，归根就会受到影响。这就是为什么很多睡眠障碍的问题其实可以通过开太阳的方法得到解决。这就是开和相应，升降相应。仅仅一个"脉浮"，实在是有太多的问题在里面。

接下来，"头项强痛"，头项是太阳经的专位，我们来回顾一下足太阳膀胱经的走行，"膀胱足太阳之脉，起于目内眦，上额，交巅。其直者：从巅入络脑，还出别下项，循肩膊，挟脊抵腰中……"但是我们之所以在六经的提纲证中探求，就是要举一反三，头项是太阳的专位，那么其他地方属不属于太阳？太阳主表，是六经的藩篱，但是表里都是相对的，身体任何地方都有表里，这样来看，太阳所属的范围就非常的宽广。通俗一点说，我们的骨头有没有表里？同样有表里，骨膜就是表，骨髓就是里，所以太阳统摄的范围无处不在。我们不能仅仅局限在头项上。"强"，什么是"强"？"强"是紧张，是强硬，是柔和的反面，为什么太阳病的提纲证中要提到"强"？中医很多内容我们要从生活中去体会，我们什么时候会"强"？冬天！天冷的时候，我们的手脚都会不灵活，在南方还好一点，在北方就感受得更深。"强"是寒冷的表现，一旦有寒邪侵袭，机体就会呈现出这种特征。我们看"痛"这个字,"痛"字的里面是一个"甬"字,"甬"是什么意思——通道。如果通道的作用正常,我们就加上一个"辶",表示通道畅通无碍;如果换成了"疒",那就意味着不通,不通就要痛,所以老祖先造字的含义实在太深刻了,不通则痛,痛则不通。所以疼痛最根本的含义就是不通。再来看"疼"字,"疼"字的里边是一个"冬天"的"冬"字,冬气寒冷,所以疼痛两个字就明确地告诉了我们,其主因是寒,这就是为什么在太阳病提纲证中要明确提出"痛"字。我们再返回来看《内经》,在《素问·举痛论》篇里,提到了十四种痛,其中有十三种都明确提到是由于寒引起的,太深刻了,寒是造成不通的罪魁祸首,所以最容易造成疼痛,我们往往"强""痛"连在一起用。我们临床上看到很多病既有"强",又有"痛",也可以只见其一,这个不一定。当有"强""痛"的发生时,我们想这就跟太阳有关联,当这个概念明确时,那么六经的眼目就打开了。现在有太多的问题都属于太阳。

举一个案例,这应该算我在临床治疗中比较成功的一个案例了。大家知道硬皮病吗?西医学对这种病的发生、发展还是搞不清楚,除了上激素以外,没有什么好方法。这种病中医也很难治,它可以使皮肤系统硬化,还可以使内脏黏膜硬化。我治疗的这例患者仅仅是皮肤硬化,尤其是上肢,已经影响了手的功能。这种病我以前没有治疗过,但是他的皮肤硬,我就想到了这个重要的特征——强,很典型,当然他不痛,只是强,所以病在太阳跑不掉。但是这个病已经好长的时间了,西医一直没有帮他解决问题,而且还呈现不断进展的趋势。少阴是太阳的"底面",根基在少阴,太阳是管气化,阳气动力的来源在少阴啊!所以虽然太阳的问题很明显,但是光治太阳是不够的,必须太阳、少阴一起治。这个病虽然我没有治疗过,但是我用太阳的眼目确定,病属太阳,又因根本受寒,所以还要兼顾根本。这个理明了,法就自然呈现出来,我并不知道治硬皮病有哪些方子,但是因为有这样的法,那么方自然就出来了,几味重要的药就呈现在眼前,开解太阳用桂枝、生姜,温化少阴用附子——姜、附、桂就出来了,这三味药是很重要的药,而这三味药并不是说专治硬皮病的,中医文献没有这样的记载,我之所以这样用,就是建立在这样的理法基础上,大家可以去品味这个过程。我又考虑到这个硬皮病和普通的"强"不一样,因为皮肤毛孔已经融合,已经硬到了这个地步,至于它是如何走到这个地步的，我们不清楚，我只是觉得仅用姜、附、桂是不够的，这种寒冰要破，还要借助更猛力的药物，我就用了制川乌，还加了几味药，大抵就是这个方子作底加减，始终都在守着这几味药。这个患者是浙江温岭人，大概经过两年多的治疗，已经彻底痊愈，他不但症状消除，而且各项免疫化验指标也恢复正常。他这几年也没有再吃药，逢年过节都会给我寄明信片，一来是感恩，二来是报平安。

第二例硬皮患者就更加严重一些，她是大学生，在北京理工大学珠海分院学习，她病变已经累及食道黏膜，出现饮食吞咽困难，一吃就呕吐，她一年前找到我，因为有了理法的基础，方自法出，但是她和前一个患者不一样，她已经累及到了太阴，太阳、太阴合病，少阴的底也在，所以我用开解太阳、温化中焦的方法治疗，后来食管黏膜硬化得到改善，吃东西有改善，已经不吐了，可以正常进食。后来我又把重点放在"强"上，如何化解寒邪的重点在太阳、少阴之间，又要兼顾太阴，并不拘泥于哪个方子，我仍用桂枝、附子、川乌、生姜为底，其他诸如苍术、砂仁、草豆蔻等药视不同情形加减来用。她原来的皮肤很黑，皮肤也很硬，但是后来都有改善了，她看了一年多，前不久顺利毕业，还找到了工作，各项指标正在慢慢地趋于好转，手上最严重的毛孔闭合也打开了，以前手活动不灵活，现在也改善了，当然还要治疗多久很难知晓，但至少她在朝着我们希望的方向往前迈进。

这都值得我们去思考，面对这样的世界难题，我的理法并不复杂，思路很简洁，用的方也很简单，就是安利在太阳上，又因为已经累及少阴，我就用太少合治的方法，始终都没有变更方法。如今有太多的大病、难病，一旦我们认识准确，就应该有定力，坚持到底，也就是在既定的方向中前进，决不能朝定夕改，因为这个病绝不是任何一个方子用上 30~50 副就能治好的，一定要打"持久战"。我之所以坚守这个方子这么长时间，就是来源于我对理法的通透，因为我知道这条路是正确的，只要走下去，总有一天，会由量变达到质变。现在很多医生之所以对于一些大病、难病失手，就是因为在理法上不够通透，经验又不足，当治疗 3~5 个月发现"无效"时，就改方了，往往这时候就会前功尽弃。对于这种世界难题，我们是不可能很轻松攻下来的，本来中医在这方面是应该有所作为的，但是因为我们理法不透彻，所以往往会功亏一篑。通过这两个病案，我们明了硬皮病可以从太阳、少阴来治疗，现在又有多少硬化的问题！肾的问题，借助现代科技手段，我们得知是因为肾小球硬化，所以我们不要排斥西医学，它延伸了我们的视角，但是我们要有中医思维。所以太阳、少阴的空间非常大。为什么"卢门"的桂枝法、四逆法几乎可以打遍天下？因为几乎所有的大病、难病均在太阳、少阴里。希望大家能够举一反三，进而举一反十，接下来就能够很好的应用于临证，这样中医就会大有作为。中医能够解决太多的问题，我们应该充分发挥它的作用，从而去造福苍生，通过学习，我们就会把摆在面前的一个个难题解除。

"恶寒"，我们看"恶寒"的"恶"字底下是一个"心"字，"心"就是要我们去感受喜恶，而不是客观指标。大家看我今天穿了一件防空调服，而你们穿着短衣，会场的温度对每个人来说都是客观的，这个温度适宜穿短衣，但是我"感冒"了，我有太阳证，所以我穿长衣。"恶寒"很重的话有些人还会盖棉被啊，但是棉被是冬天盖的，所以说"恶寒"是主观感受。这些都告诉我们中医最注重的就是主观感受，虽然中医不讲"心法"，但是中医还是将"心"的作用看得很重要，比如《内经》讲："**心者，君主之官，神明之官**""**主明则下安……主不明则十二官危……**"这些都是以"心"为根本，所以中医非常强调人的感受，它把客观指标放在第二位，这一点我们当中医一定要清晰，明了。现在因为受西医思维方式的冲击，有太多的中医脚跟已经不稳了，把客观指标放在第一位，把主观感受抛在脑后，这才会出现小女孩发烧 40 天，京城名医却治不好的案例。其实就是很简单的太阳证，她走遍京城，最后找到我师父。在很大程度上，我们都忽视了中医赖以安立的基本点——主观感受。患者恶风，不见得真的有风，也许在我们看来根本就没有风。今天台风"玉兔"会登陆广州，我归程的航班也取消了，那么这叫"风"，大家都同意。但是从患者身旁走过，掀起的那阵风有几级？所以这完全是内在的感受，通过内在的感受，得到的中医理论才是最真实的结论，是完全以人为出发点的。

我们要注意，一旦患者有恶寒，很有可能是太阳有问题，我们就必须要开解太阳。现在我们碰到太多的高热病，一旦体温升高，我们就慌了手脚，就去清热。包括我的学生在内，几天的发热退不下来，他就手忙脚乱，就想"用东用西"，结果还是退不下来，最后回来问老师。其实这就是没有注意到太阳的问题，也有可能迈入了"半只脚"到阳明，那就稍微兼顾一下阳明嘛！我们不管面对多么顽固的发热患者，都要仔细地辨认他有无恶寒，有恶寒，就存在太阳的可能，就有表证，就需要开解，我对这种情形有太多的感慨，很多都是用桂枝法发汗，汗出来了，烧就退了。不仅外感病，很多内伤疾病也与太阳有关，所以说六经的眼目太重要。作为医生，关键是要明"理"，真正的明"理"后，我们就有相应的"法"，安立了"法"以后，"方药"就很自然的呈现出来，当然我们的方药不一定是十全十美，这需要时间去沉淀，我们的临床理念就会慢慢提升，日趋完善。

我今天占用了大家的宝贵时间，就是把我跟师的一些感受跟大家分享，我希望能够对各位医生的行医之路有所裨益，谢谢大家！

主持人：非常感谢刘教授深刻而精彩的报告，我就简要对刘教授的讲座做一个个人的解读。我把它总结为八个方面。第一，不放弃。对于一般的中医而讲，可能不会提到这个问题，往往很多医生都有那么一两个用的"好"的方子，患者出现了些许疗效之后，便沾沾自喜，但是刘教授告诉我们一定要精进，因为"无限风光在险峰"，要攀登医学的顶峰，肯定有很多的崎岖，很多的荆棘，但是只有不放弃，才能达到刘教授这样的高度。在2006年我跟师姚梅龄教授，就曾不止一次出现了放弃的念头。所以"不放弃"说起来容易，但真正做起来还是有难度的。第二，用药不如执方，执方不如守法，守法不如明理。其实倒过来，就是理、法、方、药，刘教授告诉我们要做到"胸中无方"，这点对于很多中医院校的毕业生来讲非常容易，头痛就用川芎，脚痛就用牛膝，腰痛就用桑寄生……这的确是一种"胸中无方"，但是刘教授提到的"胸中无方"，指的是读了万卷书，胸中有万首方的基础上，再做到"胸中无方"，是通过理、法来统方，这给了我们很深刻的启示。第三，生命的立极在于火，火能生土，土生万物，这点刘教授已经讲得很清楚了，我这里不再赘述。第四，见微知著，其实这就是"治未病"的体现，在我们治疗疾病时，就要看到疾病的前路，认清疾病的本质，这就比单纯的"头痛医头，脚痛医脚"疗效要好得多，所以我们看患者出现阳气不足或阴气不足的苗头时，就提前着手准备，往往会省去很多麻烦。第五，把握疾病的次第。我昨天去脑病科会诊，一个患者长期高热不退，39～40℃，在这个患者以往的诊疗历程中，某个医生曾经用到了500g天雄，一个方子的药加起来有920g，一剂药将近 1 千克，这显然就是犯了不明次第的错误。这个患者开始就是风寒夹湿，属于太阳、太阴合病，如果起初就从太阳和太阴入手，可能就会容易得多，就不会出现如今这种非常复杂的局面。第六，用附子不等于温阳。有些医生附子用到 30~50g，甚至是 90g，好似很厉害，其实未必，这还得辩证地看。第七，有定力。我的老师江西已故名医陈瑞春就曾说过，对于大病、慢病，只要没有坏就是好，想叫患者一两剂药就脱胎换骨肯定是不可能的，尤其是对于硬皮病这种难治性疾病。山西张英栋医生治疗硬皮病很有心得，他就提到要有方有守，用麻黄汤治疗硬皮病取得很好的效果，跟刘教授的开表有异曲同工之妙。我们看病时千万不要胸无定见，朝定夕改，否则是治不好病的。第八，大病无不在太阳、少阴。少阴是太阳的底面，我也不多说了。这八点是我感触比较深的地方，当然刘教授其他的很多观点也很宝贵，由于时间关系，我就不再一一赘述。下面留出 15 分钟进行提问。"近水楼台先得月"，所以我首先要占用一次机会，向刘教授提问……

【名师答疑】

问：在应用"扶阳法"时，附子、乌头这些温阳药的用量方面您有什么体会，是用量越大越好吗？

答：关于用量的把握，我也是经历了几个不同的认识过程。如果没有真正的认识清楚理论，那么温阳药一加量就会出现"上火"的情况，如果我们认识不足，觉得说用错了，改用滋阴降火药，就错了，就会在这个过程中反复好久。我的第一个师父李阳波，他开方有的方子药量特别大，有的方子药量又特别小，后来我跟师李可老中医后，他的方子药量就特别大。李可老中医最初在农村行医，他接的都是危重症患者，几乎都是医院放弃治疗的患者，他发现一些用四逆汤本应救回来的患者却没有成功，于是他就开始怀疑是不是量用得小了。上海柯雪凡教授根据东汉时期的度量衡作实地考量，发现东汉时期的一两相当于现在的 15.625g，我不清楚是否李可老受了这个影响，后来他就用了大剂量，久而久之，就形成了他独特的风格。这是他在剂量上针对前人的一个超越。对我而言，剂量的问题，不可一概而论，要根据需要而定，就像吃饭一样，要根据每个人的饭量而定，对于一个能吃一斤饭的人，给他九两勉强可以，如果给半斤就吃不饱，就起不到治疗疾病的作用。如果给一两那肯定吃不饱，给二斤又会撑坏。药量，在能够治好病的前提下，要宁小毋大，从药物资源、费用、可持续发展的角度来讲，都是非常有必要的。但是对于那种必须用到大剂量方能解决问题的情况，就不可以明哲保身，用小剂量保自身平安而达不到治病的目的，这也是不行的。现在有太多的疾病用常规的量就可以治愈，没有必要用几百克附子。我们一定要知常达变，不要把"变"当成"常"，不要把特殊当成一般，比如说激素，急救的时候我们能用到几百毫克，但如果你把这个量用到一般的发烧上去，那肯定会出问题，因此这个问题大家一定要清晰、清晰、再清晰！

问：您讲到大病、难病都在少阴，伤寒有三阴、三阳，三阴病久治在少阴，那么三阳病久也治在少阴吗？"金元四大家"还有攻下派呢，因为热实证也有死证啊，您怎么看？

答：死证归纳起来有阴证，有阳证，阴证为脱证，阳证为闭证。现在的阳证、闭证非常少，因为西医的介入，死于脱证的非常多，因为西医可以轻而易举的治疗闭证，用阳明法治疗闭证多见于脑系疾病，其他很少能够用到。我们的理论很完善，但是要结合现在的实际情况，对于这么多的脱证，中医有它用武之地的空间。我们并不是不顾阳明，六经都非常重要。

问：吴鞠通在《温病条辨》中开篇用桂枝汤作第一方，温病学家多认为这是吴鞠通的虚设，您怎样看这个问题？

答：《温病条辨》的第一条方为什么是桂枝汤，而不是桑菊饮，银翘散？这至少说明吴鞠通对于《伤寒论》是非常熟悉的，如果不是对六经辨证体系的深入理解，三焦辨证体系是不会出现的。这是否是因为百病生于风，所以用一首治风的方子，而且要和伤寒齐名，所以选用桂枝汤。另外，桂枝汤是非常了不起的方子，它是"王"，而麻黄汤是"将"，麻黄汤就是开太阳，而桂枝汤不是，它是一首解表的方子吗？不完全是。解表的方为什么要用芍药，芍药是敛的呀！桂枝汤是表中有里，开中有合，升中有降，补中有泻，是一首中庸王道之方，所以它可以四通八达，是群方之主，如果你对方剂有深刻的理解，那你就必须熟悉桂枝汤，否则根本谈不上什么是方剂。吴鞠通应该对桂枝汤有着充分的认识，所以有理、无理都放在第一位。

问："补肾填精"法填的是哪里的"精"，要怎样填呢？

答："填精"往哪里填？《内经》讲过："**肾者，主蛰，封藏之本，精之处也**。"所以我们填精就一定是填到肾里，也就是往"坎"（八卦之一）中填，就是补充"坎"中的一点真阳。那么这牵扯到另一个问题，精能不能填到"坎"中去？这一点古人的认识非常深刻，当下焦有阴邪、湿邪的时候，那就一定填不进去。所以有时候就会出现一给患者"填精"就"上火"的情况，因为"精"也是能量，它是往上走的。因此只有把下焦的阴湿之邪去掉，才能够填进去。所以这就是为什么通常四逆法在先，"填精法"在后。

问：关于硬皮病，我正在做这方面的研究，我也在造模，但是仅仅给予寒邪因素是不可能造模成功的，我们可以试想一下，寒可以使身上生冻疮，甚至可以把手冻掉，但是不会造成硬皮病，所以不能简单地把硬皮病的病因归咎于寒邪。清代医家王子接在《绛雪园古方选注》一书中提到关于硬皮病的病因——阳去，书中记载："阳虚湿至则肿，阳气去则坚如石。"宋代吴彦夔编辑的《传信适用方》记载了一个方子治疗硬皮病很有效，就是吴茱萸和木香等份，"人发寒热不止，经数日后，四肢坚如石，以物击之似钟磬，日渐瘦恶。治以茱萸、木香等煎汤，饮五日，可解愈。"大家可以去《本草思辨录》这本古书中查查为什么用这两味药有效，我仅就个人研究的一点体会和大家分享，谢谢！

答：谢谢这位同仁的分享，我觉得"阳去也"和我提倡的用扶阳理论去治疗并不矛盾，"阳虚"容易感召外寒；"阳去"就容易生内寒，这两个不矛盾。

【名师简介】

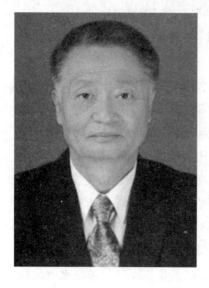

刘保和　河北中医学院教授、主任医师，第五批全国老中医药专家学术经验继承指导老师。1962年本科毕业于河北中医学院。1980年全国首届中医研究生毕业于北京中医药大学。从事中医临床工作已50年，具有扎实的中医理论基础和丰富的临床经验。提出人体气运动的基本模式是"'枢轴——轮周——辐网'协调运转的圆运动"理论。擅长脉诊与腹诊，主张运用方剂应"抓主症"，从而使方剂的疗效经得起重复，较大程度地提高了中医辨证论治水平。治疗多种内、妇、儿科疾病均有显著疗效。目前着重研究癌症的治疗，不使用一般所谓的"抗癌"中药，而是在《金匮》"大气一转，其气乃散"理论指导下，采取斡旋气机、升降阴阳的方法，对各类中晚期癌症单纯用中药治疗取得了满意疗效。

【名师专题】

《难经》腹诊理论与相应经方的临床应用

河北中医学院　刘保和

各位同道，大家好!

今天，我跟大家交流的题目是"《难经》腹诊理论与相应经方的临床应用"。从标题看，这里边谈两个问题，第一是《难经》的腹诊理论，第二是与它相应的经方在临床上如何应用。大家都知道，张仲景在《伤寒杂病论》的自序中说:"撰用《素问》《九卷》《八十一难》《阴阳大论》《胎胪药录》,并平脉辨证为《伤寒论》,合十六卷。"那就说明,张仲景的《伤寒杂病论》,是在参考了《内经》《难经》等经典著作之后著作出来的。因此,我们应当承认,《伤寒杂病论》确实和《内经》《难经》有非常密切的联系,有渊源的关系。现在有些医家,他说好像《伤寒论》与《内经》无关。我觉得这种看法是不正确的。它不仅和《内经》有关,它和《难经》也是息息相关的。我们探讨《伤寒杂病论》,也就是《伤寒论》和《金匮要略》的方剂如何运用,你就应当向《内经》和《难经》里面寻找。今天,我所谈的就是向《难经》里面寻找如何应用经方。

一、枢轴——轮周——辐网

我在今年4月出版了一本书,叫作《刘保和<西溪书屋夜话录>讲用与发挥》。大家都知道,《西溪书屋夜话录》是清朝中晚期一位著名医家王旭高的重要著作。从它面世以来,还没有人对它进行详细的讲解。我经过了相当长时间的研究,写出了这样一本书,这里面就包含着,我们如何遵循《内经》《难经》的理念来研究《伤寒论》和《金匮要略》。在这本书当中,我提出了一个理论,叫作人体气运动的基本模式,是"枢轴——轮周——辐网"协调运转的圆运动。谈到了圆运动,在座的各位肯定都很熟悉,因为民国时期的一位医家彭子益先生,他说:"圆运动的古中医学。""圆运动"这个词就出来了。实际上,"圆运动"这个词早在他之前就已经出现。清朝末年,有一位医家叫周学海,他说:**"春生夏长,秋收冬藏,其形也,如轮之转旋,至圆者也。"**由此可见,早在周学海就已经明确提出"圆运动"了。他说"春生夏长,秋收冬藏",那就是圆运动的轮周。那么,有没有人说枢轴呢?也有。我们最熟悉的一位医家叫尤在泾,他说:**"中者,四运之轴,而阴阳之机也。"**这样的话,轴就出来了,轴的概念就出来了。

我们暂且不谈别的,咱们先谈枢轴和轮周。枢轴就是脾胃,带动了轮周。那么,大家可以想一下,它是自行车的后轱辘呢,还是自行车的前轱辘?我想,大家肯定懂,都明白,应当是自行车的后轱辘。因为正是自行车的后轱辘的车轴,才带动了自行车后轱辘的轮周,也就是它的轮子。所以,我们说脾胃是人体气机升降的枢轴,而轮周其实是指肝、心、肺、肾。那么，枢轴和轮周之间的连接是什么呢？它得有能量的传导啊！是什么东西把轴和轮连接起来？那就像，自行车的辐条。在人体，什么东西相当于自行车的辐条呢？古人没有说过，彭子益的《圆运动的古中医学》，他也没说。我在《<西溪书屋夜话录>讲用与发挥》的这本书里边，明确提出——三焦。但是，三焦在我们人体绝不是辐条的条，而是网状的东西，所以我把它称作"辐网"。"枢轴——轮周——辐网"的协调运转，就是我们整个人体的圆运动。今天，我谈的内容不谈辐网，当然也有一定关系，但是主要谈的是枢轴与轮周。

二、抓主症

我在这本书里边，并且提出"抓主症"体现了中医治病求本的宗旨，是方剂疗效可以重复的前提和诀窍。我们大家都知道，经方效果确实好，但是，也确实不好用。为什么经方这么难用啊？就在于张仲景在《伤寒论》和《金匮要略》中，他所揭示的症状，大部分并不是主症。比如，他说："**有柴胡证，但见一证便是，不必悉具。**"那么，往来寒热、胸胁苦满、默默不欲饮食、心烦喜呕、口苦、咽干、目眩等等，其中你挑出一个来，这样的话，你要是用小柴胡汤的话，那肯定达不到治疗的目的。举例说，往来寒热，达原饮的症状就寒热交纵，能用小柴胡汤么？比如胸胁苦满，逍遥散证就胸胁苦满，能用小柴胡汤？以此类推，整个小柴胡汤那些几个证，它谈不上主症。因此我说，张仲景在《伤寒论》和《金匮要略》当中，他实际上把主症给掩盖起来了。这个是《伤寒论》和《金匮要略》中最大的缺陷。否则的话，我们在座的就没有必要到这来了。

那么，按我来讲，小柴胡汤有没有主症呢？有！今后大家试一下，当你用手来敲击右胁肋的时候，你感觉右肋弓下疼痛，这个就是小柴胡汤的主症！用它以后，百发百中！用手敲击右胁肋，牵引右肋弓下疼痛，它就是小柴胡汤主症！怎么知道呢？你怎么知道呢？张仲景说了，我们没有在意。张仲景说："**血若气尽，腠理开，邪气因入，与正气相搏，结于胁下，正邪分争，往来寒热，默默不欲饮食，心烦喜呕，脏腑相连，其痛必下，邪高痛下，故使呕也。**"我研究的结果啊，证明就是最后那句话"邪高痛下，故使呕也"的"痛下"。"邪高"是从右边来的，胸的右边来的，实际上就是肺，痛在下边，实际上是胆。为什么不在左肋弓下啊？因为中医认为肺气下降是从右往下降，"血若气尽，腠理开，邪气因入"是从哪入的呢？是从胸部入，所以是从肺入的。那么，它下去以后，人的正气就跟它相争，"结于胁下"，必然结在右肋弓下。所以，小柴胡汤的主症就是用手、用拳头敲击患者的右胁肋，他感觉到右肋弓下疼痛，这就是必然的主症！

还有，大家都知道，《金匮要略》有这么一首方剂："**妇人脏躁，喜悲伤欲哭，数欠伸，像如神灵所作，甘麦大枣汤主之。**"如果，我们按照张仲景这样来看病，门诊的医生，一年也见不到几个这样的患者。但是，我们如果挖掘出来它的主症，你几乎一个月就能见到七、八个，那么它的主症是什么呢？两个字，紧张！紧张，在我们日常生活中应当是什么表现呢？那就是本来没有什么事情，她总觉得有事情，忐忑不安。如果有人交给她什么工作去干，她沉不住气，立刻去干，那么这种患者就是紧张，用甘麦大枣汤，百发百中！什么原因？"肝苦急，急食甘以缓之。"

所以，我们面临的问题，不是经方不好，而是经方不好用。好是好，但是不会用。所以，我希望今后我们研究的方向，是把经方方证的主症抓出来！主症在一个方子里，应当有几个呢？既然主症，就不应当多，一到三个！不能超过三个。每一个方子，它的主症不能超过三个，而这个主症就要体现疾病的本质。疾病的本质，体现于病因、病位、病性之中。所以，如果有一个方子，你把它主症抓出来，一个主症能够体现病因，一个主症能够体现病位，一个主症能够体现病性，它就足够。所以我说不能超过三个！今后我们研究《伤寒论》也好，研究《金匮要略》也好，甚至于研究后世名方都好，如果能够编一本这样的书，我想大家肯定十分高兴。所以第二个问题就是抓主症的问题。

三、腹诊理论指导经方的临床应用

我在这本书里，谈到王旭高《西溪书屋夜话录》的内容。在谈肝气病的时候，特别谈到运用《难经》腹诊理论的临床体会。这里边谈了两个方剂，一个是四逆散，一个是旋覆花汤。四逆散作用于肝，旋覆花汤作用于心。还差三个方剂，还应当有一个作用于肺，作用于脾，作用于肾。今天，我着重讲作用于脾，作用于肺，作用于肾的内容。关于四逆散和旋覆花汤，大家看我这本书，或者你看咱们这资料，已经都有了，由于时间的关系，我不想再说了。因为时间实在是很紧了。

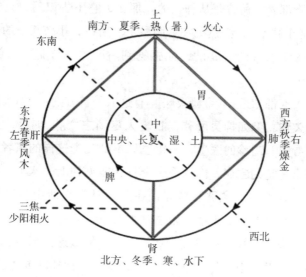

图 1-1 　"轮周——枢轴——辐网"示意图

　　为了叙述的方便，我们先在理论上，对刚才所说的"轮周——枢轴——辐网"，用上面这个图（图 1-1）来表达一下。大家看，当中这个小圆就是脾胃，左边是脾，右边是胃，它转起来，就像自行车的后轮的轴。再看，外边的大圆就是轮周，它转起来，就像自行车后轱辘的外轮。再看这个，如果我们光画这个，那简直就是自行车的辐条，但是它实际上是网状的特点。因此，我管它叫作辐网。它是什么？它就是三焦。现在我们看，脾胃在里，属阴，肝心肺肾在外，属阳。位居阴阳之间，那它当然是半表半里，因此它属少阳三焦。少阳三焦遍布于人体的表里内外，《内经》说："**阴阳者，数之可十，推之可百，数之可千，推之可万，万之大，不可胜数。**"既然阴阳是可以无限增多的，那么三焦同样也是无限增多的。关于这个问题，我的这本书里边，详细论述了，在这里就不说了，因为我们今天讲的内容，主要是脾、肺、肾，肝是四逆散，心是旋覆花汤。现在我们谈理论，肺肾的问题。

　　在第一页，我谈到这个图的来源，来源于《内经·素问·五运行大论》，它说："**风寒在下，燥热在上，湿气在中，火游行其间也。**"其中，

"风寒在下，燥热在上"，就是肝心肺肾，"湿气在中"，就是脾胃，"火游行其间"，就是三焦。这一个理论，贯穿于整个中医基础之中，在《难经》《伤寒论》《金匮要略》也不例外。所以，现在咱们看《难经》的说法。《难经》十六难，它说："假令得肝脉，其内证脐左有动气。"大家注意，我们每个人都有肚脐，如果你摸到患者肚脐左边，大约 0.5 同身寸，在那个地方如果有压痛的话，那就证明病位在肝，主方是四逆散。它的针对性能达到百分之多少呢？百分之百！"假令得心脉，其脐上有动气。"以中指同身寸，脐上 1 寸处水分穴，在这个地方如果有压痛，用什么方？用旋覆花汤。它的可靠性占百分之多少呢？占百分之五十。如果再加上一个方子，它就是百分之百，什么方子？王清任的膈下逐瘀汤。两个方子合到一起，它的可靠性，百分之百！下面再看。因为我今天讲的是仲景方，所以不谈王清任。"假令得脾脉，其内证当脐上有动气。"你若肚脐当中压痛，这个是什么方子？是当归芍药散。其可靠性，百分之八十。如果当脐有动气，外加脐左也有动气，这个就是逍遥散，其可靠性，百分之八十。为什么说当脐有动气，我还有百分之二十不可靠呢？因为严重的患者，四逆汤证、理中汤证也有这个症状。在杂病当中，一般疾病，不是危重病，当脐有动气，用当归芍药散，其可靠性百分之百。下面，脐右有动气，肚脐右边，中指同身寸半寸，按之压痛，用什么方子呢？用奔豚汤。奔豚汤，其可靠性百分之百。我们不要想奔豚，气从少腹上冲心，不是这样。如果是这样的话，就像用甘麦大枣汤了，我们把一个很好的方子给它放弃了。下面，"脐下有动气，按之牢若痛"，这什么方子呢？这个是金匮肾气丸。相当于气海穴。脐下中指同身寸 1.5 寸，气海穴。但就金匮肾气丸而言，其可靠性占百分之四十，如果再加上六味地黄丸，它的可靠性百分之百。为什么？因为肾是水火之脏，你应当辨证。在多数情况下，肾精亏损是多数，而纯粹肾阳虚不占多数。因此，金匮肾气丸仅占百分之四十，另外百分之六十是六味地黄丸，两个合起来是百分之百。

1. 当归芍药散

刚才我说了，四逆散和旋覆花汤，咱们今天不谈，咱们开始谈当归芍药散。

好！刚才说了，当归芍药散，它的主症是脐中压痛，我们讲一讲这个道理。《金匮要略》在《妇人妊娠病脉证并治》中说:"**妇人怀娠,腹中疗(音 jiǎo)痛,当归芍药散主之。**"也就是说,这段经文讲的是怀孕妇女的腹痛,"疗痛"是隐隐的痛,而不是剧烈的疼痛。《妇人杂病脉证并治》,它说:"**妇人腹中诸疾痛,当归芍药散主之。**"那它说的什么意思呢?就是一切妇女,只要腹中有病,而且疼,就可以用当归芍药散。我们大家可以想一想,如果这样用当归芍药散,那就等于滥用!只要是女同志,只要是肚子疼,咱都当归芍药散。那简直是胡说八道!所以这个绝对不是主症,绝对不是!依靠这个来用当归芍药散,那绝对错误!

那么主症是什么呢?主症就是脐中压痛。我这里说,根据我的临床体会,这个证候,不论男女,都可以出现。就妇人妊娠而言,它与孕妇在怀孕前的体质有关。这种患者大多数平时就当脐压痛,但是自己感觉不出来。由于脾虚而血瘀湿阻,这种患者大多数在行经的时候,虽然瘀血下去了,脾虚反而更加严重,因此多见经行腹泻一症。注意!如果当你发现这位女同志,她来月经的时候,大便比平常偏稀,这个就是当归芍药散证。在这时候,如果同时兼有脐中压痛,那就更加确定是当归芍药散证了。总之,我运用这个方剂并不仅限于怀孕的妇女,而是广泛地用于男子女子具有脾虚、血虚、湿阻、血瘀证候的,其主症就是脐中压痛。育龄期妇女,并可兼见经行脐腹、喜暖畏冷及经行腹泻,均不以是否腹痛为辨证要点。换句话说,只要具有上述主症,不论男女,也不论患者是不是自觉腹痛,都可以应用。不论任何疾病,不论男女,只要有这个主症,都可以应用。

所以,下面我们看,第一个病例。刘某,女,28 岁,她找我看病,主要想解决什么问题?她是什么病呢?她是两年以来,虽然没有避孕,也未受孕,因此她应当是不孕症。导致不孕症的原因其实是闭经。

由于她具有我说的上述主症,因此就用当归芍药散加味治疗。这个方子:当归、白芍、川芎、白术、茯苓、泽泻,当归芍药散,然后加杜仲、川断、桑寄生、枸杞子、菟丝子、沙苑子,这六味药我把它们叫作"平补六味",治疗除用金匮肾气、六味地黄丸之外的所有肾虚证的。女贞子、旱莲草、巴戟天、仙灵脾,还有补肾阴作用,补肾阳作用,阴阳双补。

用了这个方子以后,5 月 21 号就来了月经了,但是量很少。接着又用,加熟地,然后加枳实。6 月 26 号来了月经了,经行六天,与正常量相同。让她继续吃,到下次来月经。7 月 1 号到 10 月 28 号,她说吃到 8 月

10 号来月经，经量如常，她本人就没再吃药。10 月 28 号她告诉我，现在已经怀孕两个月。因为我现在治得是不孕症，怀孕已经两个月了。她说你给我看看是女孩还是男孩啊，脉滑数如珠，右大于左，可能是女胎，我说可能是女胎，并告诉她不要用任何药，注意休养保胎。2010 年也就时间过了接近一年了，9 月 29 日，陪同他人来看病，说足月顺产一个女婴，现在很健康。

现在我们看第二个病例。第二个病例很有意思，出虚汗。两个手心汗尤其多，甚至于能滴下水珠。她这么站起来，把手放下，你可以看见有水珠往下滴。两个腋下和脚心也汗多，两个手掌有湿凉感。这种病如何治呢？我觉得在座各位，在临床上见到这种病不少，肯定不少，手心汗多，它都往下滴。经过腹诊，脐中明显压痛，于是用当归、白芍、川芎、白术、茯苓、泽泻各 10g。7 剂药以后，腋下和脚心就不出汗了，手汗也少了，仅仅感觉到潮湿，手也比较温了。但是，手凉的时候出汗，热的时候还要出汗。于是，又接着再 7 剂。吃完以后，腋下没汗了，手脚心汗减了一大半，接着吃 14 剂。11 月 1 号，患者告诉我汗证痊愈，停药。这是什么原因呢？这是由于脾虚，水液转输失常。我们大家都知道，脾主转输，什么叫转输？它要把水液输送到人体需要的地方去。如果它的功能失常，该去的地方不去，不该去的地方它偏去，那就叫作水液转输失常。经过用当归芍药散以后，恢复它的转输功能，那么当然手心的汗就没了。

下面我们看第三个病例。第三个病例是过敏性鼻炎。我不知道广州地区这种病多不多，在我们石家庄，发病率相当的高。他每天早晨频繁地打喷嚏，流清水鼻涕，起床以后不开窗也发作不止。如果说你受风了，你开窗它才有风，你不开窗哪来的风啊？你说他受风？说不过去啊！常常到中午缓解，伴颜面不定处发痒，两目内眦发红且痒。怎样治？怎样治呢？脐中压痛明显，所以就用当归芍药散加味。当归、川芎、白芍、白术、茯苓、泽泻，加上荆芥、防风、藿香、厚朴这四味药，其实是消风散当中的四味药，调理脾胃。因为李东垣说"九窍不和，皆属胃病"，所以除了用当归芍药散之外，加荆芥、防风、藿香、厚朴。黄连，是我们要让它升，先让它降，取得升降，正好这个意思。吃了这药以后，第一周仅仅两天，出现打喷嚏、流鼻涕，近一周没有发作，因为吃了 14 副，面痒和目内眦赤痒均减,但是夜间睡觉还有交替鼻塞,加苍耳子、辛夷。吃了14副以后,鼻塞消除,早晨打喷嚏、流鼻涕、面痒、目痒都没发作。很简单的当归芍药散加味就把如此难治的病治好了!什么道理?还是我刚才说的,脾虚导致气行不利以致水液转输失常。那么,我们用当归芍药散让水液到该去的地方去。他早晨怎么还会打喷嚏、流鼻涕啊?打喷嚏是有风邪,鼻窍部位的风邪流连不去,所以加了荆芥、防风。这些方法一块用,把他的风邪驱除于外,而且使水液的转输归于常态,那当然既不打喷嚏,也不流鼻涕了。

我在这里面再说一次,不要以为我这个方子能够治好了他的过敏性鼻炎,就能把所有的过敏性鼻炎都能解决。要注意!我的主症是脐中压痛。没有这个,不能用当归芍药散!

2. 奔豚汤

下面我们看第二个方子,奔豚汤。《金匮要略》说:"**奔豚,气上冲胸,腹痛,往来寒热,奔豚汤主之。**"气上冲胸,腹痛的病,外加往来寒热,这三个症状同时出现,我想,在临床上极为少见。门诊按照这个来用奔豚汤,你简直没有办法用。所以,现在我们就来研究一下,奔豚汤,它到底应该是什么主症呢?平常,我谈抓主症,首先是要探讨其病机。古今医家都认为是肝气上逆。尤在泾说:"此奔豚气之发于肝邪者,往来寒热,肝脏有邪,而气通于少阳也。肝欲散,以姜、夏、生葛散之;肝苦急,以甘草缓之;芎、归、芍药理其血;黄芩、李根下其气。"讲得十分有道理。但是,他也没有说出来,真正应当什么时候用。所以我说,对这个方子的认识应当深化。《神农本草经》认为葛根"主消渴,身大热"。那么,从这句话来看,葛根到底是往上升的还是往下降的?消渴是胃热呀,大热也是胃热呀,呕吐也是胃热呀。它能够清胃热,它到底是降的还是升的?胃为阳,其气下降。所以,我们应当从根本上颠覆传统的解释,葛根其实是降的,是降胃热的。而在这个方子当中,葛根的用量最大。甘草、川芎、当归各二两,半夏四两,黄芩二两,葛根五两!可见,本方主要的药物应当是葛根。既然气上冲胸,气往上冲,如果按我们传统的讲法,你还用葛根往上升干什么呀?

下面我们再看黄芩和桑皮。这里边没有用生梓白皮,而是用桑皮,原因是药房里面没有生梓白皮。桑皮清肺热，降肺气，葛根清肺热，降肺逆，黄芩与白芍相伍，具有黄芩汤的意思，清胆热，因此使胆气下降。所以，这个方子我们应当怎么认识呢？应当认识到，葛根、桑皮、黄芩、白芍四味药，其实是清肺、胃、胆热，使肺、胃、胆气从右而降，从而抑制肝气从左之过升。同时有当归、川芎行血，半夏、生姜化痰、行津液，甘草和中，廓清气机升降道路，疏利肝气，使其上逆的气分散于周身。达到了佐金制木，使肝气上逆引起的奔豚自愈。

我们承认这个奔豚是肝气上逆，但是你怎样使肝气不上逆呢？是要使肺气下降，所以叫佐金制木。因此，它的病本在肺。你只要使肺气、胆气、胃气从右而降，那么它的肝气就不从左而升。由于这个原因，它体现的是肺的毛病，所以主症是脐右压痛。我按照这个主症，治疗任何疾病，都以奔豚汤加减治疗，基本上是加，不减，都能取得良好疗效。

下面我们看第一个病例。

田某，她倒是具有奔豚汤的症状，平常经常发生脐下痛，有气从脐下上冲于剑突下，痛甚可以出现不省人事达 10～15 分钟，每月发作一到两次，发作的时候频发期前收缩，西医说心律不齐。经过一番检查发现，脐右压痛明显。于是，以奔豚汤原方 3 副。夜间睡觉正常了，也没有发冲气，原方 7 剂。到 2006 年 1 月 13 号，她又来看病，说右下腹感觉有抽痛感，已经发作半个月了，每 1～2 天发作一次，每次 30 秒，而且是饭后出现，胃发胀，饭后就想大便，但是便不出来。咽部有痰滞之感，不自觉地发出"吭吭"的声音，两腿烦扰不宁，而且经常出现梦魇的现象，也就是说胸部常常被重物压住，身体动弹不得。检查脐左和脐右都有压痛。于是，用四逆散和奔豚汤、金铃子散合方，也就是上面的方子加柴胡、枳实、川楝子、元胡。除了有梦魇现象之外，余证大部分消失。以后再吃 7 副，右下腹抽痛没有再发，梦魇的现象也没有了，仅仅脐右仍然有压痛，就单纯与奔豚汤治疗。后来，各种症状全部消失。

下面我们看第二个患者。他也是感觉气从脐腹部位上冲至咽，先感觉到咽痒，然后咳嗽，每次 7～8 声，没有痰，同时伴有四肢抖动，于是西医把他诊为"多动症"。他的主症，脐右压痛，以奔豚汤原方，吃了两副以后就不咳不抖，再来 5 副，痊愈。

上面两个病例，应当说，还有气上冲的现象。那么，咱们看第三个病例。

第三个病例是膀胱癌术后。目前，由于有前列腺增生，仅仅有尿不净，排尿正常，但是最主要的症状是烧心（胃灼热）。看看，这里没有气上冲的现象。烧心，夜间 1~2 点常常因为烧灼疼痛而醒，不吐酸，不嗳气。我们河北省省级医院诊断为"慢性浅表性胃炎伴糜烂，食道裂孔疝"，让他吃奥美拉唑，当然还有别的药。他恐怕有副作用，就来看看中医有什么办法。检查脐右压痛，甚于脐左，所以就用奔豚汤加四逆散合方加味。当归、川芎、白芍、半夏、黄芩、桑皮、葛根，这个是奔豚汤。柴胡、枳实、白芍、甘草，这个是四逆散。再加大贝、百合、乌药、川楝子、元胡、旋覆花、丹参、乌贼骨、煅牡蛎。吃了 3 副以后，剑下钝痛消失，夜间 1~2 点再也没有出现烧灼疼痛，仅仅感觉胃脘部有轻微的烧心感，原来的尿不净也没了，原方再吃 7 副，然后诸症全部消失。我们知道，食道裂孔疝的治疗也是比较困难的，但是用奔豚汤治疗取得了明显的效果。为什么？因为夜间 1~2 点是肝气偏旺之时，肝气上逆，食管反流，于是烧灼疼痛。这时候用奔豚汤降肺气，以佐金制木，并加四逆散，疏肝理气，百合汤、金铃子散和胃清热，旋覆花、丹参化瘀，乌贼、牡蛎制酸，取得了明显效果。那么，主要的方剂还是奔豚汤。那么，这里面就没有什么气上冲心了！所以用奔豚汤，真正的气上冲逆，所谓奔豚的症状，可以没有。但是，脐右压痛，是必然得有。

3. 肾气丸、六味地黄丸

下面我们看第三个方子，肾气丸。在《金匮要略》当中，说肾气丸这个方子的条文，一共有五处。我们现在选择与腹诊有关的两处。

《中风历节病脉证并治》有崔氏八味丸，治脚气上入少腹不仁。注意！出现了一个"少腹不仁"的说法。《血痹虚劳病脉证并治》有"虚劳腰痛，少腹拘急"，出现了"少腹拘急"的字样。所以，金匮肾气丸肯定和少腹有关。因为它说了"少腹不仁""少腹拘急"，那么证明金匮肾气丸治疗的原发病位，应该在少腹。现在我们的任务是，它究竟在少腹的什么地方呢？这是我们需要研究的。《难经》六十六难说："**脐下肾间动气者，人之生命也，十二经之根本也，故名曰原。**"那么这个地方，就是气海。气海者，原气之海也，乃肾原之气的发生地，于此处按之痛，是辨病位在肾的主症。我在临床中，查到此处压痛，予肾气丸加减治疗，经常获得比较好的效果，并且发现，由肾气丸变化而来的六味地黄丸，它的应用范围更为广泛。

下面我们看第一个病例。他的病是什么病呢？口腔溃疡六年了，每周发作，此起彼伏，长年不断。他说这个病是遗传，虽然他的父母没这个病，但是他姐姐，他女儿都有这个病。经过一番调查研究，发现脐下压痛明显。于是，与金匮肾气丸加味。熟地、山萸肉、生山药、茯苓、泽泻、丹皮、楮实子、怀牛膝、杜仲、川断、桂枝、肉桂、制附片。用完以后，口腔溃疡痊愈，但是膝以下仍然凉，大便一天1～2次，夜尿两次，口干舌燥减轻了，还喝水很多，排尿次数也多，证明下焦阳气不足，上方加肉桂、附片各4g。用了以后，口腔溃疡没有发作，其他的症状随之减轻，但是后来出现口苦，证明有热象，上焦有热象，所以加麦冬、生地、黄芩。再用，口腔溃疡仍然没有发作，其他症状完全消失。这个病，他口渴欲饮，饮不解渴，饮后不停地排尿，其实是我们中医所说的"消渴"，原因是肾阳虚衰，水气不化，龙火升腾。由于他具有脐下压痛的特点，所以用金匮肾气丸温肾利水、引火归元而收效。

下面我们看第二个病例。这个病例很有意思，她说吃饭的时候不能移动地方，只要盛饭移动地方，就觉胃脘胀饱，而不能再吃。这个很怪，这个症状很少见啊！吃饭的时候不能动地方，就算盛饭动了地方，她就感觉胃脘胀饱不能再吃。对于这种病，经过一番调查研究，最后发现脐下压痛，以六味地黄丸加味，生熟地、山萸肉、生山药、茯苓、泽泻、丹皮、加杜仲、川断、桑寄生、怀牛膝、菊花、枸杞子、丹参、砂仁、生黄芪、生龙牡、龟板、鳖甲、生石决。吃了两副以后，吃饭动地方，胃脘胀满的感觉就消除了，而且血压也恢复正常。说这个，吃饭为什么不能动地方呢？怎么解释呢？从脐下压痛以及其他肾虚的症状看，我们可以理解为由于肾原之气虚损，一动，冲气不摄，然后挟胃气上逆。这就好像肾虚的患者一动，吸气费力而上气不接下气一样，都属于肾不纳气。所以，吃饭动地方就不能再吃了，原来也是肾不纳气。

下面我们看第三个患者。西医诊断为"冠心病，心肌供血不足"，血压也比较高。她感觉脐腹部位，有热气上冲于胸脘，然后就感觉心中空虚。如果这个时候她正在吃饭，她就不能再吃了。经过调查研究，发现脐下压痛，以六味地黄丸加味，熟地、山萸肉、生山药、茯苓、泽泻、丹皮，加怀牛膝、枣仁、五味子、远志、柏子仁、龙齿。用了以后，血压下降，热气上冲的症状消除。但是，生气的时候左胸部仍然呈现放射性痛如针刺，胸膺之间有异物充塞感，加丹参、檀香、瓜蒌、薤白。用了以后，各种症状消失，配成丸药，让她接着吃3个月，后来来看病，说以上症状没有复发。热气上冲于胸脘，是肾虚而冲气上逆所导致的，所以我们用六味地黄丸有效。最后我总结一下，凡脐下压痛者，六味地黄丸较金匮肾气丸应用的机会更多。

下面看第四个患者。她的表现是脐以下小腹下坠，尤其以大小便后下坠明显，经常想大便而便不下来，便后还有不净感，然后再想大便，再也没有大便下来了。而且，饥而不欲食，虽然知道饿，饿得也很厉害，但是就是不想吃。小腹部位，有冰凉的感觉，这样我们进行腹诊，发现脐下与脐左均压痛，而以脐下为甚。所以，就以杞菊地黄丸加味。熟地、山萸肉、山药、茯苓、泽泻、丹皮、枸杞子、菊花，加当归、白芍、桑寄生、牛膝、鹿角霜。用了以后下坠感消除，二便通畅，饥而不欲食的感觉也减轻了，但是还不能多吃。目前主要是腰酸，不论干活还是休息都腰酸，已经两年了，早晨起来尤其严重。显然是肝气不疏，所以就不用六味地黄丸，而用四逆散化裁，去掉了白芍，有柴胡、枳实、陈皮、半夏、焦三仙、木瓜、丹参、小茴香。用了以后，吃饭、肉皮疼、腿软、腰酸减轻十分之七八。但是，她说平常有上火的感觉，口苦恶心，尿道发热，这个方子加黄芩、竹茹、竹叶、生地，用了10副以后，各种症状消除。这个病例先用地黄丸，再用四逆散，因为它是两个不同的证型，肾虚用地黄丸，肝气不疏用四逆散。

临床见到脐中、上、下、左、右，它可以并见压痛。刚才我说过，如果脐左和脐中压痛，你可以用四逆散配当归芍药散，其实就是逍遥散。这个病脐下和脐左都压痛。所以，以六味地黄丸配合四逆散而取效。

我在《<西溪书屋夜话录>讲用与发挥》一书说："'主症'就是最主要、最重要的症状，就是数量不多，却能体现疾病本质的症状。""最好是一个，最多不能超过三个"；应当"存在而且唯一""'主症'并非一定是患者感觉最为痛苦的症状，而且更多的却是患者并不自觉，只是由医生才察觉出来的症状"。

在这个问题上，我和教科书的说法不一样，教科书什么叫"主症"啊？它说"患者最痛苦的症状"是"主症"。那不对！那不对！如果这个患者头痛非常剧烈，他找大夫看，你应该给我赶紧治头痛，那么这是"主症"吗？经过我们医生的检查，发现他绕脐痛，多日不大便，脉沉实有力，用大承气汤，通其大便，头痛即愈。那头痛是"主症"吗？"主症"是"绕脐痛，多日不大便，脉沉实有力"，而后者是我们医生查出来的。所以我说，只是由医生才察觉出来的症状，是中医治病的诀窍，或曰"秘诀"。注意这两个字，"秘诀"！什么叫"秘诀"？就是我绝对不告诉你的诀窍！我们看一看"火神派，大量的用四逆汤。我翻遍了所有火神派的书，没有告诉你什么时候用四逆汤，什么情况下用四逆汤。它只是说，四逆汤非常非常好，附子20g、200g、500g的用，究竟什么时候用四逆汤呢？追问下去，没有下文。什么原因？你说他不会用四逆汤吗？那他还叫什么火神派呀？关键在……

观众：刘老师，你说一下吧！

刘老师：让我说一下？很简单，背恶寒！什么下利清谷、手足厥逆、脉微欲绝、脉微细但欲寐都不是！是背恶寒！当然，你用这个方的时候，还要看千万不是阳明病，白虎汤背也恶寒呐，对吧？你在查他没有其他阳证的情况下，他背恶寒，那就是四逆汤证。当然，在用量方面要注意，如果他轻微恶寒，你的四逆汤用量要小。他非常恶寒，你的用量就大。后来连手脚都凉了，你就大之又大喽！不过如此而已啊！所以今天，我就跟大家交流这么多，这个错误之处，请大家提出来，咱们共同研究。

主持人：大家听得很过瘾啊！刚才讲的关键就是授之你秘诀，秘诀讲到了！今天，刘教授讲的时间不长，但是都把要点的东西给大家了！我觉得给大家真的又开阔了一条思路。其实我们知道，学《伤寒论》除了要跟《内经》结合起来，《难经》不可缺。我记得，原来我们读书把《难经》都看得很轻，其实按刘教授今天讲的，很多绝招都在《难经》里面，就是讲的"主症"。这个"主症"，其实我理解反正就是一个症状，更重要的是医生挖掘出来的体征，有"征"，可以抓得到的客观的东西，比如说腹诊。所以，我觉得这个给大家回去好好琢磨。而且，从圆运动讲得更具体了。他的几个方，肝、心、肺、脾、肾，讲了五个方，四逆散、旋覆花汤、当归芍药散，然后奔豚汤，以及肾气丸。我的理解真的是，非常有效地把它糅合在一起。可能大家都读彭子益的圆运动，那么今天，刘教授就有新的提法啊！从这个轴，尤其讲到三焦，讲到腹、脘。"人身无处不三焦"这个概念，也扩大了四逆散的应用领域，非常精彩！非常有启发！我们再次以掌声感谢刘教授！

【名师简介】

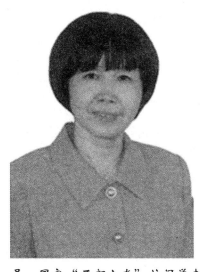

李赛美　医学博士，广州中医药大学教授，博士生导师，博士后合作教授，伤寒论教研室主任，第一临床医学院经典临床研究所所长。中华中医药学会仲景学说专业委员会副主任委员，广东省中医药学会仲景学说专业委员会主任委员，国家重点学科学术带头人，国家中医药管理局重点学科带头人，国家精品课程负责人，国家教学团队核心成员，国家"西部之光"访问学者导师。先后荣获全国模范教师，全国教育系统巾帼建功标兵，全国首届杰出女中医师，全国优秀中医临床人才，广东省高校教学名师，广东省高校师德先进个人、羊城十大杰出女性等称号。长期从事中医临床经典理论教学与临床研究，擅长运用经方辨治糖尿病、肝病、甲亢、抑郁症及疑难病症；在糖尿病心脏病研究、经方运用与推广领域取得显著成绩，在海内外具有积极影响；主持"全国经方班"成为享誉海内外继续教育品牌项目。主持国家"十一五"支撑项目及省部级科研、教学课题 16 项。发表论文 190 余篇，主编教材著作 19 部，副主编 14 部；获国家科技进步奖二等奖 1 项、省部级科技、教学成果奖 9 项。

仲景血证述要与临床发微

广州中医药大学　李赛美

我讲这个题目是因为临床有感而发。这个血证，大家可能学内科、临床也遇到很多，但是从我个人来讲有几个想法。

首先是一封信。这封信放在我心里有点挥之不去。2012年5月份，有一个中山医科大学的学生带她妈妈来看病，因为甲状腺肿来找我求医。她的妈妈按照我的方案，服了我的方一段时间之后感觉很舒服，而且多年脊柱的疼痛也改善、消失，胃也明显地感到舒服，所以她们家里人就非常的开心，也很感谢我。但是，她在她家附近的药店里面按照这个方子抓药，就经常买不到醋制或盐制的饮片。后来，她就再来我们附院买，最近一次是2012年10月份。她妈妈刚开始吃寄回去的药的时候，感觉胃受不了，觉得这个药怎么这么难下咽呢？她慢慢地就没有服了，也没有跟她女儿说，她女儿也没有特别地去追究。直到写信时间的上个月，女儿说她妈妈因为急性十二指肠出血住院，住院一周以后因为胃不适就停了中药。她也做了甲状腺的B超，甲状腺肿比原来有所减小，她认为我给的方是有效的。但她有疑问。

第一，她认为她妈妈这次急性出血跟她在10月份在医院买的药有关。之前她妈妈吃了从医院买回去的药是很舒服的，可是这次同样的药方却出了问题，她要我帮她查一查，看看医院的这批药有没有什么差错或者是其他患者有没有同样的这种遭遇。

第二，就是吃了这个方子以后，从治疗她妈妈的甲状腺疾病方面来讲，效果是蛮明显的。另外，她的白头发都转黑，脊柱也不再疼痛，胃也很舒服。所以，她就觉得这些都是有效果的。她考虑她妈妈这次出血，如果要继续地治疗甲状腺肿的话，是用原方还是该怎么办？

然后这是第二封信又讲了，她说她的妈妈只用了这一个处方，在吃这个中药之前，她偶尔因为腹痛喝些茶。按这个药方吃药以后，她之前所有的不适消失了，就再也没有吃过别的药，所以她认为这个出血跟别的药没关系。她认为这个方能够配合她的体质，所以她们没跟我商量，再继续地买药吃，买了三次。那么上一批的药换成这一批，第一剂药她的胃就受不了。她认为药肯定是没配错也没发错，而且我们的药都是那种独立包装的，有说明书的，应该是没问题。但是，她认为是这个药材的品质问题，品质不好，至少不如以前那一批。所以她问我，其他患者有没有反应类似的情况。这个事情我觉得还蛮严重，等于是向我投诉。所以我就发了一个E-mail跟医院的药剂科联系。

这个学生还说，她们在买的药还挺多的，总价值1005元，现在还剩下三分之二，剩下的就不打算也不敢再吃，就是不知道怎么处理。目前，她妈妈十二指肠球部出血已经止住了。她们关注的，一个是希望以后继续地调理，另外一个就是药材的问题。她认为是药材问题导致她们住院治疗。她一方面很感谢我，尤其看到她妈妈的白头发，从这个额头边缘慢慢地长出了黑头发，所以她们准备春节以后来广州继续诊治。另一方面，还希望我们医院有关部门能够把好质量关，不仅仅是核对这种记录，还希望我给她回复。

其实，这个处方应该是没问题的，没有一味药引起出血啊！第二个，她还做了甲状腺彩超前后对比，比原来是有所减小。我最后跟我们医院药剂科沟通，结果是没有任何问题，绝对没问题，也没有任何人来投诉。

因为好像去年到今年就连续地有几个出血的病例，所以我才想到现在有什么样的问题呢？在医院，我想在基层也一样，安全第一！没有安全就没有疗效！因为一旦安全问题一打官司，尤其基层自家的诊所是输不起的，一个医院都绝对输不起、赔不起。所以，我们要高度地关注这种出血。

这个出血，中医叫血证。血证包括了出血和瘀血在内，应该是一组证候群，不是某一个局部的症状。中医认为出血，既是一个病症，也是一种治疗手段：放血疗法，针刺疗法。

这个放血疗法我就知道它的疗效非常好的，比如说这个十宣放血治疗高热。我大学毕业以后在湖南衡阳市中医院。那个时候，全国的中医工作会议在这间医院召开，有很多名老中医。这个医院秉承着一个传统，基本上尽量少用西药或者不用西药，包括急诊如果要用西药抗生素的话，都要经过主任签字，临床医生不能随便地开抗生素。我1982年毕业，现在已经30年了！30年前，就有这样的医院坚守阵地，不随便让抗生素进入这个医疗市场，很难得！那时候急诊做什么？就是十八般武艺，全部都要用上。那时候，我们也要轮科，高热的患者一来就是十宣放血，尤其小朋友，那个效果非常非常好！这是第一。

第二，我对这个放血疗法印象很深刻是，有一次我跟我们现在的潘副校长，原来是研究生处的处长一起去台湾。潘副校长原来是学过体操的，之前搞体育运动留下一些伤痕，一遇到天气变化就出现关节疼痛。我上次跟她去台湾，她这个手举不起来。台湾的医师都会针灸，有一位来接待我们，也是我们的学员，就把针和罐都带来了。然后，就在她的大椎闪刺，刺完以后就拔火罐，吸出很多瘀血。吸完以后，她的手马上就可以举上来，所以我就觉得好惊讶！这个疗效是立竿见影的。所以，我认为放血是有独到的地方，能够作为一种治疗方法，一种祛邪手段。尤其我们讲的针刺，《伤寒论》里面有刺期门，刺期门是治什么？郝万山教授讲课就提到，通过他的临床经验，认为刺期门是曲张静脉的放血。

除了提到放血治疗是中医的手段，临床上遇到患者出血，我们要很谨慎，因为现在不仅有药品安全的问题、医疗安全的问题，还有风险的问题。我对刚才引用的案例至今都不得其解！药物没问题，我的处方应该也没有问题，患者吃了效果很好。我们医院药剂科怀疑患者有没有服用过其他西药可能引起一些协同作用，导致她的出血，她说所有的药都没吃。当然也跟这个吃药吃久了，病症出现变化有关系了，这个应该还是有她不妥的地方，但是不至于要出血，而且还要住院呢！所以，我现在还在思考这个问题，也引发了我讲血证这个主题。

当然，还有另一个思考，就是我们今年经方班的主题是"经方与针灸"，虽然现在分科很细，其实针灸本来是我们每一位中医师必须具备的医疗手段，这个在海外是坚守了。但是在中国，就专门有个针灸科，或者说叫康复科，有点怪！我们内科医生都不扎针。要扎针怎么办？针推科或康复科医生过来帮我们扎。这个有点遗憾啊！尤其现在中医高校参照了西医教育的模式，分科分系分得很细，把我们中医的整体都拆得很细，导致中医的优势很难体现。针灸不是我的强项，但是讲到这个针刺出血，那我就从这一点来谈谈自己的心得，然后也是临床所思所感，所困惑的地方。

那我们说有问题就找张仲景，大病找仲景、找伤寒，怪病也找伤寒！那我就谈谈我是怎么思考的，然后通过这个临床，结合经典的学习，得到怎么样的体悟。所以，这里就有两大块的内容，第一个是对经典的回顾和温习，第二个是讲临床的运用。

回顾方面，首先是讲伤寒了！那伤寒的核心内容是六经辨证。我通过把伤寒串通一遍，感觉到《伤寒论》对血证的论述及治法，真的有它的规律。所以，我把它归纳为三点：

第一点就是六经血证的特点。有什么样的特点呢？六经皆有血证。比如说太阳病，仲景就讲到"**患者吐脓血者，不可与桂枝汤**"，通过服药以后的不良反应来说明桂枝汤的禁例。特别还谈到了麻黄汤证跟衄血的关系，有三条原文，有汗不解，衄来解；有衄不解，再汗解；当然也有得衄以后这个病就解了。太阳蓄血证就讲到桃核承气汤证和抵当汤证。桃核承气汤证："**有表当先解表，表解已，但少腹急结者，乃可攻之。**"特别还谈到了"下血乃愈"。膀胱可以出血，但这个下血当然不局限在膀胱，还包括下焦，包括消化道的肠，包括生殖系统，尤其是女性的经血。太阳病变证特别强调"火逆"而引起的出血情况。"到经不解，必清血"，讲的是大便出血。还有"因火而动，必咽燥吐血"，就是热盛伤津，迫血妄行，可以往上，也可以往下。太阳病血室证提到"经水时来时断"，也跟血有关。

阳明病呢？阳明病也有蓄血证，当然仲景也是用的同一个方，就是抵当汤。但是阳明病病位在胃肠，它的出血是在消化道，所以描述的症状是"屎虽硬，大便反易，其色必黑"，讲的是消化道出血。当然还有"协热便脓血""下血谵语"等等这些症状的描述。

太阴病没有讲到出血，但是从 385 条霍乱病篇里边用的四逆加人参汤证，"利止亡血也"，这个亡血是由于下利太多，精血不生，按现在讲的就是有效循环血量降低，那实际上这个也是一种失血。当然这个方也用在失血性的休克，或者是血脱亡阳的危急重症。所以我们认为它对于阳虚的出血有摄血、温阳、益气的作用。

少阴有没有出血？首先，少阴肾跟太阳膀胱是表里关系。那么，少阴热，少阴病移热于膀胱，患者可以出现尿血，甚至还在伤津动血证里边特别谈到患者出血"未知从何道出，或从口鼻，或从目出"，就是这种全身的出血的情况。当然，也包括了阳虚寒凝的桃花汤证的便脓血。

厥阴病有出血。便脓血，像白头翁汤证，那是热性的，而桃花汤是属于寒的、虚的。厥阴病也可以吐脓血，像麻黄升麻汤证。

所以，温习一下六经病，可以说都跟这个血证有关联。

第二个想法就是六经血分证。关于六经，前面的专家、教授讲了很多很多，可以从不同的角度去解读。但是我们很现实，我们是搞临床的，那么血分证只有在阴分的吗？比如说三阳病出血很多啊！所以，我个人觉得这个血分证的病位，除了厥阴肝和少阴心，因为心主血脉，肝藏血，也关乎六经，关乎其他的脏和六腑。从人体来讲，就像讲三焦，我们人身无处不三焦，而讲到血脉的问题，我们人身无处不血脉。没有血脉怎么有血供？这些脏腑功能怎么去发挥它的作用？所以，应该说气血无处不有，不独厥阴和少阴。我们反复强调《伤寒论》不是讲经络的概念，这个绝对是局限的，但是它包含了经络的概念。它是一个很广泛的，包含了脏腑、经络、气血、阴阳、气化、邪正的斗争、疾病发展阶段，以及治法、方药、调服在内的综合性临床辨证体系。关键词是综合。所以，我们跟同学讲，六经辨证体系是 No.1，是辨证体系的基石。辨证体系最早的应该是六经辨证，因为它包含了卫气营血、三焦，包含了八纲辨证。《伤寒论》是我们第一部临床经典著作，讲的不仅仅是经络啊！当然讲经络里边，我们讲"内连脏腑，外络肢节"，里边运行着气血津液，这些应该都跟血分有关系。

太阳的血分可以在鼻窍。阳明的血分可以在肌肉，按照脏腑来讲则在胃肠，属实热的。太阴的血分也在肌肉，但是它是虚寒的，所谓"实则阳明，虚则太阴"。少阳的病位在胆腑，它的血分可以在相关联的九窍，比如耳和目，还有它经络布行的胁肋、乳部等等。那么，少阴的血分，指少阴心和肾，而且肾跟膀胱相表里，心主血脉。厥阴的血分跟生殖系统有关，部分涉及脑髓，还有脊髓。因此我认为六经病都有血分证的概念。很多时候我们一讲到血分证就会联想到温病的卫气营血的概念，但是实际上我们可以这样来理解伤寒的血分证：按照西医学的分类，我们就按照系统来分，比如说太阳病的血分在呼吸系统，因为肺主皮毛，这一部分跟我们太阳比较接近。阳明、太阴为消化系统，也涉及肌肉。那少阴，我们可以理解为，肾的血分在泌尿系统，而少阴心则在循环系统。至于少阳，跟我们的生殖系统和神经系统有关联。当然以上绝对不是画等号，但是我们可以这样参照来思考、理解，把西医的系统器官归到伤寒里边去。

那么这六经都有血分证，但是也有它的规律。一般来讲，血分证有虚实之分，因为大部分出血还是跟火有关，但也不是绝对，也有阳虚、气虚的。三阳病，比如说太阳，病位比较浅，往往多寒包火，或者是郁火内结，而阳明多湿热，太阴多虚寒，有这样一个规律。至于三阴病，少阴的话，虚有寒与热两条线。少阴肾，阳虚的偏多。少阴心，属热的不少，所以热化证里的黄连阿胶汤证和猪苓汤证跟心火旺有关系。而少阳和厥阴的话，寒热错杂，虚实夹杂。它们有表里关系，而且它们两个的临床证型特别复杂。所以，只要这个方寒温并用，有些医师就干脆把它归属在少阳或者厥阴，比如说胡希恕老、冯世纶老，他们也是这样来分类的。这就体现了少阳或厥阴病证的特殊性，或者复杂性。一般来讲，病位比较浅或证比较轻的，多在阳分；病位比较深或者病情比较重的，在厥阴比较多见。

第二点学习伤寒论的体会就是，邪祛病解，求三阳血证。尽管我们都看到很多血证，其实是有差别的。如果三阳病出现血证的话，不一定是坏事情，而且预后比较好。所以，我的体会是，血分也为祛邪所。有人说，来月经用不用药？我认为经期有些病，我是特别强调用药的，一定要用药，这样效果更好。因为借这个机遇，让邪有出路，经血也是一个祛邪的道路。我们怎么祛邪？汗、吐、下、利，也包括女性的月经出血。当然，月经是一个很复杂的生理现象。一般来讲，女性有月经的时候，心血管疾病的发病率是明显低于男性的。如果女性停经了，它的发病率跟男性是一样的。现在有一种观点，包括献血的宣传，认为适当地少量放血对循环系统有非常好的帮助，能够改善循环。有些人多年来坚持献血，甚至达到多少万升了，那是为了社会的功德。现在有些患者一抽血、验血，像一些糖尿病患者要监测血糖，甲亢患者大概一两个月要监测他的甲功，还有肝功、血象，患者就说："哎哟！把我抽得都没血了！"其实一点点放血是没问题的，而且血的产生是非常快的。少量的出血对我们身体是一个刺激，良性的刺激啊！所以说不要以为出血就不好。

《伤寒论》太阳病篇里面有热入血室，现在应该是放在少阳，刺期门，后服小柴胡汤。这个邪结胸下，患者经水时来时断，我们讲这个经血是冲任所主的，冲任又跟肝有关，肝藏血，肝主疏泄。所以肝有病，一方面可以用疏肝条达气机的小柴胡汤来消除病邪，还有就是女性借用经期来排邪，使邪有出路。另外，特别讲到刺期门，这个刺是不能直刺的，下面一个是肝，一个是肺的下界。刺得不好的话很容易引起气胸、血气胸。像我们肝穿刺也是基本上刺期门，所以一定要通过很好的培训，患者要屏住呼吸不要动，以免刺破肝脏！有次，我们听了郝万山教授的光碟，就讲到一个有精神病的患者，每到经期就烦躁，一烦躁就捶这个地方。后来，郝教授突然想到看看这个患者胁下有什么东西，把衣服撩开以后发现很多静脉曲张，他就突然想到了刺期门。那是不是刺这个曲张的静脉呢？他试了，患者有点流血，神智就清醒过来了。所以，我印象很深刻。刺期门，就是刺这个曲张的静脉，也是放血疗法。

那麻黄汤呢？辛温发散解表。我们看到鼻子出血是不是就觉得不能用麻黄汤？也要看情况。尽管衄家不可发汗，但实际上如果这个患者表郁太甚，阳热内闭的话，表证还在，还是要开表，通过衄血来解，张仲景仍然用麻黄汤。一般人是不敢这样用的，这个治疗在太阳。桃核承气汤，"血自下，下者愈"，所以出血使邪有出路，这个病就好了。抵当汤活血化瘀，治疗消化道的出血，"屎虽硬，大便反易，其色必黑"。我记得很多年前在我们病房抢救过一个从陆军总医院介绍来的患者，老人家应该是80多岁。他有糖尿病，有下肢血管的阻塞，整个脚发紫发黑。他转院过来的时候应该用了一种低分子肝素，当时听说这个药还是从德国买来的，用了以后效果不太好。我们医院刚刚开始有介入的方法，就想做这个治疗看看。做了以后效果非常好，这边介入一做，患者的脚原来发紫发黑，很快就恢复血供，皮色马上就恢复颜色，就正常了。但是第二天，这个患者另一只脚又发黑又堵了。其实这个栓子跑了，或者说有很多栓子脱落，接着患者又出现心梗。后来，用不用这个溶栓药呢？病房医生他们坚持要用，因为听说这个药疗效蛮好的，用了以后患者又出血，大量地出血，又堵塞。所以我们讲的这个DIC，非常危险！这个患者没办法止血。你说止血，他又有血栓；你给他溶血，他又出血。在这种情况下，我记得当时会诊就用大黄来灌胃，来通腑，祛瘀生新，是这样治疗的，而不是止血，没办法止的。那就是包括消化道出血，如果病情比较急的话，不单单用止血药。那么去瘀生新，仲景用什么？抵当汤，活血化瘀，破血逐瘀。

少阴病移热于膀胱，治在下焦膀胱。现在像温病，尤其像一些传染病可能出现这种情况。从伤寒的角度来讲，它是一个邪有出路的表现。我们要积极治疗出血，不是说把这个血堵住就好了，要找原因。

中医治血休止血，不是单纯的见血止血。血行邪自退，主要是血运好，邪就有出路。一般来讲，病在三阳的话可以通腑，那我们讲肺、胃、胆、三焦，病位比较浅，多实证、阳证、热证，预后是比较好的。《伤寒论》第58条提到："**凡病，若发汗、若吐、若下、若亡血、亡津液，阴阳自和者，必自愈。**"有两种解读。一种解读认为这个是误治。这个患者又吐又下，又有出血，亡津液，怎么办？我们治疗的最高境界是什么？阴阳自和。那你就要想措施，他缺什么就补什么。第二种解读是反过来讲的，强调了驱邪的方法，最终达到的结果也是阴阳自和。这里讲有邪实的患者，用这种汗法、下法、吐法、亡血法，可能是放血疗法，亡津液，我们讲的利小便的方法，通过驱邪以后，最后达到阴阳自和，这个病就好了。因此，对这句话有两种完全相反的解读。最后就是阴阳自和，阴阳平衡，这是我们中医的最高境界。这个"若亡血"就当作一种破血或者是放血的方法，也是一个治疗的手段，最终的目的是达到阴阳平衡。

第三点心得，血证的辨治多从三阴入手，这也是我通过学习《伤寒论》的一点体会。《伤寒论》的血分证，比较多见于三阴病，而且是三阴病的阴证转阳阶段，由气入血。刚才讲的，这个血也是一个祛邪之所，邪有出路。

最关键是你要去审病机。仲景见到血证，比较少去用止血药，他不是单纯地去止血。当然，个别地方比如说桃花汤，里边有赤石脂、干姜、粳米，那么赤石脂有收敛的作用，而少阴热化证里边的黄连阿胶汤、猪苓汤都有阿胶，阿胶确实是可以止血的，滋阴止血。对于其他病症的出血，仲景很少用这些止血药，他是因势而为，顺势而为，审因辨治，注重邪去正安，强调了祛邪。

我们来看看三阴病寒和热的不同。寒证重在太阴和少阴，像理中汤，用于止血效果是非常好的。黄煌教授曾经在我们经方班讲了一个案例，讲到太太去德国时突然出血，他就知道他太太的体质是偏虚寒的，所以就用姜和红糖煲了水给他太太喝，之后出血就好了。所以说，理中汤也是个很好的止血药，重在病因啊！桃花汤也是，有温中阳、止便血的作用。还有通脉四逆汤、白通加猪胆汁汤，这些都可以治疗上消化道的出血、咯血，都有效果。这个主要是从病因病机的角度去思考的，尽管里面没有哪一味止血药，但却都有止血的效果。

那么热证呢？热证就求少阴和厥阴。我们看看黄连阿胶汤，仲景的原意是治疗虚烦不得眠，但是我们很多老师把它用在治疗糖尿病的眼底出血症。那仲景没有讲啊！但是，糖尿病的眼底出血跟失眠有什么关系呢？心主血脉，心主神明。治疗失眠是因为心主神明出了问题，而心主血脉，只要眼底出血属于阴虚火旺的，黄连阿胶汤都可以用。如果其他地方的出血是阴虚火旺型应该也可以。而猪苓汤治疗尿血用得非常多。这个阴虚水热互结，患者有小便不利，当然还有包括这个咳、烦，也有失眠不得卧。白头翁汤治疗便血也用得非常多，它也可以治疗眼球的出血。这个机理也是跟厥阴肝藏血，心主血脉有关。肝不藏血，或者是肝火太旺，迫血妄行都会出血。所以，血分证更多的是求之于心和肝，这是因为它们本身所属的脏的特质。

血证也有寒热错杂，虚实夹杂，那就求之于厥阴。前面讲的寒是太阴和少阴，热就是少阴和厥阴。厥阴有热化，寒热错杂更多是指厥阴病。比如说乌梅丸，现在真的比较少见乌梅丸证。前几个月我遇到一个小朋友，真的是一个蛔厥证！大家想想，现在乡下的蛔虫病应该也比较少，城里就更不用说，因为农药都把这些蛔虫杀绝了，真的是没有了。那个小朋友有什么病？反复的腹痛，而且阵发性地发作，一发作起来就打滚儿，真的好可怜！在儿童医院看过病，做了胃镜、肠镜，什么都做了，有胃溃疡，直肠、结肠都有溃疡。来我院治疗，什么原因？刚好还有发烧，什么都查不到，最后就有一天高度怀疑是蛔虫病，在大便里找到了两颗蛔虫卵。很惊喜！这就是蛔虫引起的蛔厥，我们中医讲的蛔厥。她也吃过乌梅丸啊！我问现在有乌梅丸买吗？她妈妈说有，还告诉我是肇庆出的，但是吃了也没效。这个小朋友的症状非常典型，像原文描述的那一种：**"蛔上入其膈，故烦，须臾复止，得食而呕，又烦者，蛔闻食臭出。"** 我开的是乌梅丸，当然我除了开药以外，我也仿原方里面说要加醋，要放米，最后还要放蜂蜜。这个小朋友吃我的药至今应该有三个多月，再也没痛过了。所以说乌梅丸证真正与仲景讲的一模一样的比较少见，但还是有。现在临床上用乌梅丸治疗崩漏也不少。其实，现在的病证真的很少是单纯的寒证或热证，临床上的病证都很复杂，寒热错杂，虚实夹杂，像乌梅丸这样一个寒热并用的方，非常好用！仲景的原文讲了三个适应证，上热下寒证、蛔厥证、"又主久利"，寒热错杂的久利。拉肚子拉久了，但是邪还在，就不能单纯地止泻，要祛除病因，同时也要治标。

我在临床上麻黄升麻汤也用得不少，尤其咯血，原文讲的"吐脓血"。这个我想我们在座的都用过这个方，了不起的方。所以一般来讲，血证在三阴的话，多涉及心、肝、脾、肾，而且病位比较深，虚证比较多，当然复杂证也多。这是讲读伤寒读到了以上三点：六经都有血证，三阳病作为祛邪之所，三阴病为救治的一个切入点。

其实，《伤寒》和《金匮》是一家人啊！两者都是出自仲景之手，而且《金匮》更加偏重于病的辨治。

那么，《金匮要略》里边的"惊悸吐衄下血胸满瘀血病脉证治第十六"就讲到了有吐、衄与下血，列了四个方，即柏叶汤、泻心汤、黄土汤与赤小豆当归散。这四个方应该作为一个法度，涉及温、清、补、消。尤其仲景提到瘀血的时候，讲当下之，但是有法无方。后世创造了很多方，尤其王清任的方，应该是对血证的一个很好的发展。不要见血止血，尤其很多出血跟瘀血有关。所以，我觉得在临床上《金匮要略》这些方也是很常用的。

温病怎么看血证？其实，应该说温病更多是对伤寒论的一个发展，而且发展是多方面的。首先，伤寒跟温病是源和流的关系。它们不是对抗的，是一个继承发扬。温病学的形成是一个标杆，源于伤寒，最后比翼于伤寒。应该说，中医发展的最佳模式就是温病学对伤寒的继承和发展。把伤寒和温病融合在一起就形成了完整的、最理想的外感病辨证体系。伤寒本身确实也包括了温病的内容。我们讲广义的伤寒："伤寒有五，有中风，有伤寒，有湿温，有温病，有热病。"就包含了温病、热病。《伤寒论》原文第六条："发热而渴，不恶寒者，为温病。"那就是说，当时张仲景受到历史条件的限制，把温病的内容概括在太阳病的下面，没有搞清楚它们病理的差别。但是，他看到了它的现象，对症状的描述与发展规律做了很好的记录。应该说，对温病学奠定了很好的基础，也很有启发，包括它的动风、动血、发黄等症状都有描述。《伤寒论》的清法、下法也奠定了温病学卫气营血辨证的基础。清法、下法有很多方都源自于伤寒的方，尤其白虎、承气用得非常好！

《伤寒论》里滋阴的药并不多。我们讲《伤寒论》的学术特点是扶阳气、保胃气、存津液。所以，有很多教授提出补土派的祖师爷不是李东垣，应该说李东垣的师傅还是张仲景。也就是说，真正的祖师爷是张仲景，他很重视脾胃。那么滋阴呢？仲景真的是滋阴比较少。他是急下存阴，阳明三急下，少阴三急下。急下是手段，存阴是目的。但是，他用多少滋阴药呢？用得比较少。比如说，炙甘草汤用到生地，量比较大。相对来讲，这个温病学做得更好。所以，温病学对《伤寒论》是有很大的发展的。温病学对下法的应用也是用到了极致，下不厌早，而伤寒是下不厌迟。仲景是怎么个谨慎？用承气汤，得下止后服。还有搞不清楚患者是不是真正确定是大承气汤证，仲景就用小承气汤来试探，不得已才用。

而温病不一样，温病不一定要大便干结，不一定要有燥屎，它把下法作为一种驱邪的手段，邪假大肠为出路，所以它下不厌早。像"非典"的时候，我们一附院温病与急诊合作，治疗"非典"起到非常好的疗效。其中得益于温病的"非典"治疗方案里边有攻下法及早的运用，阻断这个疾病，像西医讲呼吸窘迫综合征的发展。我们医院的这种治疗方案，使得医护人员零感染，零死亡，患者零转院，还有零后遗症。这个不得了！这得益于下法的运用，而下法主要是温病的一个特长，但下法所用的方和思路都来自于《伤寒论》。

《伤寒论》方的运用。温病的方没有从零开始，它是站在巨人的肩膀上，理法方药都是学习《伤寒论》的。比如说，把炙甘草汤做一个改良，去掉温药，然后加一些龟板、鳖甲等，形成一甲、二甲、三甲复脉汤。温病也有很多发展，譬如说醒脑开窍、透热转气、凉血散血，这些治法应该对于伤寒、对于外感病是非常有帮助的，尤其滋阴祛湿法。伤寒祛湿法相对要少一些，当然我们说有五苓散这些利水的方法，但是得湿温病的那种祛湿与热郁结的，伤寒的方就相对比较少。

所以，温病里边讲血证是一个怎样的概念呢？它不仅仅是一个出血的症状，它也代表一个疾病发展的一个阶段或一个层次，卫、气、营、血是阶段或者层次，它有自己独特的预后转归，而且有相应的病机和治疗方法，这整个体系是很完善的。所以，温病把血证发挥得淋漓尽致，那是一个创新！

那讲到血证的问题，就不得不看唐容川的《血证论》。唐容川写的这本书是一部中医血证的专著，一个典籍。他对《内经》、对仲景之治有深刻的理解，而且他还有自己特别的处方用药。他有几个特点，血证跟水、火、气、血的关系，跟脏腑功能的关系，特别强调治血必治气，要调气。这个气郁化火，"治血必降火，降火必降气，火为血之魂，火升则血升，火降则血降"，所以用泻心汤。那是对火热证治疗方面的一个很好的方，同时也总结了止血、消瘀、宁血、补血四部曲。所以，唐容川单纯地谈一个血证，对血证有自己独到的见解，而且提出了很创新的方法，是一部专著。这部书有八卷，包括总论的六条。他描述是上血、外渗、下渗，还有中瘀。除了止血，它有 60 个兼证，还有方药，有方解上、方解下，总共收了 201 个方，其中仲景的方就占了 35 方，这是《血证论》的特点。

好！我们把经典过了一遍，应该说古人对血证都有很好的见解。那么，我们在临床上怎么去思考？下面我就从临床的角度讲两个方面：第一个是药物反应，或者说不良反应，或者按中医讲就是一个邪有出路；第二个是血证来找中医怎么治疗。

下面我先谈临床上所遇见到的病例，就是药后出现血证。

一、药后的反应

1. 桂枝加龙牡合黄连阿胶汤

这个患者是我原来教研室林主任的一个亲戚，广州人，跟着我看诊应该 10 多年了。糖尿病、高血压病 16 年，现在 56 岁，所以说他是 40 岁得病。2013 年 8 月 10 日，这个患者主要是胸闷，心慌，然后失眠，每天睡觉只能睡 2~3 个小时，很难入睡。而且这个人出汗很多，汗是冷的，疲倦，腰酸，腿软，他口苦，口渴，喜热饮，很烦，很紧张，手脚麻痹，大便又偏干，小便比较多泡沫。他现在 50 多岁，他真担心自己过不了 60 岁。最近他因为血糖波动，用胰岛素治疗，量打得比较大，但是血糖控制得不好，空腹血糖是 11~16mmol/L，糖化血红蛋白 9.2%，按我们看是很高了，代表他 3 个月的平均血糖是这个水平。血压有点波动，140~180/90~110mmHg。心电图大致正常，也没有说完全没问题。他的舌质淡红，苔薄白有点腻，但他的脉是沉细涩。

这个患者肯定不是一个单纯的寒、单纯的热。所以我首先开点吊针。这个患者对这个针很依赖，用参附针加丹参针，连吊 7 天。开什么方？这个患者失眠，我开的是桂枝加龙牡汤，还合了黄连阿胶汤。如果从失眠的角度来讲，这两个方都有效。仲景提到"心中烦，不得卧"，用黄连阿胶汤。这个方的阿胶、鸡子黄照用，加了柴胡、枳壳，有芍药、甘草，实际上有四逆散。加了一个补肾的附子，实际上有桂枝加附子汤的意思。患者汗多清冷，开了 7 包药，他吃了以后感到睡眠与精神明显地好转，而且还可以睡到 7 个小时。但是他说过了几天出现下腹胀满拘急，小便尿不出，烦躁坐立不安，肛门又肿痛，大便又拉不出来，而且一大便就有鲜血。我当时在甘肃开会，他打电话给我，我第一感觉就说你一定要去医院，找肛肠科看看。一个肛门出血，第二个小便尿不出，后来肛肠科检查是肛裂，肛周有红肿，就让他坐盆。他讲他尿不出，那我说最简单的方法就用车前草、甘草、玉米须煎水当茶喝，这些都在菜市场买得到。这个患者也很难发汗，喜欢热水冲，温度高一点，冲完以后就出汗，发了一身汗，然后把药一喝，汗出，小便畅，大便一通，整个人就爽了。所以，他等我回来让我看他情况怎么样，后来检查没有什么大问题。他说这个方很好，再继续吃。吃了我的方之后，这个症状一下子就堵在下面。症状一好转，血糖就降到 7mmol/L，血压也下降，睡眠好，胸闷心悸全没了！我没有完整地照原方开，后来我还给他开了另一个方。

这个患者我还蛮了解他，他的病让我思考。首先，他的病是怎么来的？他有糖尿病 16 年了，而且有一个很惨的经历。他一辈子打拼赚钱，当时在某个地方买了一块地，建了房子，房子盖到 8 层楼。后来，发现这个产权证是有问题，村里干部就说他那个协议是无效的，一个晚上全拆掉。这个患者他真的要自杀！一辈子的钱全部用来建 8 层楼，一个晚上被夷为平地。他吃亏，他不懂啊！这个程序，这个手续没办好。其实这个产权，可能是镇里面或者说生产队里面的合约真是有问题的，政府不认的！后来，这个患者在床上躺了一年。他讲这个故事给我听，我非常理解，我说你非常棒，能够战胜自己。他说没办法，4 个孩子都很小，要吃饭。所以这个患者是这样熬过来的，很不简单！这种情况，你说有没有郁证啊，哪能不郁啊？一年躺在床上！他这种郁，心神恍惚。现在他小孩也大了，他自己还在工作，还在做事，但是他很恐惧，很害怕。有几次他看急诊，他打电话给我说心脏好像又停跳的感觉。其实他到急诊去，医生当时考虑有心梗，心电图做了问题不太大，然后做了心酶也好，心内镜都没什么大的问题，说明这个患者就是很紧张，心急乱投医，什么方法都去试。他的糖尿病病程很长，胰岛功能很差，口服降糖药效果不好就打胰岛素。后来，他告诉我是在什么地方买了黑蚂蚁，吃过很多斤了。这个黑蚂蚁应该是很补阳的，他吃了以后就觉得精神特别好，但是有口渴、多饮、失眠、血糖高。这是因为一个是补阳的问题，还有就是他两年前停了胰岛素，糖化血红蛋白都超过 7%。我说那不行！

这个患者有两点，一个是气化不好，一个是过用温燥的药，导致了一个火。时间长了，最后的结果是壮火食气，气虚阴虚，最后阴损及阳，阴阳两虚。这个患者的病有少阳、有阳明。刚才讲的气郁主要在胆，胆气不舒，在阳明由于燥热，再加上这个患者患病时间比较长，病久及肾，最后导致阴阳两虚，那么阴虚又生热，阳虚又生寒。患者心神不宁，心主血脉，心主神明，心脉失养，失眠很厉害！其实糖尿病患者血糖降不好相当多是失眠的问题，你把失眠解决了，血糖就会降下来。所以我想到这个患者用药应补阴又补阳。参附针，我们吊的参附针实际上仿了四逆加人参汤里边的核心药，人参配附子大补元阳，这个配法是非常好的。桂枝加龙牡、桂枝加附子，刚才这个方里就有这个含义，通过调营卫来敛汗、潜阳、宁心、安神，也用了黄连阿胶汤滋阴清热，养心安神。再加上这个方又有四逆散，这个患者他一定有肝郁，所以用了四逆散作为一个通达上下表里的佐药。整个方既补又不腻，所以应该说是一个寒温并用，交通心肾的方。

但是这个患者用了药以后为什么会导致出血呢？我就再分析它。前段时间，广州的夏天本来很好，很凉爽。全国各地都有说火炉子，当年广州却特别舒服。但是秋老虎好厉害，再加上下雨，雨水很多，比较闷热，再加上空调，这个患者没有汗出，湿热夹寒闭表，膀胱水道不利，"三焦膀胱者，腠理毫毛其应也"，再加上我这个中药的方是温补为主，所以少阴的阳气逼湿热下注大肠，同时从少阴走到厥阴，导致厥阴便血；然后小便不利、小便癃闭，是心移热于小肠，加上有湿热。那么，治疗就通过发汗开表，启肺气，通调水道，然后加上车前草、甘草引心火下行。这个患者上面一开，心火一泻，湿热随着便血一出，邪有出路，整个人一下子就通了，就舒服了！所以，我就想到是由于温补的原因导致了由阴证转阳。这不是坏事情，经过治疗，这个患者一下子症状就改善了。

2. 麻黄汤

第二个案例是我 2012 年 10 月份在澳门科技大学上课遇到的。这个案例有意思，同学写的心得是这样写的："这几天因为我对伤寒有更深入的了解，莫过于一条经方麻黄汤。"大家想一下澳门用麻黄汤啊！讲了这个原文以后，他说 4 年前出现了这几个症状，就是原文讲的"头痛发热，身疼腰痛，骨节疼痛，恶风无汗"。这个男孩子几天没有出汗，就转为流鼻血，中医讲的"鼻衄"。《伤寒论》里面有条文提到："脉浮紧，发热，身无汗，自衄则愈。"所以他当时就问我这个症状能不能喝麻黄汤，因为有衄血又没有汗，他认为还是有麻黄汤证。但是这个学生第二天晚上回家又出血，到了早上来上课，出血就更严重了，所以我给他看了一下。我说你现在就不叫衄血，是衄家了，出血多嘛！那你不能用麻黄汤，"衄家不可发汗"。一个很普通的衄血，从不同角度理解一个方有不同的效果，所以觉得中医很神奇。他原来是对内科感兴趣，现在就想向针推方向发展，而且还多了一条选择，就是伤寒，上面就是他写的心得。

其实我教的课，学生基本都要写个心得，这个学生就把自己的这个状况写了下来。大三，正好在讲《伤寒论》。讲到太阳病，他就觉得这个证和他的病症很相似就来找我，说有一点点出血，我说那你可以用原文来治，我当时跟他讲的是可以考虑用麻黄汤再发汗。伤寒表实证出现衄血，这个衄解了的话这个病就好了。如果是衄了以后汗，病不解，再用麻黄汤，还可以用的，所以我就建议可以用麻黄汤再发汗。但是到了第二天我在上课，这个学生就往卫生间走，然后又接着去了两个学生。最后，有一个学生过来跟我讲，他说："老师我们还是要向你报告，这个同学一直出血好厉害，一个矿泉水瓶差不多半瓶了！"我赶快停了课过去看。首先要他先用凉水拍脖子，然后拍鼻翼的地方，之后要他躺下。第二，建议他去打止血针，因为出血量太多，他们的医院就在楼下。他们旁边有一个诊断教研室，他先躺在那里稍事休息。我又回来上课，没多久这个同学就回来上课了，他说没事没事，血止了！后来，他问我："老师，我还能不能喝麻黄汤？"我说："你现在是衄家了，'衄家不可发汗'啊！"第二天，他告诉我所有症状都消失了。他确实这几个月一直都有感冒的症状。大家想想，澳门跟广州天气差不多，湿、热，所以你敢用麻黄汤吗？学生学习的地方空调特冷，开到16℃，为什么？因为它旁边就是实验室，实验室规定是这个温度。所以，很多学生都穿毛衣坐在里边。他们没办法！这个男孩子阳热，本身就比较盛，再加上寒闭表不得汗出，所以他就会出现衄血，当然衄得不彻底。本来应该用麻黄汤，他用得多了。还好这个学生年轻，气血还比较充裕，所以他恢复得很快，没去打止血针，第二天衄血也停止了。最关键的是太阳伤寒表证没了！这样上课同学一看，哎哟！这个《伤寒论》就在我们身边！这个衄血，临床上很典型。

3. 炙甘草汤

第三个就是炙甘草汤证，咯血。2012年10月20日我去讲课，这个患者是我们成教班的学生，男性，41岁。他什么症状呢？胸闷、脉结代一年了！这个患者应该是一个公务员，常年在空调房上班。他觉得热的时候可能还会专门跑到空调面前，甚至把那个汗吹干。但现在不行了，最近几年他在空调环境下就要加衣服，而且在这种恒温的环境他稍稍动一下就出汗，大便偏软，口渴喜冷饮，舌红少苔，脉细结代。所以，我就根据他的脉证开了炙甘草汤合瓜蒌薤白，同时最大的特点我是要他加酒，水酒各半。他说没问题，买的不是绍兴酒，好像是肇庆的酒。他很严格地照我说的做。三天以后，我让他来报告吃药后的反应。他说，吃第一剂药没动静；吃第二剂开始咳嗽，痰中带鲜血丝，胸闷有所减轻。因为自己是学中医的，所以有点信心。他说不要紧，继续喝，把第三副喝完。喝了之后真的是吐瘀血样的痰，吐了几口，然后一下子整个人就爽了！然后告诉我，我说还是这个原方再吃。这个方本身没有引起出血的药。后来这个同学也很有信心，自己写了一个心得，讲了整个过程。原来他经常在空调环境中生活。外出工作出汗的话，他就跑到空调房去吹冷风，让衣服干，后来不知不觉发现自己走路的时候就已经出汗，然后心率不齐，心跳有时候剧烈地加快，有时候大汗淋漓。在这种状态他必须躺下来才舒服，因为他觉得他自己年轻没问题，所以不以为然。到了2010年的时候，他看了一篇文章叫空调病，认识到这个空调太厉害了，所以要注意保暖，夏天一开空调他就不得不加衣服。2012年他开始出现心率不齐，有时候还呼吸困难，自己做一些处理，按压阿是穴有一些减轻。3月份他在南方医科大学请一个教授开方，吃了6剂药。他本来怕冷，心慌，吃了药以后出现了胸闷。胸闷时要拍拍打打，打打嗝儿，拍一拍，才能缓解。他不知道吃的是什么药，是不是太苦了。他见人就找人开方。4月份在我们大学上方剂课，他又请方剂的老师给他开方，吃了8剂药，胸闷有改善，但好像没有根除，而是若隐若现。其次还有左胸刺痛，痛引后背。他自己虚汗多，认为是心的问题，他知道心很重要啊！他平时喜欢喝茶，认为有湿，所以吃一些健脾祛湿的药，也吃复方阿胶浆，他这样来补心，保护心脉。等到有机会碰到新的老师上课，他又找老师看病。好！10月份到我上《伤寒论》，他就想听我的课，然后找我给他开方。

下面我分析这个病：首先，从这个同学的工作环境和生活习惯上看，应该说他有表证。寒邪入里，伤寒里面有桂枝汤证、桂枝去芍药汤证、桂枝去芍药加附子汤证啊！第21条讲："**脉促胸闷者，桂枝去芍药汤主之。**"第22条"**若微寒者，桂枝去芍药加附子汤主之。**"表证可以影响到心，那是可以的！还有177条"**伤寒，脉结代，心动悸，炙甘草汤主之。**"讲的是心阴阳两虚证。再加上他说他有胸闷，所以我就想到这个患者汗多。汗伤什么？汗为心之液，伤心，所以他出汗太多伤了心。吃药补心，仿炙甘草汤再合瓜蒌薤白来治疗，阴阳双补，宽胸理气化痰。因为他大便比较烂，所以这个方里我加了健脾药。这个痰从哪来？他有点咳嗽，痰还是从脾来。脾为生痰之源，肺为贮痰之器，所以我这个方的思考是，病位病本在心和脾，但是治标在心和肺。他表现的症状也是，心脉通，肺络畅，痰瘀一去，则胸阳大展，胸闷就消除了。当然，他是中医学生，他也理解你，否则有些患者第一剂药吃了有血丝就停药了。

4. 桂枝加葛根汤

第四个案例是桂枝加葛根汤出现咯血。这个病案是澳门张医师提供的案例。我去澳门讲课，她带我去给她的朋友看病。患者是位修女，10月12日，老人家恶寒发热汗出一周，颈项不适，身痛，腰背痛，口渴喜温饮，二便不调，很累啊！这位修女是一位在东南亚非常有声望的一个人，很操劳，很辛苦！她的面色白，舌淡苔薄白少津，咽喉是淡红的，脉浮弦，但是重按没力，所以我用的桂枝加葛根汤。因为她舌苔比较干，所以我加了增液汤。这个方应该也很普通，没有什么特别。但是，张医师20日给我发了一个邮件，他说这个修女来澳门休养5天，吃了我的药，第一剂药是没有什么不良反应的，吃了第二剂以后早上就吐了两口鲜血，当然也没有大碍，所以这个修女就把这次开的药都吃完了。现在的问题是这个方有问题吗？为什么会使她出血呢？我当时就从组方来分析，这个方是比较平和的，桂枝加葛根，加了益气养阴，加了补肾的药。那么，她这个吐血跟伤寒的衄血应该是异曲同工。汗不解，衄来解，张仲景在《伤寒论》里边讲的表阳太盛，可能出现衄血而解。喝了麻黄汤以后，汗不解衄来解也可以的。所以，她似乎应该是喝了这个药后出血、咯血，但是应该没有大碍，应该没有其他的不适。后来，张老师就回复说她真的就没什么大碍，反而吐了血以后这个患者觉得比较舒服，心也比较宁静。其实一个小小的方却老是碰到这个患者出血、那个患者出血，所以我觉得有风险啊！我就想到，有些患者对你信任，相信医生，他会坚持，但是有些患者就可能停药，我们可能在临床上很多时候是停药的。所以，这里跟大家分享，其实这个时候是邪有出路，但是这个出血量一定要把握。如果出血量很多就不行，小量的出血是邪有出路。

二、血证的治疗

1. 麻黄升麻汤

下面讲临床第二个方面，就是血证的治疗。有些就是因为血证来找我们治疗的。这个病案是我在大学城境外班上课，有个境外班的学员也是下课来咨询我，说反复鼻衄5年余，每天早上鼻子都出血，而且行经的时候衄血的量会加重。之前，她行经前吃过一些丹栀逍遥，还有一些老师给她的方子应该是养阴温阳，止血。她说服药后有改善，但是停药后往往反复复发。到了2011年的时候，她讲排卵期时时右下腹痛，隔月复作，经期腹痛往往夹有瘀块，腰酸，头痛，还有乳房胀痛，睡眠还可以，大便是软的、先硬后软，小便黄，夜尿1次。每天早上3点到5点，她上颚这个地方就特别痒，奇痒无比，没法用舌头去挠它。小时候她患有过敏性鼻炎，鼻涕流出来是黄臭、腥臭的。西医认为她的鼻黏膜过薄，所以就给她用一些消炎膏，有一点点效果但是不太明显。这个女孩子很瘦，手脚冰凉，但是她不怕冷，面黄，舌质是暗的、淡的，苔薄白，脉浮细弦数。她的鼻涕是稠的，有腥臭味的，所以我辨她是肺胃有热，然后夹风。因为她早上上颚就痒，但是她的脾是寒的，手脚冰凉。我用麻黄升麻汤，这个跟病机非常吻合，但是我加了一味蝉衣，加蝉衣来祛风，当然里面白芍改为赤芍，开了3剂。我叫她E-mail跟我联络。她说，吃了第1剂药后，鼻子出血不是天天出了，是隔天出。然后接着喝第2剂药，结果鼻子不流血了，但是感觉痰特别多，鼻腔非常干燥，而且吹风以后就头痛。我说："你这个痰多是好迹象，邪有出路，让它排，尽量排。"因服药不太方便，所以我让她停药了。我一直跟她有反馈，到后来她这个鼻血就没出了，这个疗效真的很不错！每天早上出血，她就把纸巾上的出血量拍了照片，发给我看。这个案例，我第一考虑就是祛除她的过敏性鼻炎，再有就是跟子宫内膜异位症有没有关系。她的这个鼻衄跟肺、胃都有关系，再加上有热，热迫血行，还有风邪。当然她患病时间也长，气血不足，脾气也虚弱了。所以，切中麻黄升麻汤证的病机，上热中寒，肺胃有热，脾有寒。这个方证对应，病机相同，所以有效！

2. 白头翁汤

第二个案例，是白头翁汤治疗痔疮的失血。这个患者是我的博士生的一个朋友，便血半年余，加重一个月。听说他的出血很恐怖，那个血是喷射出来的，一出差不多是可以拿个碗来装的那种。这种便血，一个是喷射状，还有是鲜红色。但是他上面又有咳嗽。这个人平素是怕冷的，喜欢喝热的东西，尿黄，大便不硬，但是排得不畅，艰涩难行。他的舌脉体现是一个虚象，舌淡苔薄白，寸脉浮滑，关脉是弱的，尺脉也是沉滑的。一说出血就要检查，尤其现在癌症特别多！我看病应该还是比较仔细的。我见过几例这种出血的患者，有几个老人糖尿病，他们的结肠癌都是我第一个发现！平时就讲有点拉肚子，很多时候就讲腹泻。糖尿病的胃肠自主神经病变，要不就大便不通，要不就大便泻，这个很常见。但是，我会问患者拉出来是什么样的状况，水泄？便溏？有没有疼痛？哦！他说有，有黏液。我问是不是像鼻涕样的，他说是哦！那一定要去做直肠肛检，或者做结肠镜。几个患者去检查，每一个都得了肠癌。去做了手术，效果非常好！刚发现，都没有转移，以后整个状况恢复得非常好。所以，我现在真的觉得糖尿病跟肿瘤的关系很密切。尽管年龄大，看病千万不要放过每一个细节！所以，像这个大便出血的患者肯定要去做检查。我觉得一方面要治疗，很有自信，另一方面患者有条件的，该做的西医检查就做，没条件也要提醒他。这个对医生自己是个保护，对患者也是负责任。不是乱检查，是有目标的！最后，这个患者做完检查提示没有器质性病变，只是说他有痔疮，我用白头翁汤加大柴胡汤。我其实很喜欢用攻下法，当然见好则收啊！这个是大柴胡汤加白头翁汤，白头翁用到30g，其他的照用，加了一点地榆炭。我这个大柴胡汤，应该是说是小柴胡汤的原方，我没有去补气的药，甘草、人参我一般都不去的，我觉得往往要扶助他正虚的一面。这个患者既有热，有燥热，但是他的虚是肯定的，所以一般用小柴胡汤的原方加枳实、芍药、大黄。因为患者吃了大黄会腹痛，所以我也学了梅国强老的经验，改为用大量的虎杖，又通便，又没有引起腹痛，所以我觉得这个非常好!

这个患者吃了药后,出血量明显地减少。大便还是有点偏干,保持大便通畅对痔疮患者很重要,所以我在原方的基础上用了芍甘汤,也用了理中汤。因为像这样出血时间比较长的话,还是求助于中焦部分,也是寒温并用的思考。其实,芍甘汤也是个很好的通便药,一般来讲大便如果偏干,排便困难的话,芍药也是用到 30g、炙甘草 15g,一般是 2∶1 这样来用。三诊,这个患者应酬比较多,又吃辛辣,病情又复发,又与前一样,而且说拉出来的血大概有 200mL。所以,我还是用原方,一直守着原方,加了当归补血汤,当归、黄芪,加了一点附片在里边。因为有是痔疮,我就配合了外用马应龙痔疮膏,坐盆纳药,主要是希望效果更好一点,然后吃一点点云南白药,兑着中药一起喝。药后出血就消失了。这个患者还在不断地调养,起码半年都没有出现出血了。这个患者的出血是一个鲜血喷射状,净血,再加上他的工作压力大,应酬多,胃火、肝火比较旺,下迫肠道,热迫血行。但是,患者反复地失血,应该有虚,不是单纯的一个实证,不是一个典型的白头翁汤证,所以要顾护他的脾胃。总的来说,这个病是在太阴、阳明,在少阴、厥阴,所以临床上用药既要治标又要治本,标本同治,寒温并用。

3. 猪苓汤

第三个案例是讲尿血,猪苓汤。基本上我用的都是经方啊!一位女患者,她就是尿血,在西医院做了很多检查,甚至请肾内科的著名教授治疗。这个患者就是尿血,一直都是尿血几个"+",已排除了结石、结核、肿瘤。后来,西医跟她讲所有检查查不出,这是属于正常状态。大家看看这个隐血好像可治可不治,因为查不到原因就不治吗?但中医还是要治。虽然查不到什么原因,但患者有症状,比如说这个患者小便刺痛,尿少色黄,有时候还有点肿。她潜血两个"+",蛋白还有一个"+",舌偏红苔白,稍微有点腻,脉细。我开始用猪苓汤原方。这个猪苓特贵,我现在基本上不用了,但是特殊情况也用一下,有时候就用薏苡仁代替,但是疗效应该还是不一样。现在我们用得多的一些中药都是贵药,柴胡也贵,有时候一个方开下来没有 40 元开不下来!这个患者喝了药以后小便就增加了,小便的灼痛感就减轻,蛋白没有了,但是隐血还是两个"+"。我们不是在意这个隐血的问题，我们是辨证，我把五苓散和猪苓汤合用。其实，我们在教学的时候要把这两个方鉴别开来，但是实际临床上，两个方合用也是很好的寒温并用的一个搭配。它们有三个药是相同的，所以两个加起来实际上也就是七味药。猪苓汤：猪苓、茯苓、泽泻、滑石、阿胶；五苓散里加上桂枝、白术，再加一些补肾的药。我认为老人家补肾是很重要的，补肾益气。好！三诊就全部正常了。稍稍有点头晕、胸闷，那我就开六味地黄汤，因为老人家肝肾不足比较多。用猪苓汤以及五苓散合用。为什么用五苓散呢？就是怕太凉了。其实，我觉得像老人家，所谓的火也好，这种邪都是暂时的，是因为虚而生邪，虚而感邪，虚而生湿，所以扶正很重要。在我那里看的中老年人特别多，那就不要太凉，所以我加上桂枝也是起个温阳化气，防止寒凉伤阳气。

4. 理中汤合白头翁汤

长期便血的用理中汤和白头翁汤来治疗，这个病位应该涉及太阴和厥阴。其实，这个我在临床上也是学了我自己的老师。我读硕士的时候，我的老师李培荫老治疗慢性肠炎效果非常好，就是寒温并用，而且最后做成丸药，很多患者病情都改善。我有一些患者甚至做肠镜前后比较，最后肠镜全部恢复正常的也有。有个患者28岁，便血三年，慢性结肠炎。这个便血，除了反复发作以外，也跟饮食有关，吃了辛辣、肥甘之后，便血就加重，吃清淡就好一些，所以广东的人为什么吃清淡也是由特殊的环境所决定的。这个患者来找我看，两年前她又出现便血，颜色鲜红，肛门有灼热感，小便有隐隐痛。但是她怕冷，肢凉，疲倦，睡眠不好，小便清长，舌淡红苔薄黄，脉弦。她的舌脉又显实像，但是她的表现又有寒又有热。镜检确定是慢性结肠炎。我用的是附子理中汤合白头翁汤，两个方合方运用，寒温并用。喝了以后，便血消失了，下肢比较温暖。但是她的大便不规则，有点便溏，还有胸闷、容易紧张、烦躁、失眠。那我在原方的基础上加了四逆散。四逆散是个非常好的方！我们临床上有很多患者，现在的病尤其慢性病叫心身疾病，心理的，身体的，所以很多人搞不定就自己提出来要去看心理医生。我们讲少阳也好，厥阴也好，都有关系，跟情志有关。因病而肝郁，因郁而加重这个病情，所以从疏肝的角度去切入肯定是会有疗效的，在治疗过程中往往都要考虑这个方面的问题。

三诊的时候，便血一次都没有，但是肛门有异物感。因为没有便血，可能消化吸收改善，体重就增加了，舌边红苔白，稍稍有点厚，脉细数，所以原方做了稍稍的调整，还是以附子理中汤做底方，只是把寒凉药物的剂量减轻，基本守这个大原则。脾是寒的，但是她肝郁有化火，下焦还有热。继续治疗一直没再便血，我后来为了方便给她开了两个方交替服。我现在临床上也考虑到有些患者慢性病长期吃药很不现实，同时"是药三分毒"。我也会要患者停药，所以一般就是一个星期吃两剂，或者有时候一个月吃五剂药就可以，很多方法来调整，反正不要天天吃药，要拉开距离。还有，有时候一个方包容不了这个病机，那我就分开走。一是像逍遥散做底，能够调肝；第二个方护脾固本，交替吃，这个效果非常好。现在很多人木旺土弱，很多时候脉都现弦脉。消化不好，病位很多都是在消化系统，一般来讲轻的在阳明、少阳，重的在太阴、厥阴，总的说病久的话往往寒热错杂、虚实夹杂。因为太阴往往是虚，比较寒，还可以夹湿；厥阴的话往往多郁，也有热，所以我这个方基本上就守了大法，中间稍稍做一些调整。如果方便的话做成丸剂可能效果更好，患者可以继续服用，也节约他的成本。

5. 胶艾四物汤

第五个案例是青春期的崩漏。这个病例是一位 13 岁的小朋友，4 月 8 日她妈妈带她来，主诉月经淋沥不尽 50 天。她说偶尔有点停，月经颜色淡红，有时候有点腹痛。来月经之前有反应，腹痛，胸胁、乳房胀痛都有，整个状况很差，舌淡苔白，脉沉细弱，面色萎黄。

也间断来看病，崩漏已经好了，但是她妈妈还希望把她女儿的月经调好。

我用的是胶艾四物汤，这是一个非常非常好的方，既治本又治标。我本人也喜欢用桃红四物汤，祛瘀生新。在这里加了一味三七，或者用云南白药加在里边，再加补肾。不要以为小朋友没有肾虚，小朋友一样有肾虚！在生长的过程，她的肾气不足不充盛，所以我还开了一点中成药，就是顾护先天本、后天本，后天本补中益气丸，先天本用的是龟鹿补肾丸。这个患者服药后很快就止血。胶艾四物汤对于很多这种虚寒的宫血、月经淋漓不断，效果真的很好很好！我记得，原来在赤岗那边门诊部看门诊，我给一个患者看后，她带了一波的姐妹，都是在一个酒店工作的人，个个都这样子，来一个好一个，来一个好一个，绝对用不到三剂药，就马上好了！胶艾四物汤的止血效果非常好，尤其对虚寒型的。

这个女孩吃了药以后，月经周期慢慢就来了。白带有点偏多，但是清的。那我就给她健脾祛湿，用苓桂术甘、理中、当归补血这几个方合在一起，温阳化饮为主，再加上补气血、补肝肾。快到经前期，乳房胀，触之有疼痛，疲倦，用逍遥散合胶艾四物汤，这个一用也是促排经的。其实我说我不看妇科，但也有很多妇科患者，我主要是搞内分泌，但有一部分病和妇科病是交叉的。所以其实中医是相通的，理论是相通的。掌握妇科知识的基本规律，经期的变化规律，脏腑气血充盈的变化规律，效果是一样的，我觉得也可以看妇科啊！现在分科很细，患者因为这个病来找你，又因为那个病去找妇科医生，我觉得真的是应为患者着想。当然很多东西必须要检查，我觉得还是妇科专业，那我们一定转给妇科老师来指导。像这个患者，经期的变化过程中跟着走，在补气血、温阳的前提下，加上疏肝，因为还在读书压力也挺大。好！患者吃了药月经就来了，这就等于建立了一个完整的周期。前面已经滴滴答答了50天，止了血。在第四诊月经来完以后，她的白带多了，又变黄了。后来我用了逍遥散合方再加上三妙散，加了苍术、黄柏、薏苡仁，其他的都基本上照旧。患者的月经周期过去后，白带颜色白，质稀。她妈妈讲，原来她来月经的时候有痛经，而且一定要热敷，月经来完以后第三天一定会有阴道出血。这次吃了我的药，月经周期以后就没有出血了。其实这个方法很简单，胶艾四物汤是《金匮》的方，也是常用的方，但是我觉得临床上疗效也真的是非常肯定。这个患者年轻，但是月经颜色淡，舌质淡，脉都是虚脉，沉细弱，冲络虚损，血虚兼寒。由于冲任的脉不能制约经血，所以导致经血淋漓不断，用温阳的方法能够调理冲任，达到效果。我这个方里边用了一点红花来祛瘀生血，没用桃仁是因为她大便比较烂。如果这个患者出血有点很急的话，先救急，用点炭是好的，但是一般慢性的其实不一定要用炭类，主要抓住它的病机为主，但不是见血止血，很多时候尤其像那种淋沥不尽是子宫内膜剥脱不全的，一定要祛瘀生新。

除了刚才讲的这个病程，这个小朋友她的年龄不够大，肾气尚不足，再加上她脾寒，多饮生冷，学习压力大，所以肝郁脾虚。现在临床上这类患者特别多。如何调理？主要是守养，守这个养血活血，固肾，健脾，调肝。我们也看到她这个病程周期，寒化、热化都在其中。当然，她其实过了12岁不能是小儿科，实际上也体现了小孩子在这种生长过程中也确实有易寒易热、易虚易实的特点。

这就是我今天上午跟各位分享汇报的内容，也感谢你们对经方班的支持！谢谢！

结 语

主持人：李赛美教授用了2个小时的时间，为我们做了一场精彩的演讲。我们从中感受到名师名医的风采。李教授从《伤寒论》《金匮要略》、温病学，以及后世唐荣川《血证论》，论述了血证在经典中和血证发展的历史，以及后世的拓展。李赛美教授还将中医的经典和临床有机地结合起来，把她自己这两年真实的案例，她的治疗经验和体会，毫不保留地给我们做了精彩的介绍，让我们耳目一新，使我们感受到经方的魅力与精彩。我们再次以热烈的掌声感谢李教授！

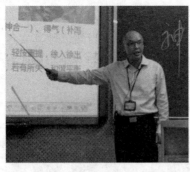

【名师简介】

　　袁青　长期跟随靳瑞教授从事针灸教学、临床和科研活动，分别在实验针灸学教研室、针灸治疗学教研室、附属医院针灸病房、门诊工作。现为广州中医药大学靳三针研究中心主任，人事部、卫生部批准的靳瑞教授学术经验继承人，硕士生导师，除自带临床型研究生外，主管靳瑞教授博士生的针灸临床带教和临床研究工作，不遗余力在国内外宣扬和普及靳三针疗法。临床擅长运用靳三针疗法治疗小儿脑瘫、弱智、自闭、多动症，以及卒中后遗症、过敏性疾病、月经病、各类痛证和疑难杂症。

【名师专题】

靳三针与六经证治

广州中医药大学　　袁青

大家早上好！

　　今天我能够来到经方班进行学术交流，是非常荣幸的事情。刚才主持人介绍说我已经从医了三十年，事实上我从走进中医这个殿堂已经有三十五年了。这三十多年来，我作为一个中医生，第一次参加这种针灸和经方相关的一个研习班，所以很激动！机会难得！这个机会是怎么来的呢？去年跟李赛美教授去台湾讲学的时候，我们谈起来了。李教授是搞经方的，经方是开药的；我是搞针灸的，针灸是扎针的，这种概念大家可以理解吧！结果我们两个在一起聊的时候，我反对以上这个看法，李教授也反对这个看法。我们都是黄帝的后人，都秉承《内经》《难经》《易经》，都是医生，都是治病的！

事实上针药是一理的。也就是说，针灸的医生一定要会开药，开药的医生也一定要会针灸。但在现实的临床工作中，有些医生做得比较少。我今天看到在座有很多人来自国外，世界各地、东南亚，还有全国各地的都有。在国外，从事中医工作的人应用针药结合，比我们国内的还要多。在国内，我们越分化，越专业，这种针药结合的机会就越少。所以三十多年来，我第一次参加这个班。有幸跟李赛美教授商量和争论以后，我说："你们搞经方班，为什么不叫我们搞针灸的人参加？"李教授说："我下一届就是搞针灸与经方。一定要让你来！"我说："你不叫我来我也来，厚着脸皮，赖着也要来！"

今天讲的"靳三针与六经证治"，事实上就是针对今天办这个班来讲的。靳三针是传统针灸，它不是一个另类的针灸方法。大家可能对靳三针有所听闻或者了解，甚至有不少同行在运用。我刚进来的时候，有一位同行说去伊朗出诊 1 个月，用的就是靳三针。我听了之后，既高兴，又惊喜，又惊讶！这也不奇怪，因为有很多人在国外运用靳三针疗法。但是，事实上大家对靳三针有多少了解呢？我想借今天这个机会，把靳三针的学术体系内涵介绍给大家。

今天讲靳三针疗法，是跟六经证治有关的。我把六经证治与靳三针相结合的一点看法介绍给大家。讲得不好的话，请大家提宝贵意见。

首先讲讲《黄帝内经》与《伤寒杂病论》。我们知道四大经典里面首推《黄帝内经》，经方里面首推的是《伤寒杂病论》，就是《金匮要略》和《伤寒论》的总称。那为什么在这里讲了两个鼻祖呢？我们看到，《黄帝内经》，从《素问》到《灵枢》，它总体思想是以中医理论为主，然后介绍的是针灸术。《灵枢经》的大部分章节，甚至主要内容讲的就是针灸术，很少讲药，所以《黄帝内经》是针灸之祖，也是中医的理论基础。因此，我首推《黄帝内经》，这是中医人必读的著作。

方药里面，是以张仲景的《伤寒杂病论》为主，它是经方之祖。在这里大家都很清楚，张仲景既会开药，又会针灸！就是说搞针灸的人，他也要懂开药。这存在一个"针药一理"的道理。针灸治病是作用在经络上的腧穴。经络和腧穴是跟脏腑相连的，叫"经脉脏腑相关"。而经方里面的理论基础，六经辨证也离不开经络。张仲景写《伤寒杂病论》的时候，他讲撰写这本书就来源于《素问》。当然，里面没提到针经的事情，是以《素问》作为参考的。针灸人扎的穴位，每个穴位都有它的穴性，每条经脉有它的功效，就是穴位和经脉是有治疗功能的。

这里顺便讲讲，经络不等同于神经！神经系统是西医学的。我们不可能拿根针扎哪条神经，治疗哪个病。有没有说扎哪条神经可以治疗哪个病啊？我想，大家不会认为有。因为神经是不能扎的，拿根针扎神经，很容易伤人的。但是，你刺了哪条经络、哪个穴位，那是治病的！

中药里面，每一味药都有性味和归经。在君臣佐使的配伍原则下，治疗各种疾病，这是从《伤寒论》里面的用药准则来的。

针灸治疗方法相当于外治法，因为作用于外，而经方相当于内治法。但是这两种方法离不开一个前提，就是我们中医的基础理论。而中医理论离不开经络学说，这就是"针药一理"！顺便提一下，以前我们学"四大经典"的时候，认为中医按照年份，首推《黄帝内经》，因为它是最早的。但是在经方里面首推的是《伤寒论》。事实上，这两本书的理论体系还是有差异的。

《黄帝内经》起于北方，它的背景是在北方，而《伤寒论》则是在南方。当时，在春秋战国的时候还没有分出中原，所以就分了《伤寒论》和《黄帝内经》这两大学术体系。但是不知为什么，经方人很少扎针，当然是我看到很少扎针啊！在国外可是又扎针又开药的很多。

我们针灸门诊开不开药呢？开药的！比方说，最简单的面瘫，用针灸以后，我们一定会以牵正散加减，辨明风寒、风热来给他开药，针药结合。治疗失眠也好、抑郁也好，通过针灸治疗以后，再给患者开几剂药回去，效果可事半功倍，可以说是内外结合、双管齐下的作用。这就是我讲的《内经》跟《伤寒》的这个关系。

《内经》和《伤寒》里边都有经络的内容，它们有共通之处，也有不同之处。我今天在这里讲的主要目的就是，我们中医人既要懂开药，也要懂扎针。扎针本来就是我们中医必备的一个技能。

首先，《内经》和《伤寒》都是以阴阳为纲。《素问·阴阳应象大论》里讲："阴阳者，天地之道也。"是我们医者的总纲。无论是《伤寒》，还是《内经》；无论是针灸，还是经方，都离不开阴阳两个大纲。两者都有三阴三阳。针灸里面有手三阳、足三阳，手足三阳经；手三阴、足三阴，手足三阴经。那《伤寒》里面呢，也有三阴三阳，但这个三阴三阳另成一个体系，跟《内经》有所不同。但前提仍然是以阴阳为纲的学术体系。

《内经》讲阴阳，里面是以正邪盛衰来描述疾病程度的。《伤寒》是怎么样的呢？《伤寒论》是以阴阳来分病的深浅的，以寒热来表现它的程度的。

《内经》里面有针灸。针灸讲的病情程度，事实上是讲一个邪和正的关系。什么叫"正"？正就是"正气"。什么叫"邪"？即邪气。那什么是"邪气"呢？事实上正气和邪气都是我们的经脉之气。针灸人认为，正邪是一个事物的两个方面，就像我们讲的阴阳一样，它看不见，摸不着，但是有个现象表现出来，就是我们的脉，经脉之气。它表现旺盛的时候、激烈的时候、亢进的时候，称之为"正盛"。这个邪呢？是一个病理的现象。在经脉里面，表现旺盛叫"邪实"。什么叫"虚"呢？是病表现比较弱，很低调的，那叫"虚"。而亢盛的、很高调的，那叫"盛"。所以，这都是一种现象，在针灸里面是这样讲的。

这里我会讲针灸的治疗。针灸是怎么治疗的呢？针灸讲"补虚"和"泻实"。补虚是补不足的现象；泻实是把亢盛的现象降到正常的现象，把它拉下来，让它没有多没有少。不可能拿一根针一扎，你身体上就装了很多东西进去，那补了！也不可能一扎，你身上少了东西，那就泻了！不是这个意思！是通过经络之气，把经络的盛衰调整在一个阴平阳秘的水平上。这是针灸治病最基本的原理，这叫阴平阳秘，调和阴阳，扶正祛邪，疏通经络，是针灸治疗原则。

《伤寒》里面也分阴阳。有太阳、阳明、少阳、太阴、少阴、厥阴，它是以阳气来表述的。比方说，太阳，初感邪气，发热恶寒。如果到阳明，阳盛。讲到最后，一直讲到厥阴，它是阳气尽。经方里面，仲景学说里讲的阳气是什么呢？事实上，跟针灸讲的经络之气是一个道理，只是不同表述方式而已。所以，针灸治病与药物治病都与阳气有关。这个气是什么？是经络之气，是人体功能的外在表现——阳气。

三阴三阳，天人相应

针灸把三阴三阳分为手足三经配以表里、脏腑相关。经脉、脏腑相关，这点道理大家都明白。而《伤寒论》的三阴三阳是以病邪的深浅，就是前面讲的阳气，寒热盛衰来表示病情的程度和深浅的。这是三阴三阳，用阴阳解说天人相应的道理。

三阴三阳，统经络脏腑

在《内经》里面，经络和脏腑是讲一个联络系统。经络系统是沟通内外，联系上下，运行气血，抗御病邪，治疗疾病，这是《内经》里面经络的作用。而六经里面，经络是什么呢？它是把三阴三阳，按照病邪的深浅来排的。这个深浅有经病和腑病，所谓经病是代表浅的，腑病是代表深的。好像太阳病，脉浮，恶寒，在外的，这是经病。如果入里的话，它就发热恶寒，要发热。再往里呢？就便秘，甚至入心包，甚至厥冷，都是一个个往里面去的，最后阴阳离决。病情到最后一步，阴阳离决。这是脏腑和经络相关的道理。

三阴三阳里面，《内经》是把十二经脉配十二脏腑，而《伤寒论》是以六气来辨的，辨的是经络之病和脏腑之病。由于时间关系，我只把标题谈谈，这就是《内经》和《伤寒》之间共同之处和不同之处。

刚刚给大家讲《伤寒论》和《内经》。那针灸和中药之间呢？它们有共通之处和不同之处。那针灸如何跟经方相结合的？针灸里面，我主要是从事靳三针疗法的。靳三针疗法是传统针灸的精髓，是由靳瑞教授所创立的。在这里，我想把靳三针疗法学术体系内涵给大家介绍一下，让大家了解靳三针，也了解真正的针灸如何跟六经证治相结合。靳三针不是扎三根针，不是选三个穴，也不是治疗三次就好的！这么多年来，大家讲"靳三针好厉害，扎三针就好了"。当初靳老定"三"是有他自己的含义的，三生万物，东方属木，属春，等等。另外，他在总结穴位的时候发现，三个穴涉及的面是非常广的，涉及多方面。而靳三针里面的特色，包括它的取穴，它的配穴，它的入针，它的手法，还有它的治神特色。

首先讲讲靳三针的组穴特色。靳三针是怎么组穴的呢？靳三针组穴从头到脚啊！头上有四神针、定神针、眼三针、鼻三针、耳三针这些穴位，都有一定的规律。它的组穴特色有几个方面。第一个，它按照中医的局部取穴原则取穴。什么叫局部取穴？比方说，治疗眼疾一定要在眼睛部位扎针，所以靳三针里面有个眼三针，就是眼一、眼二、眼三，局部取穴。又比方说，鼻三针是治疗鼻疾的，由局部的迎香、鼻通、印堂这三个穴组成鼻三针。还有耳三针、膝三针、踝三针等，这些都是局部取穴为主的。大概有十几组局部取穴的穴组，运用这些穴组的时候一定要按照针灸的配穴方法，因为中医治病有辨证这一特色。它不是把眼三针扎下去就治眼疾了。局部取穴要根据它的配穴来做，所以有针灸的配穴特色。

靳三针的配穴，是脏腑配穴和循经配穴。所谓脏腑配穴就是在脏腑辨证的基础上，使用靳三针穴组作为主穴以后，再按照脏腑辨证，选定相应的靳三针穴组，或是相应的五腧穴，行补泻手法。我举两个例子。第一例是治疗过敏性鼻炎，用针灸、中药治疗很好，很有效。靳三针用鼻三针为主，根据脏腑功能不同，配用不同的穴组。比方说，肺寒流清涕的，就要在远端找五腧穴，太渊，行补法或者灸法；或者在背六穴，风门、肺腧、大杼穴，行灸法。这是治疗过敏性鼻炎的。第二例是慢性鼻炎，阳明经有热的，表现为鼻流黄涕，在用鼻三针的前提下，要在远端找五腧穴，泻尺泽穴。这是脏腑辨证的例子。

循经配穴，是按照病变部位所在的经脉，在远端寻相应的穴位行补泻。最简单的像肩周炎、肩关节劳损，中医称之为肩劳。一讲到肩劳，就想到有颈劳、腰劳、膝劳，很多劳损，这些劳损是最常见的。治疗这一个个劳损，我们分为肩三针、颈三针、膝三针、腰三针、踝三针等等这些局部取穴。用了这些局部取穴以后，还要根据患者表现的部位不同，选择远端的穴位来行补泻。比方说，肩三针扎完以后，你要判断是哪条经的病变。上肢运动障碍多为阳经病变。肩劳，阳气不足，寒气凝固。所以，劳损都是阳气不足！如果阳气足还会劳损么？所以，他一劳损就想到阳气不足。那阳气不足，局部用肩三针后，也一定要拿艾条来熏它，远端做什么事呢？要分经做手法。比方说，一抬肩，肩前痛的，可以选什么？可以选手阳明大肠经的远端穴，合谷穴。一导合谷，这个局部反应就强了。如果是肩后痛的，可以找手太阳小肠经啊，找后溪穴行导法。如果是肩中痛的，在远端找外关穴，或者中渚穴行导法。这就是分经辨证，也就是分经辨证配穴。除了局部取穴以外，第二个特色就是靳三针的配穴特色。一个是脏腑辨证配穴，一个是经络辨证配穴。这里不一一举例了。

靳三针的学术体系内涵第三个特色就是它的入针特色。针灸人是离不开扎针，也离不开灸法的。但现在的针法，忽略了入针的手法，只注重把针扎下去，加电、照神灯，三部曲。虽然我没有把全世界走完，但是我走了很多很多国家，西方也有，东方也有，亚洲都有，看到的就是这三部曲。每张床前一定摆一盏神灯，一台电针机，其他就是针具了。但是，真正的针灸治疗，是需要手法的。针灸是要讲手法的！十个人有十个效应，手法技术为先！这个手法体现在哪里呢？就是我现在要讲的，靳三针注重的入针、行针和补泻。

说一个人的针灸手法很好，那一定包含着三方面的内容：入针手法好，行针手法好，补泻手法好。归根到底，他的疗效最好！因为入针、行针和补泻都要用到神！所以，靳三针注重治神这个特色。

那入针的特色是什么呢？靳三针的入针一定要两神合一，用意在针，缓慢入针。两神合一，是指施术者和患者之间，两个人想一件事。患者想着"你要针我了"，而施术者想着"我要针你了"。一齐做一件事，是不是啊？这样两个人做一件事就稳妥了！那他的气机在哪里呢？在穴位上。当这支针的针尖接触在穴位上的时候，患者的神就在穴位上。你不可能把这支针扎在他的合谷，他想到太冲吧！你扎他太冲不能想着合谷吧！所以，他必然也用意在针！你扎哪个穴，他的气就到哪里。这是第一步，叫两神合一。那当然医生更加要专注，不可能在那里拿着针，然后聊天说"明天坐哪班飞机，要不要我送你？针完了！中午吃什么？"。所以，针灸医生和患者之间的第一步要两神合一。

两神合一做到后，要缓慢入针。这就要求我们扎针的时候，针不是很快地插下去。现在有的针灸，已经变成了拍针，快速入针，忽略了入针的过程。怎样缓慢入针呢？并不是把针尖在皮肤上慢慢转哦，那要命了！而是很快地用指力把针透过他的皮肤。人的感觉和痛觉是在最表面的真皮之间，你的手法好，就是你的入针手法好。针者手如握虎，用意在针，慢慢地往下针。患者在感受这种入针的感觉，施术者在寻求这种进针的感觉。这时候达到一个共同的境界：得气了！怎么得气？只能意会，不能言传，用广州话、英语什么都讲不出来。你去做，你就体会出来了！两神合一，缓慢入针，越慢气越凝聚。

我曾经给学生讲课，我说，试一试拿一支铅笔或者钢笔，或拿支针，慢慢地指向对方的印堂，他的印堂是越来越胀的。所以，针刺过程中是越缓慢越好。这需要时间，需要用气，用精神的！不能只讲效益，一个上午扎一百多个患者。针灸医生要针灸治疗，又要开药，很累的！

得气以后做什么呢？就是补泻了。当然，在得气不强烈的时候，中间采取辅助的行针手法来催气。得气的目的，就是针灸的最后一个目的：补泻。前面讲针灸是以经气为主，经方是以阳气为主，但都离不开经络之气。当然，得病的时候，总体来说是阴阳失调，经脉不顺，脏腑功能紊乱。穴有穴性，通过这些穴位，这条经络，经络连脏腑，连肢节，通过你的手法来调整他的功能。那你该做什么手法呢？你该补就补，该泻就泻，该导就导。机不可失，失不再来。你不能插完就加电、神灯一照，这不是针灸！可能是理疗，物理治疗，或者叫非替代疗法，或者叫非医法。我认为针灸的过程一定要有靳三针所讲的进针、行针到补泻。补泻手法，重按轻提，轻按重提，不在这里细讲。

那补泻是什么效应呢？与经方怎样相联系？经方里面有汗、吐、下，也有补，也有温，也有导，也有行。经方里面有很多的方是按照攻补兼施，调整方法来做的。它表现出来的是看得见的，发汗了、吐了、泻了，叫汗、吐、泻也好，或者其他的温阳也好。这些是效应。那针灸是什么效应呢？如果用针灸治疗实证，我们就泻它。一泻完这个穴，这个人就若有所失。这个患者本来很实的，一扎完，一收，失去了一些邪的东西，就轻松了！舒服了！捆绑在身上的一个包袱卸掉了，就若有所失，好像失去了一些什么不要的东西。当这个人虚的时候，我们给他补法。做完补法以后，他的效应是什么？若有所得。空空虚虚地来，充充实实，非常满足地去。这就是若有所得。得到什么？是施术者让他充实，让他轻松了！

第三个手法，就是导气通经法，简称导法。徐入徐出，谓之导气。补泻无形，谓之通经。导气通经法在补泻手法里面是第三种。这种方法在临床上用得最多。为什么？现在的病主要是文明病。什么文明病啊？颈椎病、抑郁、失眠、失忆、失恋，很多！所以，在临床上这种调神针法最常用的就是导法，导气法。在现代文明病里面，导气通经法是用得最多的。

靳三针与六经是如何结合的呢？《伤寒》六经证治的变化是非常多的。每一个变化都配合有不同的针灸手法来做。我在这里讲一个代表的方法，抛砖引玉，希望大家去琢磨一下。

六经里面有太阳、阳明、少阳、太阴、少阴、厥阴。这里面的主方，比方说，太阳病以桂枝汤、麻黄汤为主；阳明病以栀子豉汤、白虎汤、承气汤为主；少阳病柴胡汤。这些大家用了很多。当然，还有太阴理中，少阴四逆，厥阴乌梅汤。这几个主方千变万化。我当时学《伤寒论》《金匮要略》的时候，考试分数不低。但是由于从事了针灸，以针为主，没有像仲景学说的教授们每天开方，所以我对药都慢慢疏远了。只有一些最基本的代表方我一直还用。今天既然是讲这个，我希望通过抛砖引玉的方法，让大家都针和药相结合，从而提高中医的疗效。

比方说，太阳病证治，桂枝汤是以调和营卫为主的。而在针灸里面，这里讲的是靳三针，靳三针调和营卫的方法，可以是灸背三针，可以导四关穴，补太渊或泻尺泽穴。什么意思呢？背三针是在背后，分别是大杼、风门、肺俞这三个穴位。这三个穴位在什么经上呢？在足太阳膀胱经上面。背是主阳气的。而背三针主要是和肺、卫外有关。肺俞穴、风门穴在背三针里面作为主穴，组成了主方。背三针，是卫外，以肺系疾病为主的。那么事实上，桂枝汤有营卫失调引起的外感，一个太阳经病变。太阳经病针对足太阳膀胱经，我们往往在背三穴上行针，或者针后加灸。

为什么要导四关穴呢？合谷和太冲，中医称为四关。它的手法主要是以导气通经法为主。行导法，气不顺的就要导。很多人气都不顺，当然不可能一辈子气顺，也有不顺的时候。那么，桂枝汤调和营卫，营卫之气不顺，导四关穴。合谷是手阳明大肠经合穴，而太冲是厥阴肝经的原穴，事实上两个都是原穴来的。它们就是我们上肢和下肢的关口，是我们气机运行的通道，是拿来导气的。这是四关穴。

为什么说补太渊和尺泽穴呢？病犯太阳经，感冒、发烧，是病在外，营卫不调。要辨虚实，一定要辨虚实。虚的补太渊，实的泻尺泽。这是手太阴肺经病变里面的一个原则。

讲到桂枝汤调和营卫，靳三针用到一个背三针，那顺便讲一讲背三针的其他运用。背三针是风门、大杼、肺俞这三个穴。在临床上我们经常可以拿来针刺，或者艾灸，或者敷贴药物。我们在天灸疗法中用得最多的就是背六穴。三伏天灸，首选背六穴。它是阳气所在，后面还加一个诸阳之会大椎穴。三伏天，冬病夏治，是给患者温阳的，提阳气的。背三针，在临床上常治疗咳嗽和哮喘之病。还有治疗免疫力低下的人。什么人呢？产后的、久病体虚的、阳气不足的人。往往通过针，或者灸，或者穴位敷贴和三伏天灸，在背后给他温阳。这有桂枝汤调营卫的意思。

另外一个就是麻黄汤。麻黄汤是以发汗、解表为主的。在靳三针里面，有个手三针。手三针是哪三个穴呢？曲池、外关、合谷。有手三针必有足三针吧？那足三针就是足三里、三阴交和太冲。手三针是治疗什么病的呢？手三针是治疗上肢的屈伸不利、疼痛吗？足三针是治疗下肢的疼痛吗？没那么简单。讲到手三针，我顺便把手三针介绍给大家。手三针这三个穴，曲池、外关、合谷，全部是手三阳经穴。靳瑞教授把这三个穴组在一起有他的意义，不是拿来治疗手病的，是专门治疗邪在外，治疗经病，治疗阳经病的。手三针是拿来泄热、发汗、祛邪的，有阳热的就要拿手三针来泻。

一、太阳病证治

1. 手三针

我在30几年前学曲池穴的时候，我的老师是这样教我的，曲池穴有三大功能，首先它可以降压；第二可以治疗荨麻疹，抗过敏；第三可以退烧，泄热。按照老师教的，我的笔记本也是这样记的，死记硬背终于记到现在都忘不了，但是不知道为什么是降压，也不知道为什么治荨麻疹，也不知道为什么它能够退烧。那是因为曲池穴是手阳明大肠经的合穴，这个穴位本来不可以退烧，它是怎么退的？通过手法来达到的，就是你的针刺手法。你要是在曲池穴上行泻法，得气以后，轻按重提。扎完之后，爽啊！身不痒了！治疗荨麻疹泻曲池，用双针泻。这是太阳经病变，阳明经病变，我们经常用到手三针的曲池穴，拿两支毫针，把两个并排，两神合一，快速入针，徐徐探穴，得气为度。曲池穴下面有比较粗大的神经、血管，如果你快速地扎进去很容易扎伤神经，所以要慢慢地入针。

我曾受过一次伤，但伤得不深，没有伤残。有一次不知道怎么回事，喝了假酒，就中毒了，身上开始起毒疹，不是全身，刚好是手阳明大肠经的地方。我去医院门诊，找护士给我打个自血疗法。听说过自血疗法吧？就是拿注射器在自己静脉抽血，然后打在自己曲池穴上。用自血疗法打曲池穴，治疗荨麻疹立竿见影，疗效非常好！以前加泼尼松，现在连泼尼松都不加了，将自身血打在穴位上，这种方法叫自血疗法。大家记住！这是针灸人发明的，但它不是针灸，是跟穴位有关系的一种方法，穴位刺激法。在国外针灸医生和中医生不可以拿注射器抽血打进去的，我们在中国能做到。曲池穴抗过敏，也可以泻热解毒！护士打针有个特点，是"两快一慢"，是吧？入针快，出针快，推药慢。护士给我打自血疗法，注射器在曲池穴一打下去，就"嚓"一弹，正刺中神经，弹起来了。当时我有点晕针，等她慢慢推药时，我开始出冷汗，晕针了！这件事情让我得到一个启示，就是针刺不能太快，动作不能太大！针刺不是打针！有些群众来我这里扎几次针治疗，他说"来你这里打几次针"。我说："我不是打针的，我是给你扎针的。"

泻曲池穴，体位很重要，屈肘放好，不能伸直，休息体位，要用两支针，合着慢慢地往下探穴，当达到穴点的时候，患者的感觉很明显。他有反应，这个反应是什么呢？皱眉，或者出声，或者有一点表情，所以我们要察言观色。这个时候要轻按重提，轻按重提，事不过三。做完以后，摇大其孔，令其气出。有时就出一滴血，这叫泻法。做完了手法，就达到泄热作用，达到治疗荨麻疹的作用，也可以有降压作用。但是，不能说针灸以降压来治荨麻疹，这样描述太抽象。应解释为针灸是有清热散寒，温通经络作用，和脏腑经气都有相关。

外关穴是手少阳三焦经的腧穴，它是通利三焦的；合谷穴是手阳明大肠经的合穴。所以曲池、外关、合谷这三个穴都是治疗与阳热、阳经、阳气有关系的疾病，并不是专门治疗手疾的。临床上手三针有麻黄汤的作用。如果有人得了伤寒，太阳经病证，给他开了药，帮他扎两针，多好！这是一个针法。

这里顺便讲一下灸法。背三针，怎么灸呢？靳三针的灸法不是把艾绑在针柄上的。现在流行把艾条绑在针柄上来烧，我不知道这种方法是谁发明的，而且到现在一直还在流行，它会危害社会、危害患者的！针灸的灸法需要温热刺激，需要它的艾油作用，需要它的红外线的热，因为艾一燃烧，红外线的热把艾的药性通过肌肤渗透到肌层里。所以，灸法有艾油的作用、艾香的作用、艾叶的作用、温热的作用，还有穴位的直接作用。如果你把艾绑在那里，下面再垫个纸皮，这个作用就没有了！这是不负责任的一个方法，如果谁偷懒了，把那个艾烧完就走，怕烧伤患者，就垫个纸皮子，掩耳盗铃！建议大家改良这个方法，艾灸必须人工去做。针扎完以后，一支艾条一分为二，两头同时点燃。注意！不能用打火机点哦！用点煤气的那个枪啊，或者用煤气炉，或者用酒精灯，千万不要用打火机。两边点完以后，两个艾条撑在皮肤上，直接夹着针柄，在一定高度上给它熏灸。因为灸法也有补泻手法，如果你就把艾绑在那里，哪里知道你是导法，还是泻法，还是补法？只有听天由命！患者趴在那里，扎背三针，扎完之后，你在后面烧，患者始终很紧张，都不知道那火球什么时候掉下来，趴在那里还不敢动，是不是？火灰掉下来，一挣扎，就掉到被或床单上，很易烧到被或床单！非常不安全！所以，这种方法不能再用了！

因为艾灸也是有补泻手法的，所以在灸的过程中首先要得气。怎么得气呢？通过温热刺激。艾条夹着针，慢慢地温暖了，针也热了，穴也热了，患者感到一股温暖。这个时候，我们说他有感觉了。假如你要做补法，你就缓慢地向皮肤靠近，越来越烫。当患者说"哇！好热！好热！"你就拿起来。这叫"轻按重提"的感觉，这就是补法了！慢慢靠近皮肤，热了，拿开它。

泻法是怎样呢？比方说，麻黄汤证，要泻风门穴，要发汗泻大椎穴，医者就把艾条在大椎穴上熏着。问："热吗？"患者说："热了！"医者突然间把这两个艾火往大椎穴靠近，贴近皮肤，不要放在皮肤上啊！患者会说："啊！这么热！"这时候你再慢慢拿开。急放，慢慢拿开。患者当时的表现是什么呢？他感觉热了，就会一直发出"啊……"的声音。这是泻法。

补法怎么样呢？肺虚的，肺寒的，选背六穴里边的肺俞做补法，给他温和灸。"暖不暖啊？""暖了！"你就慢慢地往下靠。"暖了！啊……好暖！啊……好暖！"患者越来越热，要等他叫起来了再拿开它。这些导法，就是我们温和灸的雀啄灸法。灸法是医者做出来的！

当然我们还可以开药，扎了针再开药，双管齐下去治病。

讲到手三针，相当于阳在外，泻尺泽或灸大椎穴，是一样的道理。用针或灸，实则泻之，虚则补之！

2. 足三针

讲完手三针，给大家介绍一下足三针。足三针是由足三里、三阴交、太冲组成。这三个穴都是阴经的穴位。太冲穴是厥阴肝经的穴位，藏阴、藏血，肝藏血！三阴交是肝脾肾三阴经相交汇的穴位，是阴中之阴。足三里，足三里也是阴穴来的喔！有人讲，足三里是足阳明胃经的，怎么是阴的呢？当然是阴的！足三里是足阳明胃经穴，足阳明胃经是多血多气之经。只有这条经敢在女人堆里横行霸道，窜来窜去。你看，它从头走足，是从胸前，走胸走腹一直走下去，到了髀关它才开始分出外去。它相当于一个总管穴。所以，我们要记住足三里是阴穴。足三里、三阴交、太冲，靳老取了个名字叫足三针。那么，在学靳三针，或看靳三针的书的时候，会认为是专门治疗足病的、脚病的。没那么简单！它是治疗阴病的，治疗阴血病的，以脏为主。它不是治疗表病的。

刚刚讲到，手三针是专门治疗表病的，就相当于六经证治的经病。而足三针是专治腑病的。六经里边的脏腑是属内的，而经是属外的。我们讲，足三针是治阴的，阴病有哪一些呢？阴病是跟妇人有关的，也治疗男人之病。有阴必有阳，能治疗妇人之病必能治男人之病，能治阴病必能治阳病。这阴阳，应看作是一个字！男女，也是一个字。这世界不会只有女而没男的，所以我们说男女是一个词来的，夫妻是一个词，阴阳是一个词，它是一个字。所以，后面介绍的阴阳三针就是这个意思。

足三针里面，它专门行补法、导法，也有用泻法，我后面会给大家介绍。这是太阳病证治举例桂枝汤和麻黄汤，跟背三针、手三针有关，谈论到补泻和灸法。

二、阳明病证治

那么，阳明病里边，有栀子豉汤，除烦为主。除烦，在临床上可以导内关、公孙。何为导？导就是导气通经法。导内关、公孙穴，是行气的。"公孙冲脉胃心胸"，在八脉交会穴里，专门治疗胃心胸疾病的。什么叫"胃心胸"？它不是胃病，不是心脏病，也不是胸痛。这三个字有它本身的含义。这公孙和内关相配，行导法，可以治疗胃腑病、胃气病，可以治疗胸中之气病。胸中之气病多了！胸中之气一郁，很多病出来了，不只是冠心病。还有一个心病，心是什么？心是心神，心神不宁，所以才会心烦。一讲到心烦，我们就会想到内关，手厥阴心包经之络穴。想到内关，则又会想到公孙。这两个穴位，再以靳三针行导气通经法配栀子豉汤。

手智针和定神针，都是治神的穴位。神，是一个现象。神是正的，也有负的。我们在座的都是医生，医生都是正神。来找我们的来访者，他们有求于我们，相当于病神，或者他们失神，失去了神，要我们还他以神。

那怎么还呢？用针灸与经方还他的神。手智针是由劳宫、神门、内关组成。为什么它叫手智针呢？在靳三针里边，有头智针、足智针和手智针，加一个智力的智，它一定跟心神有关。劳宫穴是心包经的荥穴，泻它就是泻心包火。内关穴，八脉交会穴。导内关，再加神门，可以补、可以导，是专门宁神的。所以，手智针是专门治疗心神不宁的人。

还有一个定神针，又跟神有关。为什么栀子豉汤证用定神针呢？定神针是由印堂、阳白穴组成，是专门拿来定神的。定什么神呢？定眼神。两目无神，是我们医生看患者的第一感觉。望、闻、问、切四诊八纲以望为主的。所以，医生眼睛一扫就知道这是一个患者，一个患什么病的人，他大概怎么回事，眼神反应出这个人的生理状况。那么，定神针专门治疗神志不清、两目无神、注意力不集中、目不识人。我们可以用泻手智针、定神针来治疗栀子豉汤证。

那么，脉洪大，大汗大热，烦渴，多饮，这是白虎汤证，我们泻手三针。开了白虎汤以后，泻他的曲池、外关、合谷，一样起到这个作用。

承气汤，攻下，我们配肠三针，或在泻手三针的前提下可以配肠三针。肠三针是哪三个穴呢？分别是天枢、关元和上巨虚。天枢在神阙，肚脐旁边两寸。关元在肚脐下面三寸。在肚子中间两边和下面，就跟三角形一样。这个穴，可以针也可以灸，也可以针后加灸。要达到泻的方法，必须是在五输穴上做，配远端的下合穴上巨虚。肠三针，顾名思义是治疗肠腑病的。那为什么在这里去刺激它呢？阳明与腑实有关，不单单是治疗阳明腑实，肠三针的作用非常之大，后边再来补充。

三、少阳病证

少阳病证，是小柴胡汤为主的。少阳半表半里，所谓少阳，就是在半表半里之间，那么就导四关。用胆三针和颞三针。胆三针是什么？是肝胆的目穴。日月和期门叫胆三针。胆三针能不能加个导呢？我们一般是浅刺加灸，或是用灸法，局部日月、期门，然后加上远端的阳陵泉行导法。

颞三针在耳上颞部。颞部是少阳经胆气所过之处。它在这里交交杂杂、流连忘返不走，所以三支针是专门治疗胆气的，治胆经病变。少阳经病证，可以在这些穴组行补泻加相应的手法来治疗。

四、太阴病证

太阴病证，以理中汤为主方，温中理气。那么，用这个汤以后，可以灸肠三针、胃三针，还有导四关，也可以用到足三针。这里讲到胃三针，就是中脘、内关、足三里这三个穴。讲到内关就要行导法。内关穴下面有正中神经，刚才讲到针灸不能用针来扎神经的，如果你很快扎进去很容易"触电"，事实上触电就是扎到神经。如果扎到神经，一弹起，那你不要说你是高手，那是扎伤人！要想不扎神经，患者的体位就要是休息体位。什么叫休息体位啊？患者仰卧躺在床上的时候，是一个解剖体位。如果手背向上是扎外关，手掌向上是扎内关，但真正的休息体位是小指贴着床，拇指向上。只有这样的时候，两经才不会扭转，两骨才不会扭转，外关在两骨之间，内关也在两经之间。如果体位一变，你扎针后，患者手一动，就会出现曲针、弯针、滞针、血肿，或者刺伤神经。因为会经常用到内关，而且经常用到徐入徐出的导法，所以在这里讲讲我们的体会，建议大家注意体位和手法。这是导内关的方法。

五、少阴病证

少阴病证，四逆汤主之。四逆汤，回阳救逆。那回阳救逆里面我们用到四神针、阴阳三针。四神针是指百会前后左右各旁开1.5寸这四个穴位。这四个穴位处于巅顶部。巅顶是什么地方？是神堂，是最高的，至高无上的，是来崇拜的地方。百会，百脉朝会的地方。所以，在靳三针临床应用当中，百会，多灸少针，或者不针。因为百会是个点，是一个范围。你拿一支银针，直刺能刺多少？斜刺，也不知道往哪刺，头顶360度也不知道怎么刺！事实上，这个点不是刺的，是灸的，它喜欢温暖，不喜欢凉。当它喜欢凉的时候，它就发烫了。为什么呢？要发火，要打架了，是不是？所以，正常来说，阳气不足之人，灸他的百会和四神穴是最保健，最好的！如果你在诊所给他灸，可以用灸盒嘛，在头上一绑一箍！你帮他带上他的"帽子"（灸盒）点燃艾条，让他的百会穴、四神穴一直处于温暖状况，他还可以坐在旁边看报纸。这是治疗亚健康，治疗胃病，治疗很多疾病都有关的穴位，叫四神针。我们针灸人、经方人、中医人最注重的就是气，最注重的就是阳气，所以艾条是很好用的！这里多讲一句，在境外，在国外，他们的艾条使用率不高。我去新加坡，让新加坡同行点艾条，他说："哎呀！这么热的天气，还点什么艾条？"我说："不是天热啊！是患者寒哪！"东南亚人是寒底的，不是热底的。我们南方人身体都是寒的，气候热消耗了我们的阳气，所以我们就寒。你不信，看看南方人、东南亚人，他们的舌头是淡白色的苔，而北方人不然，他们的舌是红润的，说话声音很大，南方人则阴声细气，斯斯文文的，所以一定要给他壮阳气。热带的地方、东南亚那些地方，很少用到灸法，很可惜！但是，可以用我们的经方中药温补他。这就是为什么经方这么流行！今天在这里讲经方、针灸的时候，我呼吁大家不要把针灸的灸法给忘了！灸法很好用，而且患者可以戴上"太子帽"（灸盒，给它个好名称）才有作为！

阴三针和阳三针，是共存的。阴三针是腹部的关元、归来和远端三阴交。关元穴，是阴中之至阴穴。它是足三阴和任脉相交的地方。足三阴够阴了吧？结果这三阴跑到任脉相交的地方，这个地方叫关元。归来穴，是足阳明胃经经过下腹部的穴位，也就是阴部了。这个地方，是小腹偏上的地方，它是养阴养宫，暖下腹的地方，是多气多血的归来穴。三阴交穴刚才讲过了。有阴必有阳，那么阳三针呢？它是气海、关元和肾俞。阳三针也有个关元，只不过把归来变成气海，把三阴交变成肾俞，一前一后。

阴阳三针，顾名思义就是调阴阳的，是治疗脏腑病的，以脏为主的，治疗内景病的，它并不是治疗外感的。我们刚刚讲的外感里面有什么？手三针，督脉膀胱经背三针，这是治外的。那么，少阴病证治里面的四逆汤，以调阴阳，灸气海、关元，灸四神穴为主。在古方经方里面，有讲到很多灸法。虢太子是怎么救回来的？扎了针以后就用灸法，阳气就回来了，是不是？

六、厥阴病证

厥阴病证，那就要阴阳离绝了。阴厥，所以要变阴的，也是灸阴阳三针、四神针，加一个补足三针。足三针是阴证的，是补阴的。这就是靳三针里面，与六经证治相结合的一个方法。啊！这是一个抛砖引玉的方法。

七、补充

讲太快了，所以有些东西没跟你们讲清楚。

　　四神针在百会前后左右各旁开 1.5 寸。我们在临床上，超过九成的患者都会使用到四神针和定神针，因为来者都是失神之人，所以我们要调神，首先把他的阳气提上去。他来的时候眼睛无神，扎了针以后眼睛发亮；来的时候昏昏沉沉，走的时候阳气恢复了！

　　手智针有劳宫、神门、内关。

　　足智针，头上有病足下取。什么叫头上有病啊？头上是讲脑，所以我们一刺激脚底，脑就会醒。相当于在脚底拿一支针扎，醒脑嘛！

　　背六穴是专门治疗阳病的，是治疗卫外的。这几个穴涉及一个针刺的深度，要斜刺，斜刺以后患者可以采取坐位或者俯卧位，用手工给他灸治。还有一个方法，就是用灸盒。我上次去山东有一个针灸医生，我真佩服他，自学成才。他学了靳三针的背六穴以后，他觉得那些灸盒很费时，他干脆设计了一个灸背六穴的灸盒。这个盒子下面是平的，隔一层放艾绒，还有一个盖子、一个不锈钢管，一烧烧完艾绒以后，放到背六穴上灸。然后，从上灸到中，从中灸到下，把督脉、膀胱经全部都灸完，阳气一上来，我估计什么病都给治好了！这灸法很有用的！

　　那灸法为什么在东南亚很少用，或者在境外很少用呢？灸法主要是有烟，这里我建议大家，可以开空调。我有一个在澳门的同行，他灸时用抽风机抽，但楼上的人就投诉说起火了。我在美国的同学刚开诊，灸治时用抽风机抽，外面的人以为起火了，隔壁又有人投诉。结果，他发明了一个抽风机，往下水道抽，有个拉链儿拉下来，那个烟就走到下水道去了。希望大家能发明一个过水装置，烟一进一滤过水，它就没有烟了。实际上它是一个小医疗器械，应该很好用。我也一直在想，就是没时间去搞！灸法主要是烟的问题，现在有些无烟艾条，我觉得是没有效的，它没有烟，但只是烫，没有艾的药性成分，还是很大不同的。我建议大家还是用传统的针灸。

　　阳三针采取坐位，前面已经把阴三针给扎了。古人扎阴阳三针或扎背和腹的穴位一般是坐着扎，很少是躺着的。所以，在临床上根据环境，我都叫患者坐着扎，宽衣解带，在条件允许的前提下暴露穴位。扎到背后，找一个助手灸患者的肾俞穴，同时让他自己熏他的关元、气海穴，这叫阴阳同治。像这种方法，常常用在月经不调、不孕不育、男女科疾病的阴阳调整方面。在门诊给他灸了以后，也可以叫他回去自灸。

最后给大家看，这是一个痫三针，癫痫的痫。申脉和照海，加上内关是拿来治疗癫痫的，但是事实上是调阴阳的。所以，我们在六经证治里面，不管是哪条经，阴证还是阳证，通过补泻申脉、照海可以达到调阴阳脉的作用。

最后给大家谈一谈，自古以来到现在用经方治病是非常流行，而且做了大量的工作。而针灸治病呢？它的病种给人感觉好像就是治疗痛证，事实上不是痛证。中医没有痛证，中医有个痹证，但是痹证不是痛证。这点我要更正，希望大家能理解，不要把痛证就当痹症。另外一个，我们讲针灸，在临床上用到调神针法治疗一些病种，它不单是治疗脑病的，尤其是靳三针。靳三针是治疗百病的！因为它是针灸，它不是治疗脑病这么简单的！那么，随便举一个例子，我们的内分泌科曾经反对针灸介入，这是我在实习的时候见到的。那时候，治疗糖尿病的医生是不拿银针扎的，怕扎了以后患者会感染，一感染就不一样了，一溃疡就完蛋了，就死掉了，所以不敢扎！这个可以理解，因为当时的针具不够，烧完又用，用完又烧，又生锈。但是，现在的针具的质量很过关。以前睛明穴是禁针的，现在靳三针可以拿 1.5 寸针来直扎进去睛明穴，是不是？那么，我们用靳三针，用针灸的方法来研究糖尿病的并发症。其中，我就说服了某个教授，跟他私下聊，希望给个机会，把我的学生派到他那里研究糖尿病胃轻瘫。结果我的学生终于完成以足三针为主治疗胃轻瘫的研究，已经毕业了！在这个前提下，我还希望继续跟李赛美教授继续合作，研究经方与针灸治病的一些方法。

因为时间有限，我今天的内容讲到这里，讲得不好，希望大家多提宝贵意见，谢谢大家！

七、结语

刘晓玲教授："大家在袁青教授的讲课中出现多次热烈的掌声，我们感受到袁青教授诙谐幽默的讲课风度。今天，袁青教授毫无保留地给大家介绍靳三针在临床上的运用，特别是针灸和经方的结合，以及临床的应用，尤其是在内科杂病、疑难病症里面的治疗，都取得了非常好的疗效！我去年参加美国风湿年会会议的时候，其中有一位在北大医学院毕业，在美国读了博士后的专家，在当地的实验室工作了五年以后，三十多岁开始学针灸，并且在美国开了一间针灸诊所，取得了很好的疗效。所以，我们中医的瑰宝，不单单是中药，还有针灸，尤其是针灸在西方国家、欧美国家都得到认可！最后，感谢袁青教授在百忙之中为我们安排了这么宝贵的时间和大家交流，让我们能够拓展视野，很感谢！那么下面根据组委会的安排，给袁青教授颁发荣誉证书。"

袁青教授："再次感谢大家！"

刘晓玲教授："我们再次以热烈的掌声感谢袁青教授的精彩演讲！谢谢！"

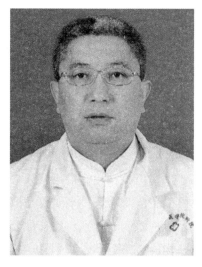

【名师简介】

马文辉 主任医师，硕士生导师，全国首批名老中医刘绍武先生弟子，第二批全国中医临床优秀人才，山西中医中医药大学第二中医院三部六病研究室主任，医院首届名医，荣获"山西省优秀青年科学技术奖"和中华中医药学会"科技之星"荣誉称号。山西省中医药学会理事、山西省中医药学会三部六病专业委员会副主任委员。

承担科技部"十一五"科技支撑计划 2 项，山西省卫生厅科技攻关项目 1 项，编写学术著作 5 部，发表论文 40 余篇，研制开发了六类制剂品种（神康合剂、胃康合剂、腺康合剂、肝康合剂、肺康合剂、皮康合剂等）。

临床擅长治疗脾胃病、风湿免疫病、肿瘤病、老年病、糖尿病及其并发症，对运动神经元病变（如重症肌无力）、血液病变（如过敏性紫癜）、心身疾病、尤为独到，被媒体誉为"山西特色名医"。

【名师专题】

三阴三阳辨证论治理论体系浅析

山西中医药大学第二中医院 马文辉

各位老师，各位专家，各位同道，下午好！

首先感谢大会组委会的邀请，特别感谢李赛美教授的推荐，通过两天亲临其境，感受了各位经方大家精彩的演讲。

我向同仁汇报的题目是《伤寒论》"三阴三阳辨证论治理论体系浅

析"。

仲景的伟大之处在于他既不是单讲理，也不是只谈方，而是把二者有机地结合在一起，即把理论和临床紧密地结合，这一点非常具有现实意义。理要讲实，方要讲活，反之，理不能虚，方不能死。如何才能做到这一点呢？许多经方家强调要读《伤寒论》原文，而临床医生发现，《伤寒论》的方非常好用，但是《伤寒论》的理非常难明。因此，经方学派由此产生两个极端，第一个是临床实用派，就是方证对应，对号入座；第二个是空谈理论派，比如运气学说。怎么才能入仲景法门呢？我们借用宗教来说明一下，基督教讲神父、神灵、神祇。神父就是耶和华，神祇就是耶稣。那么，耶稣是个肉身，有父母、有感情，和我们没有差别。如果你要把耶稣当上帝来看待，太具体了；耶和华是虚构的，很空洞、看不见、摸不着的，他就虚。因此，神父、神祇中间要有个神灵来连接。佛教也是如此，佛教讲佛、法、僧三宝，佛我们看不到，摸不着，求佛不知道到哪去求。但僧就是和尚，他就是一个活的，一个肉体，和我们一样没差别。如果你把一个佛和僧中间要进行连接，就由法来连接。道家的道、法、器也是同样的道理。所以执中才能得法，我们中医也是如此。《伤寒论》的法就是三阴三阳，这个法把《黄帝内经》里面的理论和我们的方证连接起来。上午娄绍昆老曾经将《伤寒论》的方证比喻成珍珠，那么三阴三阳就是一条红线，它把一个个珍珠连起来，连成一条项链，这就是法的作用，如果没有这个法，《伤寒论》就是一盘散沙。

上午娄老也说方证之间有个前后次第的关系，有前后方、左右方和上下方。前后代表着疾病的发生、发展、转归、痊愈这样一个时间次第。如果你能掌握它的前后方，那么你下了这剂药，患者服用之后的预期你可以掌握。这个药吃了没效，下一步应该用个什么方，这就是前后方。左右就是分别表示疾病性质的次第，比如小柴胡汤，是个中间方，左边它就是大柴胡汤，大柴胡汤它里面就加了阳明实，那么它右面就是柴胡桂枝干姜汤，柴胡桂枝干姜汤加了太阴虚。一个虚，一个实。再比如很多老先生手里面就掌握一对左右方，一个凉，一个热。如果他判断是一个热证，他就用个凉药；如果这个凉药患者吃下去以后没效，我的辨证错误了，错误以后他马上就换一个右手方，换温药。上下代表着疾病轻重的次第。比如一个表虚寒证。当你使用桂枝汤的时候，用了以后有效，但效果不明显，那就说明病重药轻。有经验的大夫就马上使用第二个方，当归四逆汤就上去了。也就是在桂枝汤的基础上，加了当归、细辛、通草，这是一个程度的差别。再比如说《伤寒论》中可以看到，张仲景在无法确定大承气汤证的时候，他先使用小承气汤来试，如果腹中有转气，就使用大承气汤。这种方与方、证与证之间的这种密切的关系，张仲景就用三阴三阳的辨证论治体系来解释它内在的规律。

下面我就为大家梳理一下三阴三阳辨证论治体系。我分四个部分讲解：三阴三阳的起源、三阴三阳的哲学意义、《伤寒论》人体解剖系统、《伤寒论》的三阴三阳辨证论治体系。

一、三阴三阳的起源

阴阳的最初的含义就是昼夜，昼和夜是上古先民观察到的非常基本的自然现象。因此阴阳二者最直观的区别就是白天和黑夜。因此老子在《道德经》里面讲一黑一白为天下式，这个式就是宇宙的模式。也就是一个白天，一个黑夜；一黑一白，一阴一阳这种交替，最早的阴阳的概念就是这样一个时间的概念。阴阳转化为三阴三阳的时候，三阴三阳最初是对一天的白天和黑夜的一分为三的划分，你比如我要跟我的一个朋友去约会，说咱们晚上见，这个时间跨度太大了，晚上什么时候？那时候还没有现在这么具体的划分，所以就分成前半夜、半夜、后半夜。那么白天见呢？我们可以说上午、中午、下午。这样把白天和黑夜一分为三，分为六时。我们古人给六时一个特殊的名词：太阳、少阳、阳明、太阴、少阴、厥阴。这就是三阴三阳作为六时概念的最原始的本义。这里我还要解释一下太阳的"太"字。"太阳"在《黄帝内经》中叫作巨阳、大阳，我们《伤寒论》教材也沿用这个说法。但我提出一点个人看法，我认为太阳的"太"在这里不是"大"的意思而是开始、初期的意思，比如我们说太极、太乙、太一等概念的"太"字，都是开始的意思。因此太阳就是太阳刚刚升起来的时候，也叫初阳；然后在中午的少阳就是中阳，也就是阳气最旺的时候，因为少是壮、强的意思；阳明就是末阳，也叫老阳。

二、三阴三阳的哲学意义

我的老师刘绍武先生说中医归根到底是哲学医学，而中医的哲学依托恰恰在于《周易》，《周易》里面有两个道，而我们今天中医学术界却只重视其中的一个道——"一阴一阳之谓道"。那么《周易》里面还有一个被我们忽略的道——"天、地、人三才之道"。这种"一分为三"的世界观和时空观是我们的祖先在观察宇宙空间时，对事物的空间和结构，时间秩序的划分。就像英语时态里面就有过去时、现在时、将来时，这也是一分为三的划分。再比如老子《道德经》中讲："道生一，一生二，二生三，三生万物，万物负阴而抱阳。"里面也提到两个道——"阴阳之道"和"三才之道"。那么在这两个道的指导下，《周易》中就形成"三极六爻"的框架。《周易》中首先有阴爻和阳爻，这就体现"阴阳之道"的对立统一的关系。"三才而两之，故六。六者非它也，三才之道也。"就是说天、地、人三才均有阴阳：天有阴阳，日月；地有阴阳，水火；人有阴阳，男女。整个框架就叫作"三极六爻"。这个框架中每一个爻之间都有时间、空间、属性和程度的区别。这样的一个哲学思想应用到医学领域的代表首当其冲就是《黄帝内经》中提出的十二经络体系。那么张仲景利用这样的哲学思想构建了另外一个体系就是《伤寒论》三阴三阳的六经辨证体系。

三、《伤寒论》人体解剖系统

我们经常听到有人讲我们中医不重视解剖，这个观点是非常片面的。《伤寒论》就非常重视人体的解剖、结构、生理。我们可以透过方证看到背后支撑方证的人体解剖框架。这个框架就是说明张仲景是如何看待人体的。首先张仲景将人体分为表、里、半表半里三部。表就是人体的躯壳，里就是从口腔到肛门这个管道系统，两个系统之间的系统就叫作半表半里系统。我们看到《伤寒论》中有"卫家"这个名称。为什么不叫"卫"？这体现张仲景的整个划分是一个系统的划分，而不是一个具体脏腑或器官的划分。这样的划分也体现了我们古人根深蒂固的"一分为三"的思想。我们人体的发生、发展也是一分为三的。我们看一个受精卵，不断地增殖分化，最后形成两个胚层——内胚层和外胚层。两个胚层再不断地增殖分化形成中胚，也就是"一生二，二生三"；形成三个胚层以后，然后"三生万物"；发展出人体的四肢百骸，五脏六腑；最后就形成一个完整的人形。因此张仲景对于病邪的基本定位在表、里、半表半里。

我们古人对于空间的划分比西方人空间的划分要高明，高明在我们有部位。部和位是不同概念，部没有方向概念，比如表部、里部或者半表半里部；位就有方向概念，一个部有阴阳两个位，上属阳，下属阴，比如在表部的位置上，在上叫太阳位，在下叫厥阴位。同样前后位也有阴阳位，前为阳，后为阴。说清楚这个问题后，我们再来谈《伤寒论》如何具体应用这样一个时间空间的划分。

三阴三阳辨证理论体系是支撑整个《伤寒论》的框架。我刚才讲到三阴三阳它有时间，有空间，同时还有属性。那么在《伤寒论》里面它如何来应用时间辨证，我来举例说明：三阴三阳在《伤寒论》里面以三种形式存在。首先是"证"的形式，比如"伤寒二三日，阳明、少阳证不见者，为不传也。"其次是"病"的形式，比如"太阳病，或已发热，或未发热，必恶寒、体痛、呕逆，脉阴阳俱紧者，名曰伤寒。""太阳病，头痛、发热、汗出、恶风，名曰中风。"最后还有一种就是独立的三阴三阳的形式，既不跟病，也不跟证，比如"太阳""属太阳""太阳""系在太阴""属少阴"。这三个存在形式并列，就会造成我们在读《伤寒论》的时候出现极大的混乱。所以很多学者就主张把很多东西砍掉，比如第243条"食谷欲呕，属阳明也，吴茱萸汤主之。"说吴茱萸汤不是阳明病，这个阳明病三个字干扰了，把它去掉。再比如第319条："少阴病，下利六七日，咳而呕渴，心烦不得眠者，猪苓汤主之。"这个少阴病干扰了，去掉。这样下去我们大量地改写《伤寒论》，歪曲仲景的好多本义。仲景既然拿这个东西，他有他的含义，你不能说你不懂就把它砍掉！我们研究发现，太阳证、太阳病和太阳是不同的三个概念。那么张仲景当他出现六病的时候，就是太阳病的时候，他基本上指的是时间概念。比如"太阳病，或已发热，或未发热，必恶寒、体痛、呕逆，脉阴阳俱紧者，名曰伤寒"。我们的教科书把"或已发热，或未发热"这几个字解释为"已经发热或者是没有发热"，大家也都习以为常。我们认为，"或已发热，或未发热"中的"已"和"未"是时辰的概念，就是子丑寅卯辰巳午未中的"巳"和"未"，因此这几个字应解释为太阳病，或在巳时发热，或在未时发热。那么这样解释，这句话的意思也就变了。也就是说，太阳伤寒不是说已经发热或没有发热，而是肯定有发热，只不过发热的时间不一样。

《伤寒论》中有六条提纲证，很多伤寒大家说这六条非常重要，但对应的《伤寒论》还有六病欲解时的条文，我们认为这和提纲证同等重要。

比如说，"太阳病欲解时，从巳至未上"，说的就是太阳病所主的时段是从巳到未这个时段，这也是张仲景对太阳病的命名，那这就是一个时间概念。我再举阳明病为例，"阳明病欲解时，从申至戌上"，这是阳明病欲解的时段。也就是说，阳明病发病是在哪个时间段呢？是从申时至戌时！我们经常说"阳明病，日晡所发潮热"，这个日晡就指的是这一段时间。那么阳明病在申时至戌时起病，也在这个时段痊愈。这个如何理解呢？说一个患者，他发烧是在阳明这个时段，然后张仲景给了大承气汤，患者服了之后第二天来了，张仲景就会问你下午发不发烧？下午不发烧，阳明病，欲解时。六病欲解时就是发病的时间，这个时间是天时不是机械时，什么叫天时？它是在一年中间不同的时间段，它的时间是在变动的，不是一个固定的时间。比如春分和秋分的白天与黑夜是相等的，而冬至的黑夜最长白天最短。因此，张仲景所提的"从申至戌"和"从巳至未"的时间起点是不一样的。

我们刚才讲到《伤寒论》的三阴三阳既有时间属性，又有空间属性。那什么是空间属性？比如说阳明篇里有"阳明中风"，那"阳明中风"和"太阳中风"都是用的桂枝汤。这里面就有问题了，这两者有什么区别啊？我们说阳明、太阳后面既不跟"证"，也不跟"病"的时候指的是位，就是三部里面的六个部位。《伤寒论》有写作体例，那就是一个"辨"字！例如"辨太阳病脉证并治"。我们看厥阴篇里面，它把所有的出现手足逆冷的条文全部放在一起，既没有叫它厥阴病，也没有叫它厥阴证。它放在这里就是做一个鉴别诊断。手足逆冷中的"手"和"足"就是厥阴位。所以说张仲景在辨证论治辨别、鉴别这种症状的时候，他把这种在同样一个部位出现的相同的证候群放在一起。同样是一个手足逆冷，有白虎汤证的热厥，有大承气汤的实厥，有乌梅丸的蛔厥，有四逆汤的寒厥，有四逆散的气厥，还有瓜蒂散的痰厥等。他把这些有手足逆冷，反应在厥阴这个部位上的症状放在一起进行鉴别诊断，最后判断哪一个是厥阴证。最后就是当归四逆汤证为厥阴证，其他都不叫厥阴证，他是厥阴位上的一个症状。什么是时间属性？你比如说大承气汤有少阴三急下，大承气汤本身是阳明证，那为什么又叫"少阴病"？这里就会造成很大的混乱，所以我的意思是"少阴病"是时间。大承气汤，这个证候群出现在下午阳明时的时候，它就是阳明病，就是"日晡所发潮热""腹中满"，然后"手足濈然汗出"

"腹中有燥屎五六枚"。当大承气汤证在半夜，在少阴这个时间出现的时候他就会"下利清谷"和"心下必痛"。这种情况下张仲景就是急下之。因此少阴三急下反应了一个时间的概念，就是说大承气汤证在下午阳明时段表现不明显，而是在半夜的时候表现出来的特别明显的时候，张仲景就叫少阴病。也就是大承气汤阳明证，它不是阳明病，它是个少阴病，是在少阴时间发病。我们同样来看吴茱萸汤证，吴茱萸汤证本身是胃中虚寒，是太阴证。但张仲景并没有在太阴篇里面出现吴茱萸汤，他在少阴篇、厥阴篇、阳明篇出现了三条吴茱萸汤条文。也就是说张仲景看吴茱萸汤证，它在不同的时间出现的话表现不一样。如果它出现在阳明时的表现就是食谷欲呕，一吃就吐；它在厥阴时这个时段出现，就是以头痛为主的症状。因此张仲景在辨证的时候通通归为吴茱萸汤证，但是张仲景没有把它称之为阳明病、太阴病，他把它称之为厥阴病。它表现的症状是头痛，然后表现的时间段是在厥阴时间，但它的本质是里部虚寒，是太阴证。因此张仲景的三阴三阳的时间辨证是非常重要的，我在这里可以分享一个病例给大家：

　　大家都是多年的临床医生，都知道咳嗽是个非常难治的疾病，有些咳嗽很久都治不好。如果一位医生能把咳嗽治好，确实是很高明的。原来我没有时间概念的时候，我也很难治疗咳嗽，但我有了时间概念后我的把握性就更大。有一个患者他就是白天不咳嗽，半夜咳嗽，也就是在少阴时咳嗽。嗓子一痒就咳，干咳无痰，一咳就是一个多小时，整个晚上都不能睡觉，用了很多方法都治不好。那我就使用《伤寒论》的猪苓汤，猪苓汤的条文："少阴病，欬而呕渴，心烦不得眠，猪苓汤主之。"一剂就好了。因此这个"少阴病"在我的辨证是起了很大的作用。我再举一个临床上非常难治的咳嗽——间质性肺炎。间质性肺炎西医学治疗效果不是太理想。间质性肺炎的咳嗽有个很重要的特点，就是在厥阴时咳嗽，也就是凌晨五六点咳嗽。咳嗽时间长了，小便也会失禁。然后还会出现什么问题呢？就是气紧。气紧就是说一咳嗽全身就四肢厥冷。针对这样的病证，张仲景在厥阴篇中给出一个方子——麻黄升麻汤。我使用张仲景的厥阴病这个时间作为间质性肺炎辨证切入点，用麻黄升麻汤的时候麻黄量用的很大，六两（180g）。但患者吃了几剂之后整个症状大为缓解。因此，今天可以用这种时间辨证来拓宽我们的思路。

四、《伤寒论》的三阴三阳辨证论治体系

下面我重点谈一下《伤寒论》三阴三阳辨证论治体系里面的三阴三阳六病分证。六病分证什么意思呢？就是六证，六个提纲证。六个提纲证包含病位、病性、病时，是三位一体的。比如太阳证病位在表，在表部的阳位，以头项为主；病性属阳，属热实证；病时在太阳时。六经的提纲证后面紧跟的就是方、药。那么我的老师刘老针对六证提出六纲，六纲提出六方，我们简单介绍这六个主方。太阳证，用汗法，它是辛凉解表，这里面就出现一个困扰我们多年的问题：《伤寒论》太阳篇缺少一个非常典型治疗太阳证的主方。这也是后世温病学派产生的重要原因，温病学派提出"卫气营血辨证"并创立银翘散、桑菊饮等辛凉解表之方，反之《伤寒论》里面找不到一个非常恰当的辛凉解表的方，这也是《伤寒论》的遗憾。那么刘老刚开始对于太阳证的时候，他给的主方是葛根汤。但葛根汤有葛根和麻黄，这个方子偏温不构成辛凉解表，后来觉得这个方子不太理想，后来刘老就自创了一个方——麻杏甘石汤加葛根，这个方已经突破《伤寒论》条文，那么这就是一个表部太阳证的主方。

我刚才讲到人体是有表、里、半表半里三部，三部中都有阴病和阳病，统称为三部六病。我们传统的讲法太阳是主表的，但是太阳只是三阳中的一阳，俗话说"孤阴不生，孤阳不长"。也就是说，在表部，有表阳就得有表阴，不能说表部就是一个太阳。你像里部有一阴一阳是阳明和太阴，就是"实则阳明，虚则太阴"。因此刘老在这个问题上就有一个大胆的突破，他认为表部的阳是太阳，表部的阴是厥阴，是厥阴！厥阴证就是表部的虚寒证，表部虚寒证在《伤寒论》中有个很典型的方——桂枝汤，上午娄绍昆老在讲桂枝汤系列方的时候，就讲到当归四逆汤是桂枝汤的一个类方，它和桂枝汤只有一个严重程度的区别。当归四逆汤证的部位在表，病性属阴，属虚，属寒。因此，刘老在这样一个基础上把表部的阴归为厥阴证。我在说解剖的时候说道：人体的表就是我们的躯壳。那么头项是它的阳位，手指四肢是它的阴位。因此在厥阴位出现虚寒证的时候就会手足逆冷，当归四逆汤主之。现在很多的冻伤、雷诺氏病都可看作是当归四逆汤证。总之刘老对于表部的划分就是：表部太阳证是葛根麻黄汤，表部的虚寒证是当归四逆汤。

　　那么半表半里的阴阳是什么呢？刘老认为半表半里的阳叫少阳，然后半表半里的阴是少阴。少阳证的主方是柴胡黄芩汤，少阴的主方是附子汤。这里很多朋友就要问了：为什么少阳的主方不是小柴胡汤？这里面就牵扯到一个概念，因为少阳证是半表半里的热实证。那么小柴胡汤柴胡、黄芩是解决热和实的，那么它的半夏、人参、生姜、甘草、大枣就不是解决半表半里的热实了，它是虚寒了，因此小柴胡汤就不是少阳证的主方。阳明证的主方就是承气汤，太阴证的主方就是附子汤。

　　以上就是我对《伤寒论》这个理论体系做一个简单的梳理。我希望通过我的梳理，大家不要把《伤寒论》看成一个简单的方证对应。张仲景的《伤寒论》之所以伟大是它有一个辨证论治的理法方药体系。那么它这种理法是什么？就是三阴三阳。如果三阴三阳和方证不能有机的结合，那么这种理论是一个空虚的理论，是不能够指导临床的理论。因此就如何把三阴三阳的这种理论和我们具体的方证能够密切地、有机地来结合？这是作为伤寒、经方，我们研究的一个很重要的课题。张仲景的方证辨证是非常细的，不仅要辨时间，还要辨空间，同时要辨属性，寒热虚实，还要辨它的程度。你比如说调胃承气、小承气、大承气就有这种程度的区别。有时候用药开方有没有效果，靠的就是这种细微的差别。就说同样是太阴虚寒，它这种部位表现的不同，用的是不同的方。同样是太阴虚寒，从口腔到肛门整个管腔里面的虚寒证，张仲景给了个大法叫四逆辈，但究竟用哪个方？是不一样的。表现在上面的时候，以打嗝为主的时候，张仲景就给的旋覆代赭汤；表现在以胃脘痉挛、以幽门梗阻、以呕吐不能下的时候，张仲景就给的是吴茱萸汤；表现在小肠的时候，吸收功能不好的时候，张仲景就给的是五苓散；表现在大肠这个阶段，老拉肚子，不是中上焦，而是下焦的问题的时候，张仲景给的赤石脂干姜汤。你用一个太阴辨证没问题，你用一个旋覆代赭汤治疗一个拉肚子的赤石脂干姜证是无效的，辨证是没问题，但是无效的。这种方证的差别必须拿理论来做指导，而不是一个简单的方证对应。我的老师是伤寒三部六病学说的一个倡导者，到我们这里属于第二代，非常高兴能有机会跟大家做一个交流，谢谢！

名师经方讲录

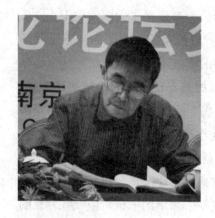

【名师简介】

娄绍昆 浙江温州市职工中等卫生学校中医学高级讲师，市中医学会常务理事，《中医人生——一个老中医的经方奇缘》作者。现从事中医基础理论教学与脊柱相关疾病、中医顺势疗法的研究工作。擅长疑难病的诊治，在《伤寒论》研究方面用力颇多。撰有"内经反治法初探"等 20 篇论文。其中在省级以上刊物及全国性中医学术研讨会上发表论文 10 篇。畅销读物《中医人生》的作者。

【名师专题】

解构桂枝汤

温州市职工中等卫生学校 娄绍昆

谢谢大家啊，谢谢李赛美教授的介绍。我今天给大家讲的题目叫作"解构桂枝汤"。我想以桂枝汤为例，给大家介绍一种学习《伤寒论》的新方法。也就是要通过想象，穿越时空，来探索经方怎么样从药证到方证，再逐渐地拓展的这样一个过程。我接下来的演讲就是系统论述这个问题。

一、从"甘草"开始学习桂枝汤

考证甘草汤条文：莫迷信原文

《伤寒论》里面，单味的药组成方的，只有一个甘草汤。《伤寒论》明确地告诉我们甘草汤是治疗咽痛的方。这个咽痛泛指现在咽喉及口腔的各种疾病。康治本《伤寒论》里面有提道："少阴病，咽痛者，甘草汤主

118

之。"宋本《伤寒论》第 311 条："少阴病二三日，咽痛者，可与甘草汤；不差，与桔梗汤。"对照这两个版本的条文，我们可以发现很多的语言背后的秘密。第一个：康治本讲得比较简单；而宋本多了一个"二三日"；第二个就是原来是很肯定的"主之"变成"可与"；第三个宋本还补充了治不好的办法：他可以用桔梗汤。这说明了什么呢？这《伤寒论》的版本，不是一开始就这么完美，而是由简单走向复杂。就是文本形成以后，它的整理的过程是非常漫长的。估计有几百年甚至上千年。版本已成了之后还过了近千年，张仲景才最后集大成把《伤寒论》和《金匮要略》合为一本书，叫作《伤寒杂病论》。而不是一开始就看得那么清楚的，我们现在认为这两本书都是张仲景写的。其实这两本书是由不同年代，多个人写的。所以通过对比两个版本的条文就可以有意外地收获。我们就会知道古人刚开始认为甘草汤治疗咽痛效果很好，后人发现甘草汤并不能包治所有咽痛，因此予以补充，如碰到甘草汤治不好的咽痛可与桔梗汤。

大家可以看到这段条文以"少阴病"开头，这三个字的作用很难解释。这是个简单的临床事实：咽喉痛，甘草有效。现代临床中咽喉痛的患者，我们叫他将甘草含在嘴里，也就能够有效，但并不是百分之百有效。所以，我们认为加上这个"少阴病"反而成了我们学习《伤寒论》的这一条条文的障碍。

因此，我们不能够完全迷信地对待伤寒论。因为他是对原始的经验的一次整理，它是对本来松散的一个个方证通过整理贯穿起来，就像红线把珍珠串成项链。世界上很多民族都有自己的民族医学，但是在现代化浪潮冲击之下基本上都崩乱了。唯有中华民族的医学经典著作还能够留下来。就靠背后有个以哲学作为背景的红线把它贯穿起来，使它成为一个完整的医学体系。但是它也不是十全十美的。整理是个人有意识的一种理性思维。我们现在已经看不到了《伤寒论》形成初期的条文。我们现在能看到的最早成本的《伤寒论》就是康治本。它一共只有 65 条条文、50 个方子、42 味药。但是宋本《伤寒论》已经经过阴阳学说、六经学说的整理。比如说我刚刚讲到的甘草汤的条文中"少阴病"这几个字。这说明一个什么问题？这说明整理的过程中人类有意识的理性掩盖了古代的那种原始的思路。

汉方家归纳"药证"概念

《伤寒论》没有论述药物的功效，也没有办法找到具体药物的治疗目标。直到吉益东洞通过《伤寒论》内在的内容、条文和方证，选用最大量的排列，然后总结出《伤寒论》的药证。这个工作非常的艰难，同时也要有一种特异的思维，一般人觉得没有就没有了，但是临床上又是非常需要的。因此吉益东洞的工作是开天辟地的。

接着就是黄煌教授。他写了《张仲景50味药证》。书里面补充了吉益东洞的不足。所以学经方的话，这两本书应该作为入门的必读教材，应该从药到方。初学的话还可以减少到最核心的10味药。黄煌老师还有一本书《中医十大类方》。这个对于初学者就比较简单。10味药就可以学好。这里我想告诉大家的就是一条比较简便的学习《伤寒论》学术思想及主要方证的路。

甘草证分析

甘草作为一个单味药，我们用来治疗咽喉及口腔的疼痛和肿块。但是甘草的使用不会那么简单，我们以前都是借用《神农本草经》等本草类书籍解释甘草的功效，认为它能够解毒并且调和诸药。这个说法虽然有意义，但是比较抽象。而吉益东洞的总结是什么呢？第一个缓急。"缓急"是针对很多症状的概括。什么样情况算"缓急"呢？比如当你心悸厉害的时候，甘草就跟桂枝在一起，可以"缓急"使心悸减弱，所以就有桂枝甘草汤；它跟芍药在一起的时候，可以帮助芍药止痛，"缓急"疼痛；当精神狂躁的时候，有甘麦大枣汤。总之甘草既可以缓解病情，也可以缓解所配伍药的激烈的药性。激烈的药性对人体还是有损害的，比如甘草和麻黄在一起组成麻黄甘草汤，甘草并不阻止麻黄发汗，不改变麻黄主治方向，但是使麻黄的发汗程度不至于损害人体的津液。所以甘草起的这样一种作用。

我们民间还称呼甘草叫"国老草"。"国老"就是对退休高官的一种赞美之词。甘草的主治就是咽痛，除了它自己的治疗方向，更重要的是甘草可以和很多药物进行组合。这种组合是构方的基础。日本汉方家远田裕正将在方中起核心作用的药物组合称为"药基"。假如方子是一个单独的产品的话，那么药基就是配件，单味的药就是零件。生产过程一般是零件走向配件，再制成成品。而我们最容易接触的是成品，但是里面的结构什么样子你也不知道。假如我们能够从零件生产开始，再到部件的组装，以及方的形成，这一全过程你都知道。那你对这个方的结构就不会觉得那么难理解。远田裕正就讲：甘草是构成整个《伤寒论》的第一原则。他称为是第一原则，有个非常重要的原因，是什么呢？甘草是甜的！其他的药几乎都是苦的。怕苦喜甜是人的本能。就像小孩子刚生下来，喂甜的东西给他吃，他立马吃进去；喂苦的东西，他马上就吐出来，所以吃药本身是违反人喜甜怕苦的本能的。那为什么要吃药呢？是由于人对生命的执着，对病痛的一种摆脱，这也是一种本能。很多动物都有治病求生的本能，人怎么可能没有呢？生病的时候治病求生本能压倒了喜甜怕苦的本能。但是最好是又治病、又好吃。那有什么办法？就是加上甘草。加上甘草以后的药就不会那么苦，那么难下咽。这个作用成为甘草能普遍适用的原因之一。

二、食到药的进步：生姜、大枣

接下去我们讲桂枝汤的下面两个药：生姜和大枣。

生姜是古代中国的一种调料，就生长在中国，但是在《舌尖上的中国》说生姜源于印度。其实经过考证，姜最早在中国厨房里面使用。大枣更是很早时候我们的先民就采集来作为食物的。最初原始人的时候，人们不知道什么叫病。只知道痛苦的症状，比如头痛、腹痛，他们还没有病的概念。知道"病"这个概念是人类的一次很大的飞跃。人最早开始生病的时候会是什么样的情形？大家可以想象一下：刚开始人们就只能熬着，听天由命。听天由命的结果是什么呢？三种情况：一种是人死掉了，疾病战胜了人；一种是病也没有好，人受折磨直到死；还有一种是人体战胜了疾病，自愈了。后来发现，食物能够解除疾病，好像咳嗽吃了梨就不咳嗽了，大便闭结吃了香蕉就通顺。所以食物就变成药，这就是食疗的开始。

当然食疗是很有限的。人们慢慢地把眼光扩大到整个自然界：植物药、动物药、矿物药。当然这些药慢慢地经过了尝试，如神农尝百草就反应了这个历程。尝试的结果：有的成功了，有的失败了。大部分是失败，偶然之偶然才得到了一种治疗疾病的药。你不要小看这个过程：从被动地等待自愈，一直到主动地寻找治疗人体疾病的药，这在人类的整个治疗史上是个巨大的飞跃。生姜和大枣是最早进入人们的视野作为药物使用的。生姜可以和胃止呕，大枣可以安神。这个作用就牢牢地记在人们心里。以后碰到类似的情况，两种药物可以配在一起，生姜和大枣。这是日本远田裕正提出这个观点。我很认同这个观点。我们看生姜、大枣、甘草在《伤寒论》里面就到处都是。远田裕正认为：开始可能所有的方都加上这三味药，后来发现一些方不适用，然后又退出来。

所以从这样的角度我们去认识桂枝汤，我认为有助于我们初学《伤寒论》。现在我在临床上怎么使用生姜、大枣呢？每当我开方给患者吃的时候，患者回去，有的人会经常电话打过来：说医生啊，这个药物吃了怎么胃不舒服啊？这时候我就告诉他一个办法：你把大枣搞几个、生姜几片，放在药里面一起煎，那就好了。根据我几十年的观察，绝大部分人吃了药胃不舒适的症状都可以解除。

三、从桂枝、芍药看"药证"的诞生

接下去我们就要讲桂枝、芍药。桂枝是做什么用的呢？人们在试探过程中发现，桂枝治疗气上冲，治疗心悸；在发烧的时候，它可以治疗怕冷、发烧、头痛、出汗。芍药它能够治疗疼痛和痉挛。这个《伤寒论》药证里面都已经总结出来了。这些药证是古人尝试出来的，而不是谁设计出来的。鲁迅就曾经说：古人开始的时候是不知道病，更不知道药。有病呢，就乱吃药，吃了很多就死掉了。有的就没用药，也就过去了。偶然吃到一种药，他就好了，他就有了"对症"两个字，这样经验慢慢地积累起来，后来就有了"本草"。鲁迅从社会学的角度肯定了古人探索过程中发现药证的重要性。这点对于我们学习《伤寒论》非常的重要。我们千万不要认为药物功效是后来在一种理性指导下动脑筋想出来的。它是我们先民经过几百年、几千年、几万年的试探而成的。

桂枝甘草基

桂枝总是在用，但是味道是辣的，难以下咽。那时候人们已经知道甘草能够帮助治病，还能够帮助改变口味，不会改变所配伍药物的性能，又可以缓和强烈的药性。所以就有了桂枝甘草汤。康治本里面没有桂枝甘草汤。但有桂枝甘草基。我们刚才讲桂枝单独使用有什么用呢？治疗上冲、

心悸，加上甘草作用也是差不多。但是加起来之后甘草缓和了桂枝的药性，同时使桂枝药效更加持久，副作用更加少。不然的话为什么炙甘草汤，这个治疗心悸、脉结代的方子，以甘草命名呢？

我对运用桂枝甘草汤有个心得：我的一个表兄是个打铁匠，人长得很瘦长，但是他整天跟火炉为伴，家里人和他自己都认为太热。火总是热的吧？但他整天打铁，就自己主动地预防呢，煎凉茶自己喝。到了 50 岁的时候突然出现心悸、头晕。他到医院去检查，诊断一大堆的病，然后治疗并休息了一段时间就恢复了，但是不能工作。一出汗就会心悸得厉害。后来他就找我，但是他不想吃药也不想住院。我说这命总是要的嘛，我用最最简单的药，就两个药，你去吃吧。好！连续吃了一个月以后他就可以工作了，出汗就不会那么多，心悸也不厉害了。病虽然没有完全好，但是到现在坚持工作 10 年了。

芍药甘草基

讲完桂枝我们就讲讲芍药。芍药治疗疼痛和痉挛，但是跟甘草一起用的话疗效就会加强。甘草有缓急的作用。疼痛它不是急吗？芍药甘草汤对下肢的关节病、筋腱病有特异的作用。所以古人叫这个方子"去杖汤"。如果下肢不好、走路不方便，这个方可以"去杖"。江西的万友生老师就说芍药是万病止痛的最好的一个药，不管内外上下，不管疼痛是什么位置上都有用。不过我觉得假如是胸闷、胸痛还是不用为好。因为《伤寒论》里面治疗胸闷心悸要桂枝汤去芍药。药基的出现就说明在先人在药物配合方面已经向前走了一步。就昨天刘力红老师讲到药到方是一个飞跃。你看印第安人到现在也只会用药，不会配伍。你看在桂枝甘草、芍药甘草这两个药基证比较肯定的情况下，再出现桂枝汤，它一点都不奇怪。当一个患者好像桂枝甘草证的患者，他除了心悸以外还怕冷、发热、有汗，还出现脚的痉挛、疼痛。因为芍药甘草汤可以治疗所有的痛。好，人们想是不是可以把桂枝甘草汤和芍药甘草汤合在一起啊？因为他又有桂枝甘草证，又有芍药甘草证。我们说的这些理论实际上可能经过了几千年的探索才成。

桂枝汤的尝试：桂芍基合芍甘基

经过了几千年的积累之后知道这个人可能既有桂枝甘草基的证，又有芍药甘草基的证，那把两个合起来是不是好啊？为了增加它合起来的粘合力并且味更好，所以就把生姜、大枣、甘草加进去。这样就变成桂枝芍药甘草生姜大枣汤。古代没有文字，只能够通过口诀背诵才能够记住方名、药物组成和功效。到了有文字的时候才有写下来的条文，你看康平本条文就跟我讲的口诀非常的相近。只不过加上了个"太阳病"三个字，康平本里面药物的排列，是根据最原始的顺序，可能靠近古人的口诀，所以是桂枝、芍药、甘草、生姜、大枣这样的排列。到了宋本《伤寒论》的时候，这规则就不重要了，简化为"桂枝汤"就可以了。就成了"太阳病，头痛、发热、汗出、恶风，桂枝汤主之"。所以让我们的思想回到原本的那个经验状态，不要带有太多的神秘性，也不要把后代人有意识理性的整理加进去。因为后人整理的时候加上阴阳学说、合方及并方。所以你看康平本里面是没有合方的，而宋本《伤寒论》里边就有合方作为一个方的。桂枝麻黄各半汤、桂枝二麻黄一汤、桂枝二越婢一汤都是合方。《金匮要略》里面都没有。但有人说《金匮要略》里不是有一个桂枝去芍药加麻黄附子细辛汤么?，它那个不是方，而是作为三味药而出现的。我们明白这个道理是非常有用的。康治本是最原始的版本，只有42味药，65个条文，没有合方；而到了《金匮要略》的时候，虽然药方、药物大量增加到188味药，还是没有合方，但是到《伤寒论》的时候呢，才比较完善有了合方。

猜想《伤寒杂病论》编成的漫长过程

你怎么知道《伤寒论》是最迟的呢？这有日本的学者整个考证过程，《伤寒论》可能本来是单独的本。一直到张仲景的时候才把两个本合起来，就成了《伤寒杂病论》。所以张仲景做的工作就是集大成。

古人发现了桂枝汤和它的主治，但用的时候发现有时候没效。最后确定是比例的问题。桂枝芍药比例是1:1的时候，可能就治疗头痛、发热、怕冷、有汗；变成1:2，它的主治方向变成腹痛作为主症。假如桂芍比变成2:1，它就治疗奔豚病。这种认识的过程是很朴素的、很自然的一种认识的增长。这是一种自发之序，支配着人类的整个社会生活。我们过去对自发之序不重视，而迷信人的理性，出现理性的自负。我们认识到这一点，对整理《伤寒论》的这种理性行为也不会全部是赞成。所以学的时候，把这些东西过于神化，这个就错了。这是一种经验医学。这就是一步一步摸索过来的。

四、桂枝证的形成

桂枝汤证其实是所有方证的浓缩。通过桂枝汤这个例子就可以看到其他的方的形成过程。随着药物增多、方剂增多、病种增多以后，自然而然要产生一个专业的人来学习和记忆这些东西。那专业的人应该是谁呢？就是巫医。巫师在经方的传播过程起的作用，是不可小看的，靠他们有创意性的把这个东西传下来。

五、桂枝汤的加减方证

桂枝加葛根汤

古人知道桂枝汤证的症状和这个方证，如果患者现在增加一个症状，我们相应地增加一个药也就不困难了。比如葛根能够治疗项背强直，那现在这个患者是桂枝汤证的患者，又出现颈项特别强直，古人就自然而然用桂枝加葛根汤了。

葛根汤

如果一个患者其他症状都跟桂枝加葛根汤证一样，但是他没汗。古人知道麻黄是发汗的，那在方里加上麻黄就水到渠成了，就变成葛根汤。我也当然用了好多好多的葛根汤。有一个比较有意思的例子，有一位咬肌痉挛的中学生，治疗很久都没效果。后来我用葛根汤试试看，吃了就有效。所以我想这个颈项强几几的范围在使用的时候还要扩展一点。但我们不能只想到它好用，而轻视了方证相应。矢数道明的弟弟矢数有道的自序中提到一件事，说自己有一年不怎么舒服，特别是大便不成形。他认为没什么大问题就不吃药。有一天感冒发烧，他就给自己开了葛根汤，因为葛根汤是治疗外感病的首选方。谁知道不对证，当天夜里就大出汗。第二天他怕冷、头痛好了一点，但是感觉非常的疲倦，同时还有肚子痛和汗多。他想想就改用了桂枝汤，肚子痛的话，桂枝加芍药汤。这个也符合我们讲的方证相对。吃进去以后就不对了，当天夜里就痛苦不堪，他自己形容就像入地狱一样难过。后来矢数道明来了，他说你这个病怎么吃这个药啊？你这个是少阴病葛根汤证。你吃太阳病的葛根汤吃错了。少阴病葛根汤证和太阳病葛根汤证有什么区别？症状上全部相似，就是大便比较稀软，平时怕冷。换方服了不到几分钟，头就舒服了，肚子就不痛了。一个专门研究葛根汤的老临床家也能犯错误。刚才在走来的路上，我跟山西的马文辉教授也交流这个问题。他说假如一个证判断错了，我们应该在一个系统去找，靠近它的方，前后左右。你好像用小柴胡汤错了，我们应该知道大柴胡汤或者柴胡桂枝干姜汤，这是小柴胡汤的前后证，但你不可以错得太离谱！你应该有这样一个范畴。这应该成为研究的课题，因为错是经常的事。我们是一个经验医学。

桂枝加厚朴杏子汤

我们在这基础上根据逻辑思维的推理，就知道假如患者桂枝汤证比较明确，现在又有咳嗽气喘了，加厚朴杏子，变成桂枝加厚朴杏子汤，《伤寒论》有两个条文提到这个方。一个条文就是喘家出现这个症状，有桂枝汤证又有气喘。原来就是气喘老病号，他用这个方子。另外一个是患者没有咳嗽气喘的老毛病，感冒以后出现气喘，也是用这个方。两个条文方证一致，病因不一样。这说明张仲景对病因是不重视的，他主要就是紧紧地抓住方证。这个概念是极为重要的。学习《伤寒论》一定要学习方证相对应，其他学科重视病因，不是说他错。而是不同的特色。学习《伤寒论》，学习经方，你就要把方证相应这一套搞熟，你不能把两个概念混起来。《金匮》里边就不一样了。所以《金匮》《伤寒》不是一个人的作品，也不是一个时期的作品。现在教材说都是仲景的作品，这个有问题，金匮是以病名命名的，《伤寒论》是治证的书。

桂枝加附子汤

桂枝加附子汤证就是患者出现了桂枝证，又由于发汗过多，出现小便难，四肢微急，难以伸屈。附子证大家看一下东洞的这个书，它不光是治疗恶寒的，还治疗痛证。桂枝加附子汤证是在津液不足又有阳气不足的时候，先固阳气，因为阳气能够马上到，补阴比较慢。我碰到一个病例，他是一个冷库里面工作的人，长期在零下的温度的房间里面进进出出。所以出现了腰和腿部的疼痛。根据他人比较消瘦，脸色比较苍白，又出现桂枝证怕冷发热容易出汗这些症状，关节又痛，难以伸屈。就用这个方子效果蛮好！

桂枝加芍药汤

桂枝加芍药汤。就是桂枝证的人又有肚子痛，那怎么治呀？加上芍药。我在临床上面对桂枝证腹痛采取以下步骤进行鉴别：如果患者没有什么明显的虚实倾向，我就用桂枝加芍药汤；如果腹诊的时候很硬，就用桂枝加大黄汤；如果患者腹诊很软或者腹壁很薄，我就加上饴糖变为小建中汤。假如这个腹诊很弱很弱，那就是黄芪建中汤，这里谈到腹诊是伤寒论的一个重要诊断方法。吉益东洞讲过辨证过程中脉象不如症状，症状不如腹诊。他认为腹诊为人之本，治病不能离开腹诊。不搞腹诊其实就不能够开伤寒论的方子。脉证除了病的共同性外，还有很多差异。像黄煌老师提出脉证是人体体质的一部分。这是非常经典的说法。比如林黛玉和李逵同时感冒了，他俩的脉象肯定不一样。不仅仅是脉的虚实不一样，脉浮也不一样。所以体质决定脉象。如果患者体质辨证比较难的时候，脉象就比较难分辨。这样腹诊就非常重要。

桂枝去芍药汤

假如桂枝汤证患者有胸闷、心悸，出现一种心脏病的倾向的时候，你不去掉芍药是会带来危险的。我治疗一个患者，这个患者是反复发作的肺心病患者。有次发作的时候就来找我，双下肢水肿非常厉害，呼吸非常困难，不能平卧，大便闭结。首先我考虑就是附子证，但是我问他：你有没有感到冷？他说不冷，很热。腹诊发现整个身下部很硬，很像金匮里的木防己汤。我就在这个方的基础上加上茯苓和石膏，使用后效果比较好。后来这位患者感冒，怕冷发热。我就给他桂枝汤。结果吃了桂枝汤不仅体温退不掉，整个病症还全部反复。刚开始我还觉得奇怪，后来想到他是心脏不好有胸闷的患者，所以我们给桂枝汤是错的，之后就去掉芍药再给他吃，这个表证就退掉了。由此可见古人的观察是非常入微入细的。

桂枝去桂加茯苓白术汤

接下来讲桂枝去桂加茯苓白术汤。这个方子有很多的争论，但我们只要根据原始的思维，看方子的排列：芍药、甘草、生姜、大枣、茯苓、白术。这样的排列。生姜、大枣是保胃调胃；芍药、甘草治疗心下腹痛；茯苓、甘草治疗小便不利，这几个药基证合起来其实就是治疗病证。那为什么条文前面加了一大堆其他症状？因为整理者为了使它和桂枝汤相对应。这个证我们还是根据主症去治，那就是心下痞满、小便不利。刘渡舟老书中也讲到这个问题。他说苓桂术甘汤是非常好的通阳利水方，根据伤寒论是阴阳对应的关系，应该还有一个和阴利水方。后来想到桂枝去桂加茯苓白术就是一个和阴利水方。这个方旨在和阴利水治疗身下满微痛、小便不利。这里我们比较康治本和宋本《伤寒论》中方剂药物的排列顺序，可以看出很多奥妙。

当归四逆汤

当归四逆汤主要针对的是桂枝汤证出现四肢特别冷、全身不怎么冷这样一个情况。所以你看桂枝汤的加减刚才讲了半天，其实就是桂枝汤证的基础上加上一些附加的证，这样去考虑我们就觉得比较简单，也比较明了，也符合经验所形成的规则。先人们是没有太多的一种理性的意识，这样符合于历史的原貌。

六、茯苓桂枝甘草基

下面我们讲茯苓桂枝甘草基。茯苓本身安神利水加上桂枝甘草，这个药基治疗心慌心悸伴有精神躁动非常好。但悸动位置的不同所组成的方证也不同：因为胸部出现水饮停滞而出现上部症状，原文所讲心下逆满、气上冲胸、起则头眩、脉沉紧，就加上白术组成苓桂术甘汤证；如果是悸动伴呕吐等胃部症状，就加上生姜变成茯苓甘草汤证。如果下部的悸动比较明显，就是苓术枣甘汤证。这三个方形成一个很有意思的对称关系，就是针对上、中、下三焦的悸动。这里我还着重讲一下苓桂术甘汤证。有些人白天很疲劳，晚上很活跃？日本人把它称为猫头鹰证。这种猫头鹰证用苓桂术甘汤效果非常好。我的一个患者也有猫头鹰证，我就用这个方子治好了。我举一个大冢敬节治疗矢数有道的例子，刚才讲过矢数有道一家人都是搞经方，水平也非常高，在日本很有威望。但是有一次他住院，发烧退不下来，非常危险。大冢敬节去看他。一进门看到满头都是汗往下流，手脚冰冷。矢数有道就跟大冢敬节说："我这个病是附子证，很难治。今天早上输液，液体全部停在大腿内侧，看来我的心脏很弱，心悸厉害，汗出不止。你看怎么样呢?"大冢敬节说:"你看错了，你这个病就是茯苓甘草汤证。茯苓甘草汤就是治疗发烧伴有小便不利，汗出且口不渴，你的手脚冰不能看作是附子证。这个是水厥，就是苓桂术甘汤这一类证。"所以他就把苓桂术甘汤煎起来给有道吃下去。吃下去不到几个小时，体温退掉了，大腿也不肿了。《伤寒论》治水的方证里很多都有发热的症状，这个要引起我们高度重视。比如说五苓散证有发热，真武汤证有发热，甚至猪苓汤证也有发热。所以这些方剂我们不能认为单纯是治疗杂病的方，治疗外感病也是经常用到。

七、《伤寒论》的对称性

刚才我们讲到刘渡舟老师发现苓芍术甘汤，他形容这个发现的过程为火中爆豆。发现了这个方，《伤寒论》中方剂的阴阳对称关系就出来了。一边是和阳利水，一边是和阴利水。我后来思考刘渡舟老这种火中爆豆的灵感来自于什么地方呢? 其实就来自于我们与生俱来的野性思维。人类学家就曾提出野性思维里面的四个特点，对称性、直观性、具体性、类比性。我们说伤寒论是野性思维的产物，根据也是这个对称性。大柴胡汤和柴胡桂枝干姜汤，它是以小柴胡汤作为对称轴的对称性方剂。桔梗汤和半夏散及汤，它是以甘草汤作为对称轴的治疗咽喉痛的对称性方剂。黄芩汤和芍药甘草附子汤是以芍药甘草汤作为对称轴;大黄黄连泻心汤和附子泻心汤是以半夏泻心汤作为对称轴;真武汤就是以五苓散作为对称轴;大黄黄连泻心汤和干姜黄连黄芩甘草汤、人参汤就是以黄连汤作为对称轴。你只要仔细地去看，伤寒论里面很多方剂都是对称性的。日本的汉方家对这个问题也非常感兴趣。日本非常著名的经方家中西惟忠把这种对称性的现象称作一个方的"热化"和"寒化"，比如说大柴胡汤是小柴胡汤的热化证;柴胡桂枝干姜汤就是小柴胡汤的寒化证。其实还有另外一个对称的方法，不用寒热，用虚实。如以葛根汤为对称轴，虚的一边就是桂枝汤，实的一边就是麻黄汤。这样就可以当你失败的时候，你可以知道你在判断的范围内有几个对应的方子可以供你选择。

八、黄芩汤

第八个部分由于时间关系我们这里过一遍，黄芩汤治疗发热下利腹痛。腹痛是芍药甘草药基证；下利和发热是黄芩甘草的药基证，再加上大枣调胃。假如出现呕吐，这个方可以加上半夏生姜，再演变就成了泻心汤系列，还可以进一步地演变为小柴胡汤。从这里我们就可以看到方剂一开始并不那么完整，它都是从简单到复杂，从不成熟到成熟，经过临床的实践，慢慢地几千年几万年调整过来。我们要特别重视黄芩汤。这个方子在临床上使用不多，但是在方的构建方面，它是一个核心方。比如半夏泻心汤就是在黄芩汤基础上加上半夏生姜，并且以黄连去换芍药，换掉芍药就不再治疗腹痛，黄连也是治疗下利，因此半夏泻心汤治疗下利心下痞呕吐就是通过这样一个药味的加减变化演变过来。

九、结束语

第九部分就是结束语了。我们从药证，讲到药基证，以及到桂枝汤的组成作为例子，再以桂枝汤为基础进行加减。要摆脱成熟的伤寒论版本给我们带来的很多迷惑，走向那种原始经验。站在经验的基础上看，知道后人整理的优点，也知道整理的弊病，这样我们就能够以一种平静的客观的心态面对伤寒的学习。不要出现理性的自负，而要回归到原始的状态中，在对照的情况下，把野性思维和理性思维紧密地结合在一起，才能够学习好伤寒论。最后推荐两本书：一本是远田裕正的《伤寒论再发掘》，一本是费维光的《中医经方临床入门》，谢谢大家！

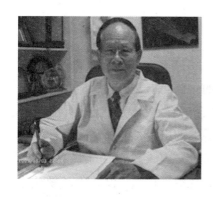

【名师简介】

　　董延龄　国医董延龄诊所院长，台湾文化大学中医师再教育客座教授，美国西北咸林大学荣誉传统医学博士，中华自然疗法世界总会常务理事，美国自然医学研究院院士，历任中医考试典试委员，立法院考试特聘中医师。曾应阿拉伯联合大公国之邀请，赴该国为其总统哈扬（Hahyan）及王室多人治病。专长急慢性乙型肝炎、心肌缺氧症、异位性皮肤炎、雷诺氏症、妥瑞氏症、前列腺肥大、各种久病不愈颈部酸痛、男性不育症、女性不孕症、月经不调、痛经、各种风湿关节炎、面瘫（颜面神经麻痹）、急慢性湿疹、各种急慢性鼻炎、鼻过敏、大人小孩体质调养。著有《延龄医谈》《打开优生之门》《怀孕前后体质调养手册》《六味地黄丸为养生妙方》《中医临床心法——杂病诊治经验谈》《国医董延龄开药方》等多部中医专书。

【名师专题】

经方治疗特殊疾病之优势

台湾文化大学中医师再教育客座教授　董延龄

　　董教授：主持人李教授，各位同道，各位好朋友，大家下午好！

　　今天第一场由小弟来为大家报告。看到这样的从各地来的这个嘉宾，各位的同道，感觉内心非常的高兴！我记得，去年我到中山市中医院里也有一个演讲，这一次来的同仁更多。可见这个经方，在李教授的这个号召之下越来越兴旺，越来越受到大家的重视，那小弟我也感觉到与有荣焉。

一、服务台湾立法机构的经历

我在台湾行医有 40 年的时间啊！我各种病都治。为什么叫我"国医"呢？其实是因为我就是用经方治好了台湾的一位叫李文斋的病。我不是正统中医教育出身，是特考及格的。中医在台湾有一个考试就是叫特种考试。我考取的第三年，正好碰到一个摔跤昏迷的患者，经过台湾两家很大的医院，一个就是中兴诊所，是一个贵族医院；第二个就是荣民总医院。他先后在这两个医院治疗差不多一个半月，也醒不过来！没办法，醒不过来。医师就叫他家属准备料理后事。这个患者那个时候只有七十几岁。后来一个朋友推荐，特地到针灸科让我治疗。我用针灸配合黄芪桂枝五物汤，一个多礼拜患者就坐起来了，两三个礼拜患者就完全好了！这位患者，不是一般的患者，他是在"立法院"里非常有影响力的一位。他说："您能把我这个病治好，那我一定要好好地答谢你！"我那时候不晓得从哪里来的灵感，我忽然问："立法院里有没有中医呢？"他说没有。我再问："有没有西医呢？"他说西医很多，就是从各个大医学中心调来驻院的医师。我说："我有没有荣幸去立法院里给大家服务一下？"他说："您这意见很好啊！我看看怎么样。"他讲完这句话以后，就联合了 26 个委员联署推荐我，最后在院会通过了，我就这样去了立法院医务室。

那时候初生之犊不畏虎啊！我到了立法院医务室以后才知道，其他医生都是台大的、荣总的、长庚的主任级医师。开始的时候，我心里有点怕。可到后来我碰到几个很重要的病，还碰到急救的病。别的医生都认为不行了，要送到大医院去，再叫救护车来，再运过去，一直到大医院以后，这命也没有啦！所以我听到以后，心里有个冲动，难道我们中医只能治这些慢性病不痛不痒的病吗？我要试试看啊！

有一个"立法"周姓委员，是台北县的前任县长，这个人的祖籍是江苏盐城人。我们知道台湾"立法院"打架很流行的，他就被一个委员一拳打倒地上起不来了！怎么办呢？就有两个人架着跑到我们医务室。医务室那些西医师说没办法，叫赶快送医院！我赶快出来，因为送到医院就一定是没命的，因为他打岔气了，岔气就不能呼吸，不能呼吸等送到医院就会憋死了！我出来以后说："给你先用针灸缓解一下！"把他架到我的诊室。他胸口痛不能呼吸嘛，嘴张得很大，我就在对侧的间使穴扎一针，他左胸痛得比较厉害，也可能伤到心脏，在同侧的阳陵泉又扎了一针。那时候我真不知道会有那么快！我自己都不知道！扎了针，大概过了一两分钟，我稍微给他捻了一下针，因为我们针灸都有补泻呀！他马上说不痛啦！我叫他咳嗽看看，他咳嗽后说不痛；叫他深呼吸，他也说不痛。我再给他捻捻，我说你起来走一走，他说可能没办法走。我看他脸色已变过来了，来的时候脸是苍白的，他现在脸色很红润，原来眼睛睁不开，现在眼睛睁得很大，而且没有了痛苦的表情。我说你不要怕试试看，他起来走，他说："啊！不痛啦！"他就问我能不能到议场。那个时候议场要开会，全部的委员都要到齐的，少了一票就不得了！结果他去了议场。从那以后，这事在立法院里很轰动。他们说"你们西医不敢接的，这个董医师用针灸就把他治好了！"尤其这位周立委说他以为要到医院起码要躺一个礼拜以上，现在不到几分钟就回来开会，同事都觉得很惊奇，从那以后我在立法院医务室就稳坐了！

我在立法院前前后后经历过5位院长，待了28年。可以换句话说，我和立法院高水平的西医共事有28年的时间，他们会和我互相交换意见。西医有西医的长处，可是我们临床治病，那也是真实不撼！我刚才讲，像推荐我进来的这个委员，我为什么当时又用针灸又用黄芪五物汤？这个人完全是昏迷状态，他什么都不知道的，和一个植物人差不多的！不到两个礼拜的时间他就好了。他自己也感觉到很惊奇！后来这些老立委都认为是很惊奇的事情！

我一方面针灸，当然是扎头部的穴、身体的穴位都有扎，不细讲针灸。我为什么要用黄芪五物汤？我记得《金匮》上讲"夫尊荣人骨弱肌肤盛"，善通血痹。因为他是尊荣人，胖胖的一个人。从这个思路，我就开了黄芪五物汤。没想到第四次我给他用针灸，他就坐起来了！两个礼拜他就从一"植物人"变好了，完全好了！我这样处理以后，他们就称我"国医"。我们那边也有一位西医，是蒋公的御医，这个人也姓董。他们喊我什么？我说，以后你就喊我"懂一点"。那另一个董医师呢？你就喊他"懂多多"呀！所以，我们两个一个叫"懂一点"，一个叫"懂多多"。哈哈！开玩笑！

二、查房的心得

今天上午各位都听了黄教授精彩的演讲，可惜我只听了一个头，听了一个尾，我觉得讲得太棒了！那我中间去做什么？我去查房。他们安排了两位住院的患者。一位是 17 岁的小姐，一位是 40 多岁的杨先生。这两个人的病都有一段时间了，而且用西医治疗效果不好，希望我去给他开中药试试看。我现在就把这两个病例向各位报告，大家指教一下！我觉得有这个安排我非常高兴，虽然对我个人是一个考试，可是我非常高兴，为什么？因为这很实际！很实在！很实用！这太好了！这两个都开了一个汤剂。

我首先报告这个 17 岁的小姐，她已经住院好长一段时间了，而且她是一个 1 型糖尿病患者。我在去给他们诊疗、诊断之前，主管医生先报告一下，大概介绍一下这患者多大年龄，病情怎么样，用过什么方法治疗等，以前治疗效果当然是不好了！我一看这个患者，西医讲 1 型糖尿病，她还有五六个病缠在一起。第一个当然是糖尿病；第二个她全身痛，夜间痛得特别厉害，早上也痛得特别厉害；第三个盗汗；第四个肚子胀；第五个还有便秘；第六个口干、不想喝水。所以有 6 个病缠身。

医生在给我简报以后，大概都是西医的治疗方法。这个患者中间用过降糖药。人瘦得很厉害了，吃饭也吃不下去。我看过以后，问她病的来龙去脉。她的脉象是六脉虚数。所以综合地来讲，这个病有两个非常大的主因，一个就是虚，阴虚；第二个就是气虚。其中，像全身痛，尤其夜间痛也是阴虚造成的。我们中医讲"久病必虚，久病必瘀"，所以这个患者六症缠身。还有她很久都不能动，我当场教了她如何运动。我自己研究的运动，这个运动是专门给卧病、久卧不能动的患者来做，躺在床上动就好，不要起来，所以叫它"懒人功"。

另外一位是 40 多岁的糖尿病患者，也是六脉虚数。他这两条腿，从腹股沟以下、沿着股内侧一直到踝的部分，好像暴露出来一条血管一样浮得很高，很痛很痛，非常痛！我看都搽了一些药膏。另外一条腿也有痛，不过是外侧痛。这个病的脉象跟前面那个是一样的，但是症状上不太一样。这个患者的糖尿病已经有十多年了。最近半年才发现这个腿内侧痛得不得了，夜间还会抽筋，他这个抽筋不是那种真正的抽筋，有时候忽然抽一下、忽然抽一下，抽得他夜间睡不着。这个类似我们古时候所讲的"怔忡"。我推测它也是因为阴虚、心血不足造成的。

我给那两个患者拟出了两个方，类似，两个依然有不同之处，脉搏病因之差，现在这个病裹着它这个因啊！内经上讲"治病必求其本"。我们现在了解这是病的果，不是病的因。所以，它主要的这个果就是一个阴虚、一个气虚，久了它就演变成虚热。

我给这小姐开了经方，我开的是人参白虎汤，《伤寒论》叫白虎加人参汤，这个就做一底方。然后加了赤芍、白芍、川芎、生地、山药、茯苓，还有怀牛膝、北芪。为什么要加这些呢？你看我加了这几味以后，有破瘀的、有补气的、有降糖的，这个都有了，所以我就给她用这个方子吃一下看看。不是吃了这个方子就百分之百，但是我给她分析，应当要比西药强一点。你看，我这方特别是治阴虚的、补气的、通血脉的都有了，加上黄芪，我就用北芪，不要用晋芪，晋芪有糖分，她又有糖尿病，所以用北芪，没有甜味的那个黄芪。我给她开了方以后，我特别叫她要运动，因为她天天这样躺着，没有病也会生病。在我的临床经验之中，就是久卧不起躺着躺着到后来气滞血瘀，好像机器、汽车一样，你很久不开，它就生锈，再开开不动了！到最后躺着躺着就完了，这个人就完了！到后来是心脏衰竭、肾脏衰竭。我看过的这种例子非常多，所以我们当医生的，一定要叫患者运动，教他一套比较简单的运动。我在台湾看病，碰到有些患者缺少运动，就建议他自己学一套。我自己也有一套，我每天都运动，所以很多人看到我问我……刚才李教授她就喊我"董少"，以今年小弟80岁来讲，看起来还可以！哈哈！所以，我们要教患者一套运动，简单的，这个非常重要。同时还要告诉他这种病，食疗也很重要。这个大家都懂。

第二位患者杨先生呢，我就是用原方，把黄芪去掉。为什么这里不用黄芪呢？《本草备要》提到黄芪"无汗能发，有汗能止"呀！所以，加黄芪有止汗作用。因为他没有盗汗现象，所以我就没给他用。可是，我里头用药的分量，和那位小姐是不一样的，因为这个女孩子她身体弱弱小小的，这位先生是中等身材，比我稍微瘦一点。

我记得我们古人讲，出一个方的时候，要注意理、法、方、药。注意"理"，当然是生理、病理、药理；"法"，就是遵循的方向，你向它的方向去走，然后下药，这样还不够。还有一个"量"的问题，同样的一个病，我们要采用这个药的分量都不一样，尤其是汤剂，表面上看起来不科学，但是我这么多年经验我认为是非常科学的！就看当时这个患者他这个病的状况来决定用药的分量，不是说按体重！我们要看当时他这个病的轻重来决定的，所以这个量很重要。然后，还有一个"质"的问题，那药有好有坏。有的药它的药性很强烈，你就要用少一点；有的药它的药性比较弱，你就用多一点。各位可能都看过《医学衷中参西录》，张锡纯先生经常用石膏用半斤呢！用半斤，这么大的量我不大敢用，他就用半斤。所以张锡纯是一代名医，因为他敢用，他的病看得准，拿捏得比较正确。因此"量"很重要，"质"也重要。有的需要用地道药材，质比较好的，我们就用得轻一点，质差的就用得重一点，所以这个处方，除了我们说四诊，后面这个理、法、方、药、质、量，都要拿捏得很好！那当然像我行医40多年，我一看大概需要多少，我的脑子里就有一个盘算。比较年轻的医师怎么办呢？你不敢用那么多，你就先用轻一点，试一试，先轻点，这是小病啊！那么大病，你非要用重，你不用重的话，这个病会缓不济急。这一点提供各位参考。

三、特殊疾病的定义和成因

下面，我就按照中医如何治疗特殊疾病来讲。我这么多年了，用中医的经方治疗了不少西医学不能解决的问题，我可以帮他们解决。所以，我在我的诊所里除了我的"国医董延龄诊所"之外，又挂了一个小招牌，就是"特殊疾病研究治疗中心"，有这么一个小牌子。我下面就这个题目来跟各位分享什么叫"特殊疾病"。

我们所谓的这个"特殊疾病"，就是发病案例较少，临床症状很特别，逾出常例之外，病机错综复杂，而不是单一的，使患者常年、长期忍受病痛折磨，使医者在辨证上感到很疑惑，在治疗上较为棘手的一类病症。这是我给"特殊疾病"下的一个定义，请大家参考。

你看，其实古代就有这个特殊疾病了！特殊疾病，就是我们说"奇疾怪病多痰"，更有"经络不通可致奇病"的说法。《素问·缪刺论篇》说："今邪客于皮毛，入舍于孙络，留而不去，闭塞不通，不得入于经，流溢于大络，而生奇病。"我前天在台湾遇到我们那里中医药大学的一位医师，也四十几岁，是一个硕士，临床很多年了。他从高雄来台北找我看病。他递给我一个名片，我觉得大家是同道，就稍微跟他多聊几句。他说："我这个病困扰我很厉害，看看我这个头都歪的，背也硬得不得了，还有又口干又怕冷。"他说有开过方子去吃，开的什么呢？他怕冷，他认为是虚，所以他就用了热药干姜、附子、桂枝，他都用了！吃了之后更厉害！可是，我一把他的脉，六脉不是很洪，是偏于洪的，所以六脉洪数，是属于这一类的。我说："这是一个内热外寒证，你不能光凭着你怕冷就开这个，所以你吃了身体一定是不舒服。"最后，我给他开了葛根汤的一个加减方。说实话，早年我在临床上，因为自己对疾病的中医方面摸不清楚，常常也是原方照用，效果也不错，也很好！那后来就是自己领悟比较多了，临床患者多了，就知道临床处方汤药如何加、如何减。可是，台湾都是用浓缩药，就是用成方经过萃取做成的一种叫"科学中药"的药粉。这些方只能加不能减，因为它已成了整包，所以我用了这个方，给他带回去。我用了葛根汤的加味方，需要用重的我就加重，减就不能减了。可是一加重了有一个好处，它可以把药量少的给掩盖了，仍然可以发生正面的作用。所以，不能凭直觉来想什么处方啊！最重要的，不能说他怕冷就用热药，那是不对的！那样想会阻碍我们用药的一个思路。

我研究这些特殊疾病，有一个远因，远因当然跟遗传有关系。我们当医生的就要问一问，譬如这个年轻人他的年龄、他的妈妈、他有没有小孩子、（女士）在怀孕的时候有没有特殊的嗜好、在饮食上或者在生活习惯上有没有特殊的嗜好，要问清楚，你就知道了。譬如我在台湾，治疗很多异位性皮肤炎。当时不了解，就是对症治疗，后来想了想这不对，因为它有时治不好会复发。

我曾经治过一个非常棘手的病。我们那里有一个处长的孙子有严重的异位性皮肤炎，全身都抓得稀烂了。他说他已经找了5位皮肤科的医师、专家看都不行。后来他就让我来给他看看。我给他看了以后，用了防风通圣散的加减方、连翘败毒散的加减方，这些都有给他用过。他吃了本来有效，可是过几天又复发了。我想这不对。我后来问他："你这小孩最近有请保姆吗？"他说有请保姆。因为有些小孩有时候是跟保姆一起睡的，所以我说跟保姆一起来看看。他就把保姆带过来，我一看，这保姆就有很严重的皮肤病。后来，我就两个人一起治，一起治以后两个人都好了，从那以后没有再复发。所以，我们当医生有时候要思考一下，万不能考虑就是单纯的患者，也要考虑他的背景是怎么样发生这个病，我为什么没有治好，或者为什么治好了又发了，都要考虑到！

我刚才讲到的，这个远因就是遗传，还有长期的不良生活习惯，譬如特别喜欢吃一些什么东西，不良生活习惯就会造成一些特别的病，这个都要好好地考虑。

第二个近因，当然是离不开这个六淫七情、饮食劳逸、跌打损伤、虫兽蛰伤等造成疾病产生的必然性。这个病本来是不会发生的，可是久了以后造成身体"久病必虚，久病必瘀"，造成了免疫上的问题。我们中医讲的六郁，气、血、痰、火、湿、食六因，久了以后就很难收拾。我曾经治过一位船长的太太，年纪不大，不到40岁。可是，她看起来好像六七十岁、七八十岁的老太婆一样，走路很慢很慢，讲话也有气无力，样子就很苍老。诶？很奇怪！她不到40岁怎么表现这样呢？这个病请西医看已经有很长一段时间了。她这个人比较内向一点，不会交际应酬。我就问她平常做什么？她就说吃饱了睡，睡饱了吃，床头摆个电视，有时候吃点面，其他时间就看看电视，就睡觉，几个月下来人就变成这样了！后来，我教她一套运动，对她应该有帮助，再开药给她吃。她还不到40岁，所以这种病很容易治疗，很快就治好。如果你不教她运动，就光给她吃药，可能好得很慢，也可能就根本好不了。所以，不能单用药来治疗。有时候还要配合食疗，不能吃哪一些药、哪一些食物，或多吃一点哪一些食物。当然，特殊病的这个近因，还有譬如我们现在生活环境的一些恶化，而远因可能与气候变化也有关。

2009年，我应美国自然医学研究院的邀请，做了两场演讲，看了20多个患者。从台湾来的一个老医师，专门看疑难杂症，患者就来看。结果我感觉到美国的这个医学，它是个很科学的医学。可是，它科学得太厉害了，就把人当机器修一样。我举两个简单的例子。一位女士感冒，5个月看不好，看了4家医院，吃了好多西药以后，不但感冒没好，又增加胃痛。医师跟她讲是心理有病，叫她去看心理医师。心理医师看过之后，说她没有心理病。所以，她后来干脆不去看了！碰巧我去演讲，她家里人陪着她开了3个半小时的车过来要我看病。我演讲完以后，大概问了她一下，然后一把她的脉，脉象六脉沉迟。她一直有感冒的感觉，全身很不舒服，你叫她讲她又讲不出个所以然来。她说一直不舒服，全身紧绷绷的，头也痛，这里酸那里酸，也不想吃东西，全身无力，治疗5个月没好！我一看六脉沉迟，而且还有一点弦象，所以我就考虑到用柴胡桂枝剂，两个方合用，一个是桂枝汤，一个是小柴胡汤，因为她脉有弦象，我就从这里思考。美国有浓缩药，桂枝汤用了4g，小柴胡汤用了2g，开了5天。我是5月3号帮她看病的，5月8号下午我就回台湾，我叫她上午再来找我，或者给我电话都可以。结果到了5月8号的上午她打电话给我，她说她已经好得差不多，已经好了七八分，问我还要不要再来复诊？因为她要开3个多小时汽车，我就叫她别来，自己再去买5天的药吃，一定好！这种病，我们用10天给她看好了！美国医学搞了5个月搞不好，一个病还变成两个病！所以，我们的经方，用的时候要用得好，看着对的，那就非常非常有用，非常有效的！我后面还有一个特别病例再给各位报告。

食物的污染我就不多讲了，这个大家都晓得的。现在药品的污染是非常严重的，导致药源性的病。前几天，台湾的《联合报》有一篇报道美国因为吃抗生素造成的药源性的病，说有一两百万，那因为吃抗生素吃死的有好几万人。所以，这个药品的污染是很严重的。换句话说，我们想着多帮助一些患者，我们的经方这么好用、这么简单的方子，我们就要好好地珍惜，大家努力去发扬！

再一个是过度医疗非常严重，甚至造成一些不应当开刀的外科手术，开得非常多。我们都讲，围绕这个健保银，开一个刀可以赚很多钱，一个内科的病可以治好花不了几个钱，这样就盲目开刀，尤其一些私人财团开的医院，外科手术就非常泛滥！所以我在好多年前，我写了一个建议给台湾当局，我说我仔细观察现在的医疗，用四句话："累死名医，整死患者，肥死财团，穷死健保。"所以，像我们一样，我们甘愿去当中医的各位都有一个传统的思想，我们是救人为第一，谋生活是第二，我们都有这传统观念，所以我向当局做了这个建议。当然，我以后也累积了4个解决方案，但是现在都是这个主流医学当政，我们不能为敌，但是凭着良知不能不做这个建议！

我们知道，上海有个老名医到台湾来过很多次，我们一起交流有好多次，这个人年龄比我还大一点。他做的就是特殊疾病啊！他对3~4个患有奇疾怪病的患者做了血液流变学的测定。他发现，这些患者的血液黏稠度、血液沉淀，还有那个K值等等这些指标都比正常高。另外一个点就是痰浊，说实在就是我们身体的代谢不足的这些，你说它是痰不是痰，一说它就是浓浓稠稠的，包括西方医学认为的动脉粥样硬化这些东西，都可以叫作痰。第二个我们刚才不是提到六郁么？六郁这个题目就可以做一个专题演讲。

我们单单来看，美国现在发现的罕见疾病约有 5000 多种。我刚才讲，美国医学分析得真是精、真是细啊！可是，虽然它分析得那么清楚，但是没有药好治！我在网上查了一些资料，这些患者大概有 1000 多万，其中有 80% 都是遗传性疾病，遗传性疾病更是没办法的！目前用药可以治的，5000 多种只有 200 种，200 种是勉强有药可以治，事实上治不好！它治不好以后呢？用的是维持疗法，也就是用支持疗法，它没办法完全治好！那么，我们中医能不能治得好这些病呢？我在临床上治好了不少，因为我是一个临床医师，我的患者非常的多，但我没有那么多时间去统计。

为什么像美国医学被公认是很发达的，碰到这些罕见疾病会有那么多的瓶颈呢？因为一个病理知识缺乏。我们中医讲的阴虚、阳虚、气虚、血虚。我问他们血堵的问题、血液的问题，他们很勉强地说出比如是出血，还有一些可以补血的什么什么。其实，他们不懂，他们的字典是空的，所以就没办法治疗。第二个，它研究耗费很多很多的钱，据说一个西药研究要花费 20 年时间，而且从开始以后要花一亿两千万的美金。花很多很多钱，你研究出来以后也就很快地被人家仿制，因为它是单一的成品，很容易仿冒。没办法！所以大家也不愿意去花费那么多的成本、那么多的时间、那么多的精力去研究，专利也不容易申请下来。我曾经到美国演讲时仔细地观察，回来做了一个结论。我说，我们学美国啊，什么都可以学，他的科技方面可以学，唯独医学不要学！饮食不要学！每个人都是胖子！你到风景区去看一看，那些通通都是胖的，好多好多都是胖的，年纪轻轻的有十七八岁胖得走不动了！你说我们怎么能学美国呢？所以，回来以后我公开的也讲，我们一流的人才去学这种医学，真是划不来啊！尽管我是人微言轻，可是有一些事情也会引起一些人的回响。

三、中医治疗特殊疾病的优势

我们中医为什么有这个优越性呢？

第一，因为我们熟记这些名方，化裁应用。上午黄教授讲的这个葛根汤，我也大开眼界啊！他这个葛根汤能够治脑血管、中风的病，他能够治一些我觉得难度蛮高的一些病，他都可以用葛根汤解决！我临床上还没体验得那么深，他可以更深刻。所以一定要记清、记好名方，化裁运用。

第二，慎选有效的成方。这个有效成方我们也可以用。大家有没有注意到，大概十年前，香港凤凰卫视电视台，有一个女主播刘海若，到英国去采访发生车祸。英国医院判定她是脑死，已经是无药可救。北京有医院派人把她接回去，后来用安宫牛黄丸把她治好。所以，成方有时候用得上，有时候我也会用啊！我曾经也治过一个类似植物人，也用过这个方子，不过阶段性地用，不是一直用。

第三，还有单味药的联合，遵照中医的理法方药，自己组合。我碰到有些病，因为也很不容易找得到复方，有时候这个脑袋也记不了那么多。假如你当时记不到，你就要想，根据这个生理、病理、中医的药理，合理地组织一个方子来用上。这往往很有效，虽然不是百分之百。

第四，就是量身打造，这个是我们中医的一个特长。比如说，我刚才去查房，这两个方子，为什么他们同样是糖尿病，可是他这些兼症有时候比主症还严重？那你怎么办呢？所以这个就是要量身打造，不能说张三李四都完全用同一个方子来吃药，这不是我们中医的特点。我们现在以桂枝汤为例。你看，桂枝汤里头有这么多加减方，我不一一解释了。我把它归纳起来，根据《伤寒论》，有桂枝汤的方子一共有18个。《伤寒》和《金匮》用得最多、出现最多的前几味药，桂枝占一大部分，芍药占的是最多。

四、验案举隅

下面，我讲用经方治疗特殊的病例，诊断以后认为可以用中医的方法把它医好的这几个病例。

近20年以前，有一位丘先生，是个化工专家。他被派到广东肇庆附近的一个小镇，在那里设厂后就得了一个病。得病以后，就是怕冷、发烧，有时候还抽搐，那当然是赶快将他送到附近的西医院。病情越来越严重，所以他的家属就认为要赶快用飞机就把他接回去。这个人的家住在台北附近。接回去以后，住在一个基督教医院，是一个很大的医院，治疗半天不见效。什么病啊？疑似脑膜炎。医院说你赶快转医院。大概是4月份过去，他就转到某大医院。转过去以后，有一天他剧烈地抽筋，以后就昏迷了。昏迷以后，西医就做了气管切开，好像中间也用了叶克膜，把他救过来，稳定以后就转到普通病房。

到了8、9月间，他一直没有起色。后来经人推荐，希望我去看一看。我给他看了以后，直觉上认为这个病应当用我们的中医可以治好。当时，他两个眼睛完全闭着，我用针给他扎劳宫穴和涌泉穴，一点反应都没有，完全没有知觉！他做了气管切开以后，旁边都是紫红色的，几乎通通都是在强烈的瘀血和发炎的状态。我看看他的腿部，腹股沟的地方好像有东西挡住一样。我用手去一摸，两个腹股沟都长了这么大的一个疙瘩，可见他的淋巴发炎得很厉害！他的尿袋里，小便和咖啡一样的颜色。他的旁边有测定心脏脉搏的一个仪器，心脏一分钟跳了139次。四个脚上都打了点滴。这人已经折腾得不像个样了，但是为什么看起来他还不错呢？因为这个人蛮有钱，他请了4个物理治疗师每天给他按摩，都是不停地给他按，所以他肌肉没有萎缩，面色看起来还不错，而且4个点滴在吊着，有营养。因为医院给他诊疗，诊断他是连续性的癫痫病，所以治疗5个月仍然没有效。

他太太把笔记本子记得那么厚，每天吃什么药、有什么状况，记录得非常详细。我看了以后，想把个脉却没办法把，因为他的手臂上都缠着纱布。没办法！那我就把他的跌阳脉，跌阳脉洪大得不得了！还有一个脉搏，是以前我的老师教我的。他说无论什么危机大病，一定要把太溪脉！如果你把不到太溪脉，这病你不要接手，你接手你也没办法。他说太溪脉等于是我们人的树根一样，它根没了，根断了，你怎么治也没用，所以碰到危急病你就把这个。我一把太溪脉感觉还不错，所以后来我跟他太太讲，我说这个病应当还可以治。

最奇怪的是，他这个病还透过某医院到澳洲去请了一位专家，听说这个人是世界有名的一个自然疗法师，把他请来，也是不行。后来，我为他拟定了一个近程法、中程法、远程法，三个计划来给他治疗。近程的，你当然得叫他醒过来呀，对不对？他的内热很重，他小便的颜色、他的脉象，那都是一个热证啊！他有热证，为什么不发烧呢？这里他是闷烧，好像他在屋子生活，四边的门窗都关的非常严密，在里头闷烧，要不然他不会像这么闷烧。所以我给他用的是经方，小柴胡汤加生石膏以散表。然后再加上安宫牛黄丸。早、晚饭后吃小柴胡汤加石膏，我把人参易成西洋参，少一点。午饭后和睡前吃安宫牛黄丸。一天吃 4 次药，同时配合针灸。我给他扎了人中、百会、两边风池，因为风府扎不到，四神聪也给他扎了针，扎完针我给他捻针。第四次我去给他针灸，我叫他张嘴看看。他嘴巴一下子张得很大！完全没有知觉的一个人，一个植物人 5 个月，他的嘴巴居然张开了！那就是他听得懂我的话，但是他不会讲。我叫他伸舌头，他也会伸，那个舌头都变紫红色，跟病猪那个猪肝差不多，这个营分的热很厉害！虽然他会醒过来，可是他的内热也有增进。

到了 5 个星期以后，西医院就让他出院。这时候他的太太对我非常信任，问我看看他能不能出院。我就去看，去了以后，我说你坐起来，他也坐起来了。当时两眼无神，样子痴呆的，但是他能够坐起来了。所以，这点我也觉得西医的心量也很宽阔，能让我去看，当然是医院特别准许的。要是修养不好，你就气得扭头会走。为什么？因为我第一次去看的时候，他的两三个物理治疗师在那里，叫我在那等，他们却慢条斯理地在那边治疗啊！后来，他会张嘴了，会睁眼睛了，他们对我就很尊重了！看到我来了以后，就赶快让开，让我先看，他们就到旁边去。这也是我感觉到蛮欣慰的！以前碰到他们，他们就顾着问东问西，他们现在也不问，一看到我就知道是董医师来了。这也是我觉得欣慰的，我想当医生最高兴的就是这个事！

后来，我叫他起来走一下，他讲得很慢的说可以。他起来后走一走，说两条腿都没知觉，好像木棍一样，没有知觉，因为麻得不得了。我说："你躺了 5 个月了，当然你不会有知觉。"他问能不能出院，我说可以。他说出院后怎么办，我说到我诊所去就好了！因为那个时候我还在立法院医务室，我一、三、五就在自己诊所看病。所以，这样这个人很快就得到治疗！

我从这个病得到一个体验就是：碰到这种大病，所谓疑难杂症，你要有一个计划，你第一步要做什么，第二步要做什么，第三步要做什么。我碰到疑难杂症，比较严重的病，我都会大体上有一个治疗的构想，所以从这个病我得到一个自我教育的机会。

另一个案例，这个小孩叫陈国远，从生下来没吃过一颗饭，都靠什么活命呢？靠打针活命，每天就打维生素、打葡萄糖这些东西。这个小孩也是在我们那边的某大医院住院，这是台湾最有名的一个医疗中心，光是病床数就有一千多张，非常有规模和历史的！这个小孩生病以后，就是不会吃奶，一吃奶就吐。三四个月以后，医院诊断，说这个小孩子是动脉绕着食道，非要开刀，开刀就可以了！开刀以后，这个伤口从天突一直到神阙。到我去的时候，你都不敢看，因为这小孩瘦得不得了！他这个手臂大概还没有拇指那么粗！开了这一次刀以后，不但没有好，吐得更厉害。后来，医院说什么呢？说是他们当时搞错了！这小孩的胃太长，再开刀把他的胃截短一点他就好了！他肯定就开了第二次，把这个胃截掉了二分之一，然后缝起来，不但没有好，这次吐得更厉害。所以，他的妈妈就问这个医师了。那个妈妈年纪很轻，20来岁，她说："为什么你说开刀就会好了，现在他吐得更厉害呢？"那个医师说："我该做的都做了，我们也没办法，你就出院好了。"这样就让他出院了。出院后，他就跑到另一家医院，也是很大的医院。一检查说是先天性心脏病，要开刀。所以，他又开了一次刀，一点用都没有。这肯定没有用呀！对不对？这个小孩你看他长得平头正脸，很俊美的一个男孩！你说要放弃治疗吧？于心不忍！可治疗之后又没有好。这位年轻母亲每天到恩主公里去烧香拜佛。我们那有个习惯叫掷筊，就是用两个东西丢在那儿看看怎么样。他说可以到南方去找一个医师。南方就是从她那个地方向南，我正好住在那边。

　　她就来了，来了以后一下子就跪在我的面前。我说你是来做什么呢？她就讲不出话来。你当医生的啊！你看了以后，就会顿时油然生出一份悲悯之心。我说你不要紧张，慢慢讲，她就把治疗的经过讲给我听。讲了以后，我问："你在怀这个小孩的时候，你的饮食状况、心理状况是怎么样的？"哎呀！这个不能瞒医生啊！她说："我怀他第二个月以后，我就每天吐，什么都吃不下去。"然后，我问："你怎么活命呢？"她说："我靠打针，一直打到第八个月才勉强能吃一点东西。"所以，问诊知道病因还是最重要的一个事情！你想想，我们中医在妇科上叫内向外感，还有一个同气相求，是不是啊？还有一个叫心电感应。这个小孩子的身体受了她妈妈的这个影响，你想他不吐吗？所以，能够知道确切的病因，还是要靠问诊，比较可靠！那我得到这个诊断的信息以后，我就知道他是怎么回事了！

　　我还是用经方，用了小半夏加茯苓汤。大家都懂都会啊！这样，再给他加一点橘皮竹茹汤。他瘦得不得了呀！给他加点四君子汤啊！我就给他三个方合起来，叫他回去吃一吃。这小孩3岁多了，第一次看到我的时候，他就缩在一团，看到医生怕得不得了！他没有反抗，没有这个力量，就缩在一团。我给他开了一个礼拜的药。第二次来，这小孩他会趴在我脸上，他说："医生爷爷，我好喜欢你！"我听到这个就非常的感动，也感觉到很高兴！当医生就是有这一点，我们当中医的赚不太多的钱，可是我们听到这个，比你赚到很多钱更高兴！大家有没有这个感觉啊？就是这样的。

我这样连续给他治疗5个月。这个小孩，以前是他妈妈抱着，出来都带个口罩，因为他一点免疫力都没有，他非常容易感染。以后，他每一次自己跑着就来到我这个诊所，每次老远的给我打出这个胜利的手势来，而且跑得很快很快的！"医生爷爷！医生爷爷！"一直叫到我的面前："医生爷爷，我好喜欢你！"。所以，这个小孩很快就好了！他之前卖了一栋房子没治好，我给他治好大概花了不到十万块钱（新台币），大概七八万块（新台币）就好了。到后来，我知道他家里没钱，就随随便便地收一点了。

最近看的一个病例，很奇怪的！当时这个患者拿着这些衣服到我诊所里去，我问："你拿着这些干什么？"她说："我这些都是衣服。"我说："你拿着这么多衣服干什么？"因为那时候是夏天，已经很热了呀！她说："我随时都会发病，我发病以后我就赶快把这些衣服，有大衣、有棉袄什么的，都要一起把它穿起来，不穿起来就冻得不得了。"这么一讲，我开始还以为是疟疾。可是，现在没疟疾了，而且她那个病发无定时，什么时候发不知道。一发起来，她就要赶快把所有的衣服都穿起来，不然她冻得受不了。哎哟！这个病也蛮奇怪的！我看病看了这么几十年，也是头一次碰到这种病。

这种病怎么治呢？我从哪里去想这个事情呢？按她的脉象，她也没有寒也没有热，就是这样，一发病就是这样。她发病的时候我不在旁边没有把她的脉，因为她来的时候是正常现象。后来我想，这可能就是营卫不调了！我也没有什么把握，就给她用小柴胡汤、桂枝汤，这两个方给她吃吃看。我给她开了一个礼拜药，我说："你回去吃吃看，我也不知道你这是什么病，你去吃吃看吧！"吃药后她回来说："我以前每一天都要发作一次，这个礼拜发病的时间少了，只有两三次。"我就连续给她这样吃，大概四五个礼拜，她就好了，后来就不来了。据她告诉我，这个病已经有7年的时间，所有北部的大医学中心、大医院都看过，也有看过中医，也是不行。最后，我就用这么一个简单的方子，把这个病给她治好了。

我再来介绍一个病例，这个患者是一位太太。这个太太的脸色和关公一样，红得不得了！这个人从芦洲来，到台北差不多20里左右。她来的时候，正好发病，一个手拿个电扇，另一个手拿着个冰袋。我问："你拿这个干什么？"她说："我现在要是不用这个方法，我就没办法，那个脸好像用火烧一样，又痛又烫、头又胀。"有这么一个怪病！她那个脸红得跟关公一样，还有便秘，所以她又有内又有外。我想，那是什么病？用什么药呢？这个很难！我一直在把脉，想了好久，把脉实际上也是在想方子，要用个什么方呢？像这个表里双解，有没有这个药？我都是用浓缩药多，因为她有便秘，我就给她用了一个防风通圣散，好像是刘河间的方子，我说你回去先吃吃看。因为她有热象，脉象有洪数脉，所以色脉相合。《医宗金鉴·四诊心法要诀》上说"能合色脉，可以万全"。所以讲起来，这种病我们是有把握的，但是当时不知道用个什么方，因为没遇到过。我就给她开了防风通圣散，想先给她通便。我父亲曾经跟我说："你不管碰到什么病，如果他有便秘，你先给他通便一下，一定会减轻。"所以，我就先给她通便。像这种患者，你给她用一般的量是不够。我用浓缩药我都用8g，所以我第一次就给她用8g。我说："一天吃三次，如果你大便连续泻了三到五次，你就要改成一天吃两次，或者一次吃半包就好；如果还泻，泻个两三次，一天吃一包就好了！"这个你随时都要机动地做出调整。你不能老是给她泻！你老是给她泻，她都泻乏了！你看她，久病必虚啊！泻到没有元气，她怎么能活呀！病治好了，人治死！所以这个也要顾及得到。

后来，这个人也不来了。再后来，她发生车祸，来找我看。我问她："你以前的病怎么样了？"她说好了。我开玩笑说："你好了就把我忘了，你也不来看我了！"她说好了当然不来了呀！这个病很棘手！有一些病你没有看过的话，你可以根据我刚才讲的一些思路，也可以治疗，不是说不能治疗。

我们再看看下面这个病。这个病就是雷诺氏征，西医讲的一个罕见疾病。这个在整个台湾大概有1200人左右。患者从年轻的时候，到了冬天就四肢冰冷，不懂得养生。到了四五十岁、五六十岁以后，一到了冬天，他的手就变成紫红色，有时候会痛，痛得不得了，尤其第二天疼得更厉害。

到六十岁以后，手指之间都会溃烂。他跑了三个医学中心，都说要截肢治疗！这个病是疑难病呀！我在报纸上曾看到一个做木工的年轻人，38岁，看起来身体还很好的，同样的雷诺氏征，做了手术50次！50次要受多少罪？开刀就截，过一段时间烂掉就再截掉，就这样治疗。所以，现在这个病我们用什么办法治呢？我想想各位大概都知道，主方就是当归四逆汤。他内有久寒，就加一点附子、干姜；如果他有气虚，你就加四君子；有血虚再加四物；有血瘀，可以加重一点桂枝、川芎。我就这样给他治疗，后来他就好了。

我下边讲一个小娃娃。这个小娃娃也3岁了。我到美国洛杉矶去演讲的时候，这个小娃娃的妈妈从华盛顿，坐飞机坐了三个半小时来找我看。他什么病啊？跟刚才第二个我介绍的那个小孩一样，从生下来就不会吃饭。他妈妈一叫他吃饭，他就牙齿咬得紧紧的。他在华盛顿那边，看了5家医院，有的医师说他是口腔肌肉痉挛，有的医院说他是食道痉挛，都没办法，每天就是靠打针活命。那后来找了一家医院，也是说是食道萎缩，有一个办法给他治疗，就在胃上挖一个洞给他装个活塞，每一天就从针筒里灌流质食物，他妈妈就是整天给他灌。小孩看起来还不瘦，就是长得小一点点。等我演讲完了以后，她在大厅等我。这种病一定要问病源。我问他妈妈："你在怀他的时候，有什么症状？"她说："我怀他的时候，产前综合征很厉害，吃不下，吃什么都会吐，每天心口好像坠了一把草一样，非常难过！"这样一问，我心里就了解了。他这个病因是在哪起？病因一定是胃呀！因为他的妈妈那时候和他是一体的，对不对？所以同气相求呀！你从这个点进去思考这个病。所以，我也用了小半夏加茯苓汤和四君子汤，给他吃一吃。

因为这个妈妈是一个华人，我给她说："你这小孩是胃病，不是口腔的病，也不是食道的病。"他妈妈说："我在那边看的都是大医院，不是马马虎虎的医院。"我说："我看的是这种病。"她说："你怎么会讲的跟他们差距那么大？"我说："这个就有个中医和西医不同的地方，我的观察就是这样。这样好了！我开5天的药给你孩子吃，有效，你就再来看；没有效，你就不要来了，不然就白跑一趟。"因为是5月3号来，我给她开5天药。我说："这药一天吃4次。我5月8号下午飞机，上午你和我联络。吃了以后，有效你就来找我，没效你就不来找。"我还告诉她一个方法："你不要给他吃硬的，到第三天你就拿那个汤匙舀一点粥，在他嘴巴上给他晃一晃，他要想吃他自然就张嘴。"这是本能，这是天性呀！对不对？

5月8号上午不到9点她就来了，她把她的第二个孩子也带来了。我问怎么样？她说："医生，我告诉你一个好消息……"原来到了第三天，她拿了一勺粥给他，这一晃，他嘴巴就张开了。她借这个机会就喂，一喂喂了半匙粥。哎哟！他这个妈妈高兴得不得了！她说真是有效！在这个中间，他自己能够完成吃饭的有两次。所以，5月8号上午，她很快就来了。我说："我再给你开两个礼拜的药，你回去给他吃。"我也问她在台湾有没有亲戚、朋友。她说她父母都在台南。我说："两个礼拜以后，有效你就叫你父母来找我。"到两个礼拜以后，她父母都来了，他们说："医师啊！她说很有效，小孩大部分都会吃了，就是偶尔不会吃。"我说："你回去打电话给你女儿，叫她把活塞拿掉，把洞补起来。"因为我一方面给他补，你一方面给他漏气，那就好不了！

我再回来讲讲，为什么她要把他这个弟弟也带来呢？因为他的弟弟才两岁多就失眠！听过没有？两岁多的小孩就失眠了？这个病怎么生的，因为她在怀他的时候，她这个小孩的哥哥就得了这个病，她一天到晚心里紧张，心里担心，带着他这个儿子在美国到处看病。你看！她压力有多大！所以她的第二个孩子生出来后，两岁就得了失眠病！你一问就知道了，知道了这个病因，你也容易治了。所以，我给她第二个孩子开了一个归脾汤。当然，归脾汤不在我们的经方里，归脾汤加了合欢皮、酸枣仁、远志、夜交藤这四种单味药。我说："开一个月的药给他吃。开始前两个礼拜，你给他每天吃。他睡得差不多了，你就隔一天给他吃一天，吃一天停一天。若好了，你也不要找我了；没有好，你再找。"所以，到现在3年多，她也没有来找我，就肯定好了，对不对？

各位可能会问，你为什么不用经方酸枣仁汤呢？因为酸枣仁汤这个方子它补的作用比较差，几乎没有，只有安神的作用，所以我选择用归脾汤。所以，用这个方子比较合乎他的症状，方证相合呀！

我曾经看过一个韩国人。这个患者是什么病呢？为什么他会找到我呢？他家里蛮有钱的，经营宾士大卡车的修理厂。他在首尔的一个大学读书，暑假的时候跟他的同学一起自助旅游，到德国去玩。在路上看到有个小河流，他们的车子就停一下，在河边玩。他一不小心，跌进了河里。小孩年纪轻轻的，一路上穿着湿衣服，也没有换，跑到旅馆，衣服也就干了。到了韩国去以后慢慢就发病了，发了什么？全身痛，痛得不得了，有时候夜里不能睡觉。在韩国，他看了五六家大型的医院，不行！也有用过宗教疗法，也用过自然疗法，都不行！看了汉医，也没有好。痛得不得了！这小孩的痛苦到什么程度啊？他曾经自杀过3次，被他妈妈发现，救活了。后来，我的朋友毕先生，他是韩国回来的华侨，推荐我来帮他看。那我用了什么方？是用的一个黄芪桂枝五物汤的加减法，加了姜黄、川芎、羌活、防风，祛风通经络的，大概是这个方。我也有帮他针灸。我想各位大概也会朝这个思路上思考。他大概前后来了两次，第一次一个月就好了一大半，还没好因为他要回韩国去，后来又回来一次。第二次，这小孩就治好了。

所以，有些病我们中医是容易治的。我在很多年前，大概30年了，我成立了一个叫"特殊疾病研究治疗中心"。我们去研究特殊疾病，不一定都可以把这些病治好，可是我们虚心地研究，求教，有些病我们是可以治得好的。我体悟到治病有时候非常容易，有时候真的是困难！我写了一首打油诗："治病如开锁，需要选对钥；钥匙选对了，立即起沉疴。"一个很困难、很严重的病，也是可以把它治好的。当然有的病也不一定治好，但大多数都可以治得好。患者选医师，医师选对了方法，那这个病就有时候很容易好。我今天就讲到这里，谢谢大家！

五、结语

李赛美教授：非常感谢我们"董少"！董老从疑难病的概念、特点、成因，还有中医的优势，一一地做了探讨，并且在讲座的后面列了相关的查阅书目，这对我们今后来讲是很有帮助的。那么，讲疑难病，每位专家、每位大师都有自己的心得、见解。我们"董少"，从他探讨的案例里边，好像妇儿科疾病特别专长。而且，"董少"还出了书，在台湾还特别关注优生优育的问题。所以，他很多案例都要问小朋友的妈妈怀孕时候的状况，对这个疾病的定位诊断特别重要。我觉得董少的讲课应该是娓娓道来，我们觉得很亲切、很享受。通过一个个活生生的案例，好像我们就跟着董老在看病，真的是有那种身临其境的感觉。讲得很细！他的问诊很有特色，问得很细。切脉，特别我们今天感受到很特别的地方就是：除了寸关尺脉，还有就是趺阳脉，特别强调太溪脉对疾病预后的判断。如果太溪脉摸不到，这个患者就很严重不用刻意去治。我觉得这个印象很深刻！还有，就是关于运动疗法，讲到那个早衰的女患者，四十几岁长得像六七十岁，通过运动疗法改变了这个状况，我印象也是很深刻。还有治疗小儿皮肤病，还要想到他的保姆，这个是一般人很容易忽略的！反反复复发病的话，就考虑他周边的环境。所以我们应该说，我们再次感谢董教授，谢谢您！谢谢！

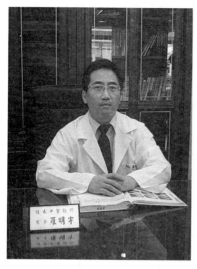

【名师专题】

柴胡桂枝汤结合针灸治疗偏头痛：大脑皮质血流动力学之循证医学应用

张仲景文教基金会董事　罗明宇

　　首先跟我们今晚的主持人朱主任，还有我们在座的李主任、董延龄教授、新加坡的会长、马来西亚的会长，还有现场在座的各位和中医经方爱好的同道，大家晚上好！

　　下面我将分享我在台湾的一些研究心得。我想，在座有很多同道在经方专业知识是超过本人的，所以我想以我在实证医学的一些想法跟大家分享。本人在台北目前开了 6 家中医诊所，一天的门诊量是 1000 人次，有 25 个医生，事实上我也强调经方是用于临床。在台北，中医诊所的密度是怎么样？每平方公里有多少间中医诊所，大家可能不太了解。我简单地说，就是在整个大台北来说，我们的平方面积是便利商店的两倍，所以中医同业的竞争也是蛮大的！我相信，跟我们大陆的这个中医爱好者应该都是一样。那我今天要以比较幽默、比较轻松的方式跟大家讲一下我在经方跟针灸结合的一些心得，希望对各位有所帮助。

这个题目是"柴胡桂枝汤结合针灸治疗偏头痛"，然后是用大脑血流动力学的角度来做循证医学的应用。其实这里面的议题蛮适合这次大会的主题，需要结合经方和针灸，事实上它已经强调用六经辨证。那怎么样能够很浅显易懂地应用于临床呢？这是我今天晚上要来分享的一个重点。

我这次要做的报道，是跟我已经发表在杂志上的论文回顾有关系的。主题就是针灸对偏头痛的患者大脑的血流动力学的效应，看血流动力学的改变。那发现了什么？发现了一些很有意义的东西，值得跟大家分享。我们中医说"通则不痛，不通则痛，不荣则痛"。那代表什么？从实证医学或循证医学，代表：哪里通了，通到哪里了，为什么会通，为什么会不通？从偏头痛的病理研究，如何能够和西医配合。我们也不见得一味要排斥西医，我们应该把他们有用的东西用来辅助我们，事实上对我们是有利的。他们的仪器就是很好啊！那些仪器也不是西医师发明的，是一些计算机专家发明的。那为什么只能西医师用，中医师不能用呢？所以，今天我就是想把这个知识分享给大家。我们知道经方很好，那有没有办法把他量化、数据化？到底有多好？是患者自己很配合一个疗程，还是患者自愈力好呢？那有没有一些客观的数据？那我想，我们可以把西医的长处带进来。

今天我要分8个主题，从西医学角度、从中医经方的角度、从针灸医学的角度，分享我在整个偏头痛有关的研究，让大家浅显易懂地了解。

一、西医学对偏头痛的简介

其实，目前来说，偏头痛在我们整个医疗费用中是蛮高的！发表在中国卫生产业的杂志里面，光以我们内地来说，大概就是一年218亿人民币的花费。那讲到头痛，我们会想到古代哪些代表人物吗？曹操啊！这个《三国志》也提到"太祖苦头风，每发，心乱目眩"。太祖就是曹操，那个头痛，以前叫头风。那大家还想到有哪些古代的名人，他们也有被头痛所苦的？还有白居易。我们知道白居易有白内障的问题，事实上他的头痛也是蛮严重的，他说"头痛汗盈巾"，汗盈巾，就是流汗把整个毛巾都弄湿了，然后"连宵复达晨"，整个晚上到白天都有头痛，然后他"不堪苦烦热"，就是整天都很烦，头痛一直在增重加，都没有办法治疗。从这里看，我就觉得他很适合吃柴胡桂枝汤了！那个时候的医疗专业可能没办法。他整个晚上一直冒汗，一直热，睡不好觉，按理来说就是荣卫肌表空虚，给他吃这个解肌和营，疏郁少阳的柴胡桂枝汤，不是很好吗？那还有想到谁呢？据闻唐高宗是因为头痛就不上早朝，还有《进化论》的达尔文，他因为头痛不敢结婚。所以，古代很多人对头痛是蛮有压力的。事实上，台湾跟内地这边一样，头痛发生率都是女生比较多，男生大概是5%，女生大概是15%。偏头痛在整个头痛里面，它的亚型排名第二，可是它影响到我们生活品质的严重度是排名第一的。偏头痛痛起来的时候，会影响生活品质，完全没有办法上班的。有人研究过，台湾的人只要有头痛，六成五都是先去药房买止痛药吃，两成多是去看医生，而且会看错科。有些会跑去看耳鼻喉科，甚至会跑去看妇产科，因为经期来她头痛嘛！真的跑去看神经内科的患者那个比例很少！在座的朋友，你知道台湾人头痛发作都买什么成药来吃？买解热镇痛剂他还是算吃对，一般台湾人都是买感冒药来吃。感冒药里面有咖啡因，有茶碱，它可以放松，所以他就买感冒药吃。而且很多台湾中南部的长辈，在冰箱放着感冒糖浆，把它当汽水般喝，头痛就喝一瓶。我们叫"克风邪"，就是治感冒的。很少民众愿意去找医生看，觉得吃个感冒药就好了，为啥还看病！结果，他们就越吃越多！在我们那边，目前每天都会发作头痛的有估计有超过10万人，一年有发作过1次到10次头痛的人大概是150万人，所以头痛在台湾是蛮多的。我总结，每次患者来看头痛，大概都直接或间接地跟我们中医的少阳枢机不利有关，就情绪压力很大！我都是跟患者说，你没办法控制你的心跳血压，可是你的一些情绪压力事实上是会间接影响到你的自主神经系统，我们那边叫作自律神经系统。现在一些研究，胃食道反酸或胃食道逆流、大肠急躁症、肠易激综合征等，事实上都是跟情绪压力有关系的，那何况我们头痛？我们老祖宗的六经辨证，事实上是也有关系的。

二、头痛的分类

目前国际头痛分类的最新版本是2004年的，ICHD-2版本，2004年8月出版的。那头痛有分原发性头痛、续发性（编者注：大陆称：继发性）

头痛和其他类。那我们今天讨论的是偏头痛，是以原发性头痛这一类为主，续发性也有一部分，千分之三的台湾人会因为脑瘤来看的。所以头痛也不能说这就是一个简单的神经病变，要检查清楚。那它有一些先兆和排除标准。大概十分之一的民众是有先兆，就是说，他头痛的时候会有闪光，或者是视觉障碍，甚至是偏盲。那西医有研究过，在先兆的时候你检测他枕叶的脑部血流，是有很多变化的，所以这都是有相关的。为什么有先兆的偏头痛患者，在测量他枕部的大脑皮质，会发现他的这些神经电位啊？脑部额叶和枕叶血流量是有明显变化的，所以我在后面的研究可以用到一些"武器"。那基本上，它的典型症状就是单侧、搏动性，会因为过度的活动量而加剧偏头痛，所以西医就用一些方式，就是用光去照他的眼睛，然后就憋气，然后刺激、诱发偏头痛患者让症状赶快产生出来，他才有办法治疗。

一般会以为偏头痛是单侧的。那既然是单侧就是少阳经了，那为什么还要解释六经辨证呢？事实上发现60%的人，他的偏头痛发作是比较偏向于单侧，还有40%的人会感觉到是两侧交替的，甚至是后头痛，甚至是全头痛，所以它不见得是单侧。那偏头痛的英文是 migraine，它是从拉丁文来的。2500年前，希图拉底认为偏头痛是发作在单侧，他观察不到部分的患者。那其实，全头痛的患者在我们临床上都是比比可见的，所以不能说两边都跳就不算偏头痛。这个偏头痛的定义不见得是单侧，这边要跟大家特别强调。

三、偏头痛的机制

西医学研究了很多发生偏头痛的机制，还是讲不清楚。目前，大概有3个机制是被大家所公认的。第一个叫作三叉神经系统，就是有一些诱因造成三叉神经的末梢释放出一些神经传导物质，诱发大脑皮质异常放电。这是一派学说，可是它就是没办法解释血管这一块。所以，后来产生第二派学说，就是血流量跟血流速度的改变，就是在偏头痛发作之前，一些发炎物质让血管瞬间地收缩，尤其是我们脑内血管会收缩，那就是先兆，准备要发作了！发作的时候，血流量、血流速度就快速地上升，尤其是颅外血管的血流会改变。经观察的确是这样子。很多小朋友经常会喊头痛，对不对？每次这种小朋友来看我的门诊，我都会问他们，是不是因为写功课才会头痛。很多都不好意思讲是因为吃冰而头痛。有发现，习惯性头痛的小朋友，在间歇期测量他的血流速度跟血流量，跟正常小朋友是不一样的。然后头痛的发作侧跟正常侧也是不一样的，就是发作侧的血流速度会比较快，所以患者整个血管收缩和舒张功能是失调的，这个西医都有研究。

那目前，在2013年被国际认同的，就是这个神经、血管，还有体液反应。其实，我们身体很多免疫反应都跟神经、血管，还有体液有关。这比较能完整地解释我们中医说"通则不痛，不通则痛"的概念，所以它的机制是可以研究。那像体液，我们就容易思考到这是淋巴、三焦。因为跟张步桃老师学习了20年，所以在临床上蛮多的状况，我的思维就是以柴胡剂为主。在最后结束前，我可以分享一些我在台北的临床心得。

四、头痛的诱因

（1）遗传：有哪些因素会引发偏头痛的呢？各位可以看看，周遭有偏头痛发作的患者是不是有遗传因素？很多疾病，包含肿瘤，我会问患者，家里面的人有没有同样的病？简单地像过敏，假如父母双亲都有的话，就有6成机会也会过敏。台湾人有很多过敏的，打喷嚏比较会流鼻水，那你就是过敏体质。其实头痛也是一样。

（2）情绪：情绪压力这块就很直接地会让我们想到少阳枢机不利的问题。作息失调、过度劳累，都会诱发偏头痛。

（3）药物：口服药物，比如一些高血压的药。

（4）食物：最主要是"3C"了！巧克力、乳酪、柑橘类的，西医叫"3C"。这"3C"会诱发我们偏头痛。还有酒精也会诱发头痛啊！有一次，我上电视媒体讲头痛。因为那时候台北是冬天，我就说"我们来弄个酒酿糯米糕吧！"结果，隔壁的西医师就说"不可以！酒是一个诱发因子。"我就说"啊，对！"我们中医不能自己讲行气活血化瘀就很开心！其实，他们都有做过大型的研究。我们学中医的时候，不能自己光讲得很开心，然后跟西医学差距蛮大，当然就要看谁对谁错了！还好，那时候我补了一句，我说："这个酒酿糯米糕特别适合阳虚、气虚的人来吃！"因为它有很多黏多糖体、氨基酸，还有一些就是营养素。

西医的止痛药，一般来说也要加一些抗组织胺或咖啡因，甚至有研究过要加一些肠胃蠕动药，这跟我们的阳明腑实证不是很像吗？很多患者头痛，假如是阳明腑实证就泄热下瘀，给他通利一下，就把它当作是一个减压的动作，那他的头痛就比较好。很多疾病，你从肠胃去注意看有没有消化道的问题，脾胃失调的问题。非类固醇的药、抗忧郁的药，还有抗癫痫的药，麦角碱类药，事实上都会有。

台湾第二大医学院荣民总医院，神经内科的某某医师说头痛是不可能靠药物根治的，不可能，控制重于根治。那有研究过吃止痛药，一般来说2到4小时内可以缓解50%，可是紧接着，复发率超过92%。所以，偏头痛患者要靠止痛药都是治标不治本的。

一般来说，我们中医都被定位成辅助疗法。的确，现在西方人，不管是欧洲、美国或世界各地，对中医的接受度是所有另类疗法里面最高的，而且针灸是最被接受的。早上有一些专家都说，假如会英文的话，在国外做针灸很吃香！那按摩有一些机制是跟针灸的机制是类似的。在台北，很多人喜欢被人按摩，我相信这边都一样。

中医对偏头痛的认识，在长沙马王堆汉墓里面的帛书就有提到"头痛"这一词。在《素问》里面也有提到头痛，它认为是"风气循风府而上，则为脑风"。还有就是"头痛颠疾"，就是说风痰啊！它就提到这些观念，就是说属于这种气机逆乱，脏腑阴阳气血失调。因为头是诸阳之会，清阳之府。头痛跟气血凝滞，经络疏导有关。

在临床上，一般外感，基本上来说，当然会想到六淫。中医说"风为百病之长""巅顶之上，惟风可到"，对不对？风会夹其他邪气而成风寒、风湿、风热，对吧？从《东垣十书》开始就把头痛分外感跟内伤。然后，自然就是五志过急，跟情绪有关，与肝气、肝火、肝风有关。那事实上在我们台湾，体质跟第三点有蛮多的关系，就是饮食不洁，脾胃受损。中医说"脾为生痰之源"，对不对？那就是说跟痰浊有关。我发现很多人吃的不是只有伤食的东西，不只这个巧克力、乳酪、柑橘，还有很多是现代人吃太好了，所以跟这些有关系。还有就是太劳累，损伤心脾，体力不好，经脉空虚才会头痛。总结来说，头痛一般跟肝、脾、肾特别有关系。那它的病因机转特别跟风、火、痰、虚、瘀有关。

最后一项就是先天禀赋，跟体质有关系。《伤寒论》有17条条文是跟头痛有关系的。仲景从《内经》，还有《难经》八十一难里面去找，从复杂的证候归纳出一些比较有规律的证型。基本上来说，我们最熟悉的是桂枝汤、麻黄汤。那太阳伤寒麻黄汤来说就是在第 35 条，属于卫闭营郁的头痛。事实上产后也有产后中风的头痛，这个也是桂枝汤。还有在《金匮要略》"痉湿暍病脉证治"里面有"湿家病身疼发热，面黄而喘，头痛鼻塞而烦"，对不对？"内药鼻中"，对吧？也是跟头痛有关的。

下面就是我们的重点。在小柴胡汤里面，一定有头痛的，第 265 条提到"伤寒，脉弦细，头痛发热者，属少阳"，它是跟枢机不利，胆火上炎有关。刚才提到不大便的人大概也会头痛，我门诊问过很多的患者，他只要三五天不排便，他就觉得头昏脑胀，很容易头痛。再就是第 197 条阳明中寒证，它是无汗的，然后就是"手足厥者，必苦头痛"。阳明病怎么会手脚冰冷，而且还会呕恶？这是虚寒，用理中汤温化寒饮。还有第 378 条"干呕，吐涎沫，头痛者，吴茱萸汤主之"。吴茱萸汤治疗很多巅顶痛，我们知道，厥阴脉夹胃，属肝络胆。那这里最重要的就是柴胡桂枝汤。一则我是师承于张步桃老师，二则我知道李赛美老师对柴胡剂也是赞誉有加。柴胡桂枝汤的这个"伤寒六七日，发热、微恶寒、支节烦痛、微呕、心下支结"，本身就是太阳、少阳合病，治以调和营卫，疏利三焦、疏肝利胆。那事实上它可以用在很多疾病啊！这跟气血、营卫，还有整个消化系统、肝胆脾胃的气机不和有关。

五、柴胡桂枝汤临床应用心得

那临床上我怎么用呢？跟大家分享。其实我看诊这些年来，大概用柴胡桂枝汤的核心思考就是这几类。第一个，就是跟神经系统、神经衰弱有关。惊吓、抽搐、癫痫、睡眠不好，然后气机不和，大概睡不好都是用柴胡剂。假如说，他的脉象只是一个平和的脉象，我就用小柴胡汤。那我觉得他有寒象，脉比较沉弱，或者是比较缓，比较没有力量的，我就用柴胡桂枝汤。假如刚才那位德国的朋友，他说有一个爱他的女士，很精神亢奋的，就给她吃柴胡加龙骨牡蛎汤；胃肠功能不好，可是又不是便秘的，就给柴胡桂枝干姜汤。

我再讲一遍吧！假如这个人的脉象是比较平和的，我就给他小柴胡汤。我根据脉为主，因为口苦、咽干、目眩有时候不太能问出来。假设他的脉是比较浮缓的，或者是弦弱，比较弱的，我就给他柴胡桂枝汤，因为桂枝能够有温通心阳的效果。柴胡龙牡汤就是属于肝阳上亢的，因为它里面有大黄，可以泻一下。"百病皆生于痰"，痰气比较重的，再配合温胆汤。假如脾胃比较虚寒的，我就用柴胡桂枝干姜汤。因为很多台湾人什么药都吃过，健康食品一年的销售额大概是 120 亿新台币呀！就是他不吃中药、也不吃西药，就买一些什么葛根异黄酮啊。要丰胸的，就买很多什么雌激素啊、大豆异黄酮啊，很多保健食品。基本上那些人脾胃都比较虚寒，更不用说他吃抗生素，所以他都是胆热胃寒的。胆热，脾胃虚寒的，我们就用柴胡桂枝干姜汤。相反的，假如他头痛是因为肚子很胀的，我们就给他泻一下，用调胃承气汤。有些发热证，用葛根汤。我在临床上用葛根汤，项背强几几，是我确诊的依据之一。事实上，我在门诊当中常发现患者感冒去吃西药好多天，再跑来看中医，我感觉他的心态就是"死马当活马医"的，你开柴胡桂枝汤，我觉得效果不错。他感冒一段时间，可能会咳嗽、头昏脑胀、注意力不集中，而且身体很虚弱的，开补中益气汤、玉屏风散，我觉得主力还是要柴胡桂枝汤，这是我的门诊心得。

关于气机紊乱。我们在台北看病，每三个患者就会有一个患有一些经前证候群、更年期的了！那医生把脉，下一步，他要你从头到脚，把他的症状讲出来。你不讲他会字条写给你，比如说，头昏脑胀，眼睛酸涩疲劳，耳鸣耳聋，耳塞感，口干、鼻干，嘴唇干，皮肤干。我就想说，是来看美容的还是来吃中药的？所以患者的状况很多，一直到脚都有毛病。假设他不是一些神经官能症，就给他开柴胡桂枝汤。一些跟心脏有关的，很多患者一检查，超声或者是心电图也没有什么心脏的问题，他可能就是呼吸不顺，我们说气机不顺，你用柴胡桂枝汤，比血府逐瘀汤效果好。我们常常都说内伤，事实上他就是呼吸气机不利，给他开柴胡剂，更不用提到功能性消化不良、大肠急躁症、胃食道反酸，都可以用柴胡桂枝汤。其实柴胡桂枝汤应用面很广，它大概就是比较偏于表里不和，或者是比较偏于阳虚、气虚的。假如有热象的话要加一些其他药。那是我的临床心得，

有一个患者，她年纪也不大，就是每个月头痛要犯病好几次。只能吃止痛药缓解。发作前有时候有一些先兆，手麻、四肢无力、眼睛胀痛，都有可能。她照顾常年卧床的婆婆，还要照顾还没上大学的小孩子。可想而知，她总是愁眉苦脸，精神郁郁寡欢，那就一定要疏导。我不知道各位当医生是怎么跟患者互动的。我去查房的时候，我就是说，20 年来我始终讲

究我对患者的用心。我没有产生过医疗纠纷，我随时告诉我自己我们对患者要很有爱心，很用心付出。患者知道你很用心，基本上都不会产生医疗纠纷的。

还有一件事，各位都是经方的爱好者，可是有时候我们不能只从症状就说这个人就是什么气机不利。各位一定要有西医学的知识，所以西医书都要看，不能只看中医的。患者也会查资料啊！所以，不能只有中医的东西，还是要有西医学的知识，不然有时候会误诊。他是结石，你说他腰肌劳损，这差太多了吧！这都是要做一些检验，生化检查、影像检查的，这很重要！

我跟一个医师聊天，他说他被告了。患者投诉说："你这个中医师怎么那么差啊？你看你把脉没有办法摸出我有肺脓疡吗？"他的肺脓疡都有钙化，一直咳嗽，咳黄痰。那我们中医把脉只管你是风热证，还是痰热入肺，怎么知道患者有肺脓疡？这样也被告上法院。所以各位，这是我的心得。看门诊就是该注意要注意，这很重要！不然，还没有疗效先被患者告。

现在回过头来说那位头痛的女患者，给她开什么药？我给她柴胡桂枝汤加川芎。药开的单纯一点，你才知道患者是怎么样好的。基本上，头痛大概都是需要开这些引经药的，川芎和白芷，一个是少阳的引经药，一个是阳明的引经药。有人研究过，光是川芎和白芷就可以改善脑部的供血供氧，不过这个水煎剂剂量都要超过15g，还有桃红四物汤。那并不是我们自己讲不痛就不痛，患者说不痛才表示好了。像我在台北有25个医生，打开电脑发现，怎么很多患者没来？我们医生就回答说"好了！病好了！"不是好了，是没效，去别家了！所以，有时候还是要一些现代的医学观念。

然后是扎针。风池、率谷、太阳，轮流交替扎针，那这重要是情志抑郁，肝郁血瘀、气机不畅。那血主要都是跟肝胆经有关。这个台湾的考试用书《新编彩图针灸学》，主要用风池、百会、太阳、合谷、列缺、后溪，这些都是教科书写的。在我们的研究中，针灸偏头痛有哪些常用的腧穴？基本上用足少阳胆经的。"凡十一脏皆取决于胆"，所以胆经是最重要的，比三焦经用得还多，第二个就是手少阳三焦经。所以，我就想到胆经常见的风池，手少阳三焦经的角孙。也可以想到很多很重要的穴，比如说，足阳明胃经的丰隆。像《伤寒论》也有提到风池、风府，也有提到刺穴，对不对？《伤寒论》提到刺穴是在哪一条？在这个 142 条就提到"**头项强痛，或眩冒，时如结胸，心下痞满，当刺大椎第一间、肺俞、肝俞**"，它就是太阳跟少阳并病，这时候就要在这三个地方施针。假如用发汗就会谵语，那时候就要刺期门。所以，《伤寒论》也有针灸！

事实上，经方与针灸也是可以应用到六经辨证。我们发现，在足太阳膀胱经之前，这几个都是常用的，手足少阳、手足阳明、督脉、足厥阴、足太阳，其实跟西医学是配合起来的。第一个，手足少阳就跟心神的气机阻滞有关系；足阳明胃经，脾胃消化功能不好的；督脉，统一身之阳气。台湾人说头痛，十个中医师，九个都会开川芎茶调散，这个方剂最统一，主力啊！那为什么会有效？我觉得跟足太阳膀胱经有关，因为台湾人整天都吹空调，吹到整个头背部都很紧，太阳经脉不利，所以每个人吃都有感觉。所以，台湾有很多研究川芎茶调散为什么对偏头痛有疗效。其实，我觉得很多是跟工作习惯有关系，台湾的低头族、电脑族，我想都是上班族、劳累族，应该都差不多！

六、偏头痛脑血流改变

这偏头痛的脑血流在发作时有什么改变？刚才提到，偏头痛是跟神经传导物质有关的，5-羟色胺，还有血小板凝集。因为发现偏头痛的人，他的血管状况不是很稳定，血流速度、血流量，跟健侧比是相对不稳定；与血液黏稠度、血小板的凝集也有关系，我们那边叫作"血浊"，叫作瘀血证。那基本上，偏头痛跟血小板的分泌叫作 5-羟色胺是有关的，跟大脑皮层的胶原细胞也有关；主要是跟脑膜里面的动脉，还有颅内的大动脉，跟受到了血管刺激，血中内皮素也有关系。它是血管的发炎物质，它充血，组织胺释放。我用简单的头晕来讲，在偏头痛发作之前，一般的血管会有紧缩的现象，因为三叉神经会紧缩，血流量会瞬间地减少，不管是有先兆跟没先兆，目前的研究都发现在偏头痛快发作之前血管会收缩，尤其是颅内的中动脉和小动脉会收缩。当一个刺激到来的时候，可能睡不好、情绪压力，或者感冒风寒，六淫所伤诱发，当下就充血，类似血管发炎，然后就是一个虹流往下。那平稳并不是好了，它是休止期、也叫间歇期，它的血管相对地不稳定。

目前西医学就是用经颅内多普勒超声波（TCD）在检测。过去这一二十年都是用 TCD 来检测颅内、脑部血流。可是在过去来说，跟电脑断层扫描、正子断层扫描、PET 等，算是最简单的。很抱歉，还是没有应用到我们的门诊当中，这要在医学中心才有的。过去会发现，在检测脑血流里面，这些血流速度不正常的偏头痛患者都会有增高、降低或不对称、不稳定这几个要素。这个多普勒经过枕骨大孔，可以测血流变化。基本上测前大脑动脉、中大脑动脉、后大脑动脉这三个，当然还有包括椎动脉和基底动脉，至少可以测到 5 个，还有个脉搏指数。TCD 在 2008 年之前都是主力，事实上到现在都是主力，可是你要去医学中心才能做。

那这一篇就是，为什么我们用近红外线光谱（NIRS）来测偏头痛？有什么好处？这个是可以引进的。其实各位在诊所里面应该要有一些仪器，你可以对患者说改善了多少。我们那边的患者，你只要问他说好了没有？他一定会说没有。那没有为什么还要来看呢？就是他有期望值。他就是觉得他没有满意，不管这个人平常的标准是很高还是很低，他就是不满意，他觉得你要用最好的仪器，赶快用最有效的方剂。那事实上没办法量化！我问你好不好睡？不好睡。为什么不好睡？昨天跟女儿吵架、跟太太吵架当然不好睡了！那没办法量化，要量化就要有一些现代仪器来量化。像我目前在台湾的第一流学府台湾大学，跟西医师合作针灸这一块，对我诊务都大大地提升。那我有机会啊！我从 1996 年就在台大做针灸研究，我并没有去谋利，我是做一些中医的实证医学研究。因为中医的实证医学，在针灸这一块已经有三四十年，他们只是要多做一个安慰剂。看看经方、中草药也能够进入到国际期刊里面。可是，在经方这方面，我希望是做实证医学这一块，这是我目前、后面 20 年希望能够对中医有一点微薄的贡献。

七、针灸治疗偏头痛文献研究现况

我用最快速的方式给大家报告一下以下的内容。我这篇发表的文章呢，它是做一个国际期刊 PubMed 的研究。我去寻找这些研究里面跟脑血有关的文章有多少呢？经过筛选之后有 1321 篇．在这里面找跟针灸有关的，跟偏头痛（migraine）有关的，有 8 篇，最后筛选出 3 篇。那为什么在经过筛选当中会剔掉 5 篇呢？因为这 5 篇只是研究草案而已，并没有做实验，所以真正有做实验的，跟 TCD 有关的，剩下 3 篇。就目前来说，做脑血流的研究有断层扫描、有 TCD、有正子计算机断层扫描、有近红外线光谱。跟我们的这个 NIRS 是完全没有半篇，所以这个是我的蓝海，就是我要做的，用脑血流，用最简单的方式，在门诊就可以做的。

各位知道吗？台湾的健保，它一年只能允许你拿 8 次的头痛药，只要超过 8 次你就要自费。那我们可以经过验证，看止痛药的用量能不能减少。可以发现，这三篇文章的学者都希望利用经颅内超声 TCD 来测量脑血流的改变。他们的研究最可取的是做这个随机临床试验（RCT），因为你要得到国际期刊认证，你就要做到针灸的双盲。有些机器，它们都在用，像磁震波、近红外线，来测脑血流、血流量，可以测到微秒，就是瞬间都可以测到。它们是可以随身带的，很好携带。然后，价格是比较合理的。那这台机器的缺点就是它测局部，它就贴前额这里。你不要以为它以少阳经颞叶为主，就额叶这边没用，额叶不会痛不代表没有病灶，只是他感觉颞叶比较痛。所以，在额叶都可以测到代表全脑的血流量跟血流速度。

综上所说，就是针刺有助于偏头痛休眠时脑血流的自动调节。过去我们做的偏头痛研究，就是帮患者扎针，但不要等痛才扎。西医也有研究过，西医的止痛药，解热镇痛剂，在痛到头皮发麻或头很痛的时候，效果都很差。我们中医也是，就是针刺一定要在平常、休止期的时候就开始要扎针，而且频率基本上一个礼拜不能低于 3 次。那再有什么？各位，你们门诊当中要是有患者有扎针，你尽量请他们一个礼拜来 3 次。日本也有做类似的研究，就是 1 个礼拜扎针 1 次，通常效果都不是很好。我不知道海外、内地这边的医师是不是希望患者赶快好，应该都是希望赶快好啦！台湾人有个笑话说："这么快好？我儿子奶粉钱怎么办？"我们学经方或是针灸是要济世救人，就是说针刺的频率要够。所以，一般来说，不止这个偏头痛，1 个疗程大概就是 10 次到 15 次，1 个礼拜都要扎 2~3 次。其实这样也是符合患者能够来的频率。

第三点，进针的角度会有影响。有发现用透刺的效果很好！就是说丝竹空透率谷，然后风池透风府，合谷透后溪，用透穴的效果比较好。这 3 篇文章有一篇提了这个。然后，TCD 结论就是说穴位选择似乎差异不大。这些国际期刊，你会发现老外对我们中医的针灸有一个观念，你选什么穴，他不见得一定要相信你们中医的经络理论，他相信的是你这个研究符不符合科学逻辑。你要扎头针，他要扎四肢，譬如说四关穴，合谷跟太冲，有人拿来专门治头痛，对偏头痛有缓解效力；还有夹脊穴，点刺放血，也有效。所以，老外认为扎什么穴好像差异不大，差异大的是你这个实验设计图符不符合科学原则。

因为 TCD 不适合在我们门诊来做，所以我们就用近红外线光谱 NIRS。原理是红外线光谱是可以透过、它的光频窗大概就是这个 650～1100nm。在这频率只有我们的血红蛋白可以吸收，还有去氧血红蛋白，就是血色素或血红素。去氧血红素或氧合血红素，可以吸收近红外线。过去近红外线是用在哪里？20 世纪 80 年代、90 年代是用在一些麻醉、急诊，看患者血里面缺血缺氧的状况。包含运动员，发现运动之后他的血流是增加的，不是测脑血流，测的是四肢关节的，不见得只有测脑血流。

这个 TCD 测脑部血流发现一个结论：不管是老人或小孩的偏头痛患者，假如不在头痛发作期来扎针，你会发现那个数字是没什么变化的。有一位小姐，在发作期她左侧头痛，她的血流量是 77，她扎针不到 20 分钟，降到 67；右边 79，后来还是 76，差距不大。结论也符合所有的国际期刊，就是说，患者在没有偏头痛发作的时候，在平常、间歇期或者休止期，你跟他扎针，事实上帮助有限。那过去研究颅内多普勒超声波 TCD 发现，原本血管是扩张的，充血的，像洪水瀑布这样子来的，血流一波一波地涌进，然后在患者发作的时候给他扎针。假如他的数字可以下降，代表他下次发作的间隔会延长，而且程度、强度、频率都会减少，发作的时间也会减短。什么意思呢？就是它本身可以测定你当下脑血流，因为你扎针施术之后，血流量有改善。中药桃红四物汤，还有当归和白芷，有研究发现吃了这些中药，脑血流量是有改进。就是说，当下充血的平均血流速度、血流量都是下降的。所以，中医讲"通则不痛"。就是因为发现用这台 NIRS 机器测定血氧浓度、血红素、去氧血红素，一样有这个效果，所以它可以被当作一个诊断仪器。假如说，今天患者被你扎针，而这个数字下降了超过 5%～10%，临床上是有意义的。你就可以跟他讲："你下次再发作的持续时间一定会比你上一次更短。"而且发作的强度和密度会怎么样？强度更低，延得更长，发作的持续时间会减短。一般偏头痛发作的持续时间可以从半天到 4 天不等。像这位女士一样，她的脑血流量下降、血管扩张减轻，你可以像"算命"似的跟她说："你之前两次的间隔可能是半个月。那我可以预测，你这次因为这个扎针，下次一定是延后发作！"这个国际期刊也有这样的报道。这就好像，你跟患者说，"你吃了葛根汤，你下次项背强几几的症状一定是 15 天后，不然我诊所给你拆掉！"当然这句话不要讲了！你是可以给他预测下次发作的时间、发作的强度、持续的时间都是会改善的。那是不是很好的诊断仪器？事实上在国外，德国、美国，他们也在研发这台机器当中，是短短的 5~10 年的一个研究。现在在台湾，脉诊仪、耳诊仪推得不太好。那我今天借这个机会就帮他们推广说，假设我们能够把西医的东西，就是仪器类的，比如这个血流动力学的机器，引进到为我们中医所用，那我相信会很有帮助了。

八、柴胡桂枝汤结合针灸治疗偏头痛研究设计

我的实验计划，是利用柴胡桂枝汤跟针灸组，还有中药加针灸组，还有纯西药组来干预，利用近红外线光谱仪 NIRS 来客观地跟西药的疗效来做对比。目前我是在台湾大学附属医院做研究。基本上临床试验都要经过人体试验委员会，经过一些上课。先要筛选患者，在复试周，就是一个月前要筛选患者，随机分配，然后治疗，最后评估。台湾都是用颗粒剂，就是学习日本的浓缩中药技术。柴胡桂枝汤 1 天 15g，也就是 1 包是 5g。然后针刺的穴位是风池、率谷、太阳、头维、百会，有督脉、阳明经、少阳胆经的穴位，然后来针刺。基本上是 1 周 2~3 次。发作的时候，当下针刺效果最好，所以我每次都跟患者讲，你当下就来针，除外中午 12 点到 2 点，因为那时候要午休，所以那时候不要来。其他时间，我们院内每个医师都会操作这个技术。

我还有仪器是跟西医合作的，那对我的门诊量是蛮有提升的。各位学到那么多武器，那只凭患者说"我有改善"，还有凭他对你的信任，我觉得还可以再好一点。就是说，我们跟患者互动，有时候像朋友，有时像家人。那假设能够用一些很客观的数字，像我用这台 NIRS 就更能说明问题。

因为国际期刊包含我们这边的研究，都有研究到川芎、白芷、桃红四物汤，还有研究过一些西药，对脑血流动力学的影响。很可惜！在针灸跟经方的结合反倒没有。桃红四物汤不是经方，这柴胡桂枝汤就是我们的经方："上焦得通，津液得下，胃气因和。"所以是三焦很好的一个用药。那我们测量他下次发作的时间、频率、强度，还有他的生活品质量表。偏头痛 MSQ、BLS，都是有疼痛量表。各位在门诊当中，很多疾病都可以做

量表，大家知道吗？像头痛也可以做量表，很多疾病都可以做量表！你要是没有仪器，没有量表，你只能问："你上次没有好，那这次有好吗？改善几分？"没有说服力！

你没有机器，一时也不方便找机器，你就要想办法，把很多疾病，要把它怎么样？就是要定量。患者才知道说下次有没有比较好。所以，我现在不会问你有没有比较好。这样问的话，患者通常就说没有好。所以，有时候我们有些问话，不见得对我们的辨证论治有什么特别大的意义。反而，患者会认为他要最好的，得到最好的。当然我们知道，可是我还是觉得要一些客观化的数据。

那选穴有什么依据呢？实际上，双侧的阳陵泉、风池、太阳，都有研究过。那有什么发现，跟什么有关呢？跟三叉神经的反射区有关。这就是为什么葛根汤对头痛和头项强痛都有帮助！有日本人研究过，这个贴片贴在肩井穴，一样可以改善脑血流；在肩井扎针，一样可以改善脑血流。所以，它的经络理论是相通的，膀胱经、胆经、三焦经，都是"三阳上头"，都是相关。而且，很多是跟三叉神经的反射，尤其是中行支跟下行支，实际上与神经传导物质都有关系。所以扎肩井穴都有帮助。

有一篇国际期刊研究得更透彻！它说，扎了太阳、悬颅、风池、百会这些局部的穴道，疗效反而会胜过远处的穴道。这几个穴就是跟手三阳经，还有督脉有关。一般国内的期刊会选远处的穴道，丘墟、阳陵泉、太冲，因为肝胆郁火，所以疏肝解郁降火。然后，还有选取外关、内关、曲池、大都。事实上，这些专家研究后认为，效果不如局部取穴，包含阿是穴。

另一篇文章的重点是，所有的针灸一定要强调得气。不管你有没有电针，你有得气，诱发出阿托品、脑内啡，效果才是最好的；你没有得气，效果都大打折扣。我的临床经验也是，不管有没有透穴，一定要有酸、麻、胀、重，一定要有得气的效果。

我过去有发表过好几篇国际期刊，我觉得都蛮能够做到我现在想要发展的方向，就是把我们经方的、中草药的东西能够推广到世界各地。如何能够从循证医学，能够更被大家认同，我觉得这是蛮重要的一件事。除了经方之外，中医的武器越多越好，就是要告诉我们同道、告诉西医、告诉民众，中医的东西为什么好。如何定性、定量并定位，尤其是量化它的疗效，是我想分享的内容之一。

像我接触到的医生，有的中医师开时方、有的开温病方。我后来发现，我用来用去，觉得能知道它疗效在那里的，就是经方。就算看不好，你也知道从哪个方向去矫正。再说就是要能够精益求精，然后知道要多掌握西医学。那其他的技能，我发现台湾的医生，假如他是专门那一派，用了没效之后，他就什么派也没有了。我觉得把经方掌握好，那自己就有自己的想法。然后，最重要的是生活要中医，中医讲"阴平阳秘，精神乃治"，对不？什么都是阴阳平衡，做什么事都是取一个中庸之道。我不敢说是一个老师，今天我就是说跟大家分享我的一些心得。来日方长！相信很快的时间可以跟大家多多再学习！那最后谢谢大家，谢谢！

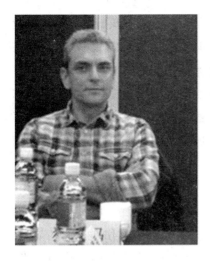

【名师简介】

狄特马 德国巴伐利亚奥格斯堡针灸医师，20世纪90年代赴成都中医药大学学习中医，后曾师从杨维杰、黄煌等名师学习针灸和经方，然后在德国开设诊所，行医多年，口碑甚佳，对针灸和经方抱有极大的热爱，并组织所在地中医经方同道定期举行沙龙、研讨会等各类学术活动。

【名师专题】

德国运用经方验案举隅

德国巴伐利亚奥格斯堡　狄特马

大家好！首先我想说，我非常荣幸应李教授邀请来到这个会议。参加这个会议的教授来自中国大陆、台湾，或马来西亚。他们在各自国家和地区都是极负盛名的。我跟他们不同，我的名气只限于我生活的那个城市。

首先，我想稍微介绍一下我怎么会和中医结缘。我自己开诊所已经有21年。1992年到1994年，我第一次来到中国，并且去了成都学习中药与针灸。之后几年，我在西方遍寻名师并致力于改善我针灸和中药水平。但我的临床效果仍然差强人意。我可以按中医基础做出很好的诊断，譬如这是脾气虚弱或肝血郁滞。可是，我用的处方有时候有效，但有时候却一点效果也没有。

当我接触了日本的"汉方医学"后，改变从此发生。他们的诊断真的是以方为本。比如患者有这样的体征、症状、腹诊和脉象，那这个患者就是葛根汤证。数年之后，我的临床效果改善了很多。在 2009 年，我在南京第一次见到黄煌教授，还学习他基于患者体质用药的方法。我发现他的方在门诊里非常有效，因为跟师期间我看到的患者临床表现都非常复杂。有时候他们除了有躯体上的疾病，还有心理的疾病，最后百病缠身，浑身不适。我发现给非常敏感的患者用体质为本的方剂，或者将两、三条方合用是十分安全的！

一、麻杏甘石汤

下面我想说一下我临床上的一些病案。第一条是《伤寒论》的处方，叫作麻杏甘石汤。一般来说。当德国人得了感冒、急性气管炎或鼻窦炎，他们不会求诊中医。他们会先找西医。由于很多人已经和我非常熟识，所以让我有机会去治疗这些急性疾病。去年德国经历了长达 5 个多月极为漫长与寒冷的冬季。据西医诊所的统计，诊室里超过 45% 的患者是急性流行性感冒、急性鼻窦炎、支气管炎和中耳炎的患者。在这个冬天，我治疗了40 位急性鼻窦炎和支气管炎的患者。大约有 15 位是在慢性期，也就是说，他们已经患病 4 到 6 个星期。里面约有一半的人已经使用抗生素或其他药物，而另一半则没有使用西药。所有患者症状都很典型，譬如感觉非常疲倦或筋疲力尽、头痛，有些人会有颈项疼痛、鼻塞、咳嗽，有些人会发热，有些人则有少量出汗，其他则没有这些表现。有些患者脉象是浮和紧的，其他则有沉、弦或弱脉。这里没有一个明确的脉象表现。腹诊也有不同，但是有些患者的腹部有典型的痞证体征。

起初，我诊断他们为不同证型，有麻杏甘石汤证、葛根汤证或麻黄汤证。每当我用麻杏甘石汤，这些患者很快就开始有改善，可是其他方的患者却没有这样。因此，我尝试把其他的方剂都改为麻杏甘石汤。有趣的是，他们的症状全都开始改善。这里的改善是指他们筋疲力尽的感觉很快消失，还有他们整体的症状都变好。然而，我发现我仍然忽视了一些东西，因为大部分患者表现有非常黏稠的黄痰，痰很少，留在肺部或鼻窦内。基于此，我决定在麻杏甘石汤中加入小陷胸汤，当然还部分因为他们腹部有痞证，胸骨以下有些疼痛点。这两个方剂合在一起，有奇妙的效果！大多数患者很快就清除了痰，咳嗽和鼻窦疼痛也在几天之内就缓解了。这种改变，不仅出现初诊就找我看的患者，而且也发生在已经使用过抗生素和喷雾的患者身上。儿童与年纪较大的患者都同样受益于这样的合方。这个处方的有效率大约为80%~90%。

自此之后，我问自己为什么麻杏甘石汤有这么好的效果。也许，当中有很多病毒性感染的患者身体里通常表现有热象，或者是因为我们的食物以蛋白质为主，所以西方人的体质是较热的。在冬季，你可以见到很多人在吃肉类与甜食，喝很多酒精类饮品，但是却没有出汗。因此，所有的热就停留在身体内了。

临床案例

现在，我想分享用麻杏甘石汤治疗的两个慢性疾病案例。

第一个案例是一位53岁男性患者。他开始时左上部数颗牙齿出现疼痛，对热特别敏感，比如热的饮料或食物。过了几天之后，他去看牙科医生，但是牙科医生却找不到哪里有问题。后来他被转到专科，可是这个医生同样没有发现他的牙齿哪里有问题。但是他的疼痛每天加重，整个左脸都有痛感。其后，他被诊断患有三叉神经痛，并且给予特效的止痛药物来治疗，但是只有一丁点的改善而已。最后，他做了一个X片，医生诊断他的左侧鼻窦有慢性炎症。这个男患者使用抗生素和喷雾超过一个星期，然而却没有什么疗效。新做的X片表示没有一点改善。他被安排预约进行手术以清除鼻窦内的炎症。

之后，他到我的诊所寻求帮助。他的体征如下：他的脉象有点急促和浮、舌色略红、苔黄，还有患者自觉整个左脸疼痛。我决定以麻杏甘石汤加小陷胸汤来对他进行治疗。毕竟我用这个合方屡战屡胜，百试不爽。过了一周之后，他就可以再次吃热的食物，而且他的疼痛几乎消失。再过一个星期，他感觉很不错就再去做一个新的X片。数日之后，他重新去检查，在X片上已经发现没有炎症。所以，这个患者就没有做手术，而且现在他的情况都很好。

我用麻杏甘石汤的第二个病例是一位47岁的女性患者。自从她4岁起，她就患有过敏性哮喘和过敏性鼻炎。她有大量的黄白色的痰从气管和鼻窦里流出来。每晚约凌晨4~5时，她会因为呼吸困难而醒来。她还有严重的痛经，经血色黯伴有血块。再者，她提到在喉咙里有一种异常的感觉。而且，她的慢性偏头痛已经有好几年。她的药物有皮质醇喷雾1天2次和解痉剂喷雾1天2次。腹诊显示双侧肋骨有痛感，左下腹部还有典型的血瘀点，在汉方医学里称之为"Oketsu"。此外，她腹部的脉象比较流利，并且可以在上腹部感觉到跳动感。那个血瘀点压痛真的很明显。当我按她的腹部时，她几乎要给我一个耳光。幸好我的反应够快，所以没有被打中。她的脉象是浮和弦，舌色有点紫，苔有点腻。我的诊断是，小柴胡汤加半夏厚朴汤是针对哮喘和过敏的问题，而桂枝茯苓丸加牛膝与大黄则针对血瘀。在座的你也许知道这些是黄教授最喜欢的处方。她在早上和傍晚服用治疗哮喘的方剂，而当日也服用治疗血瘀的处方。所以，她有两种不同的药物。

3个月之后，她就停用皮质醇，每天只用1次解痉剂喷雾。过敏性鼻炎也有很大程度的改善。在3个月经周期之后，痛经完全消失。到10月底左右，天气变得有点寒冷。她的哮喘样呼吸再次发作，特别是在清晨。然而，她感觉全身颇为温暖，而且有时候会有少量汗出。之后，由于哮喘又加重，她再次使用皮质醇。因为身体感觉温热与微微汗出是麻杏甘石汤的典型体征，因此我暂停了小柴胡汤和桂枝茯苓丸，并且改为麻杏甘石汤加半夏厚朴汤，这个处方对她蛮有帮助，她可以停用所有的西药，但是她需要在早上服用这个方2次，以使她的呼吸保持畅顺。每当她开始出现偏头痛，吴茱萸汤可以使她的问题立即缓解。吴茱萸汤是一首我用于治疗女性慢性偏头痛用得颇多的方剂，特别是当她们的腹部有辘辘水声，意味着她的身体内有水湿。

在这个寒冷的冬季，她的支气管炎发作了两次。我改用了麻杏甘石汤加小陷胸汤，很快就有效果了。从2月到6月，她的情况都非常好。后来，她的哮喘问题又发作。那个时候，她告诉我她爱上了我，但是妾有意，郎无情。所有男人都知道，如果一个女人爱上了你而你拒绝了她，会发生什么事。她变得非常生气和更加抑郁。我尝试用我最后一条方剂柴胡加龙骨牡蛎汤来帮助她。可是，没多久我们决定停止合作。我把她转到我的同事那里。她用大柴胡汤加半夏厚朴汤和麻杏甘石汤治疗，情况还好。我的同事给她处方大柴胡汤是因为她有比较易怒，并且继续使用半夏厚朴汤与麻杏甘石汤。上星期，我的同事对我说那个女患者将要爱上他。所以，整个事情有陷入循环。这就是生活！你无法改变什么。你只能尽力而为！

二、半夏厚朴汤

由于我们还有足够的时间，我想再讲讲半夏厚朴汤。我在诊所里用这个方也蛮多的。这些日子里，有很多带着某些奇怪症状的患者来到诊所里。我的意思是他们有很多主观的问题。但是，当他们去找医生检查却发现不到什么。或者他们感到有某些麻痹、来去不定的疼痛、心痛或心悸，尤其是他们会有很多恐惧。这种临床表现在中医里称为"痰"。如果你将半夏厚朴汤与其他方剂合用来帮助这一类患者的话，它就是一首奇妙的方剂。

半夏厚朴汤典型的症状：首先是口腔和咽部的问题。《金匮要略》有一句提到"咽中如有炙脔"。此外，这也包括了舌头的烧灼或疼痛感、发音问题或口部麻痹感。所有这些症状都好像咽喉和口腔出了什么问题。其他典型的症状有手脚麻痹、失眠、恶心或头晕。有时候他们无缘无故地呕吐、胸中感觉不舒畅、心悸或咽喉里有少量的痰。他们经常尝试清嗓子并发出"咳咳"声响。还有很多心理上的症状。譬如，他们有不同的恐惧。有些人恐高，有些人害怕下坠，有人害怕老鼠，特别是女性，还有幽闭恐惧症。他们非常紧张，甚至会有被害妄想。

在德国有一个很特别的地方，患者非常关注他们的健康。对于他们服用的中药，会问很多问题，典型的如"你肯定这些草药可以帮到我吗?"或"这些草药能否使我的病恶化?"或关于草药本身，"我听说草药受到污染，你能否绝对保证它们并没有被污染?"作为一个医师，保证患者安全是非常重要的。否则，他们不会放心并且不会尝试你的中药。所以，你真的必须要让他们安心并说服他们接受你的中药。

通常他们的舌头有点胖大，而且多数有齿印，腹部会有悸动感，有时候你会听到振水声。这些都是半夏厚朴汤典型的体征。半夏厚朴汤基本上包含了两首方剂，即小半夏汤和小半夏茯苓汤。当有恶心和呕吐的时候，这两个方会非常有效。所以，在妇女怀孕头 3 个月，或当她们开始呕吐，又或小婴儿出现呕奶，我用这两首基本方很多。对于正在旅游，特别是在小艇和船上的人，小半夏加茯苓汤非常有名。如果他们服用一点小半夏加茯苓汤，他们就可以在小艇或船上抵御汹涌的波涛，而不出现恶心和呕吐。因此，这首方对他们是相当安全的。当加上厚朴与苏梗，它的效果就更为广泛。它可以调理体内的气、水和痰。这是一首厉害的方剂呀！厚朴调气和消化，对于气滞和腹胀有非常好的效果。苏梗调中焦和气。这首方有很强的理气调情绪的作用。

四、半夏厚朴汤系列合方

正如我之前所说，由于患者的症状、疾病和主诉越来越复杂，我认为只有一个方剂已不够。将半夏厚朴汤和其他不同类型的方剂结合起来效果也不错。

1. 解郁汤

第一个我想介绍的是半夏厚朴汤和四逆散的合方。这是黄教授喜欢应用的方剂之一，他称这个合方为"解郁汤"。

我已经提到半夏厚朴汤中半夏型的临床表现。此外，来诊所的那些患者都非常紧张。大多数时间，他们都有手足冰冷，或者有时候伴有出汗。他们的颈项绷得非常紧。在晚上他们会磨牙齿。当他们早上醒来时，下颌与颈项会有很多痛处。

一个典型的症状是腹部奇怪的疼痛，咋来即逝，有时候又会稍为强烈一些。其他症状有头痛。患者去西医院看病，但是医生也找不到什么原因。我发现这种情况在中小学童比较多见。当他们早上要上学，就开始出现恶心、头痛，甚至呕吐。傍晚当他们要睡觉时，他们会有腹痛、失眠，有时甚至做噩梦。解郁汤可以令他们有极大的缓解，叫他们去放松。他们晚上会有较好的睡眠，在学校有较好的成绩，使他们有多些自信。因此，对中小学童而言，这是一个非常有帮助的方剂。

我有一些病案。当这些小孩子有很多气逆的问题时，他们全身出汗，感觉头晕，而且下肢非常的寒冷。我就会加用桂枝加龙骨牡蛎汤。即是说，他们早上服用解郁汤，傍晚则服用桂枝加龙骨牡蛎汤。

对于患有慢性膀胱炎症的中年女性，解郁汤同样有非常良好的效果。她们服用很多药物，如解痉剂和抗生素，但是都没有什么效果。我发现解郁汤可以给予她们很大帮助。一方面，在心理层面他们开始放松。另一方面，这个方帮助下腹部的肌肉放松，因此可以调节整个泌尿生殖系统。特别是年轻女士，如果她们出现性交疼痛，这个方也同样有效。

2. 除烦汤

下一首也是黄教授的方，叫作除烦汤。它由半夏厚朴汤加枳壳、黄芩、栀子和连翘组成。与其他人比较的话，这类患者多表现为热证。他们焦躁不安，想很多事情，并且有失眠、忧虑，有时候潮热、面颊泛红或出汗。他们来到诊所的时候，一般都会有西医的诊断，如反流性胃炎、高血压、围绝经期综合征或食道炎。

我经常遇到 20~25 岁，有桥本甲状腺炎病史的年轻女性有这种临床表现。她们的甲状腺有炎症，并且已经处于甲状腺功能亢进的状态。即使服用药物，她们的精神仍然非常低下，感觉非常疲倦，而且身体非常寒冷。她们非常焦虑，思维奔逸。她们的舌是红的，还有失眠。即是说她们有两端的证候表现，就好像一来她们的元阳是虚弱的，二来在身体上有多余的热。我发现，顽固性慢性疾病会有这种典型表现，就是寒象和热象都在体里。我尝试用除烦汤来解决这个问题。针对元阳不足，我给她们葛根汤和建中汤。对于那些身体水湿比较多的人，譬如泄泻、肠鸣辘辘或舌头上有明显齿印，我就会用真武汤。如果她们只是非常疲乏，我则用葛根汤。

我用这个合方尚没有很多的经验。如果我明年再来，我会向大家分享更多。谢谢！

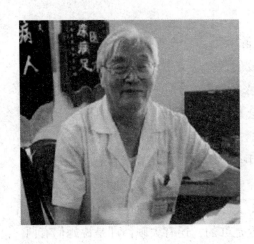

【名师简介】

陈宝田，南方医科大学教授，主任医师，博士生导师，全国名老中医，驰名中成药正天丸等的发明者，国家中医药管理局脑病重点学科带头人，全国中医头痛协作组组长，广东省"五个一"头痛重点专病带头人，广东省中西医结合疼痛专业委员会主任委员，获国务院突出贡献专家津贴。

【名师专题】

小青龙汤

南方医科大学　陈宝田

一、经方当用原方原量

下面我给大家介绍经方的合方应用。我们讲合方应用之前，我想交代一个问题：小青龙汤的临床应用，用之得当，效如桴鼓。那么，为什么小青龙汤的效果好呢？奏效的原因有两个：第一个病证必须主见咳清痰、咳清水儿，遇寒加重，这不是寒饮吗？风寒外束，可以有表证，可以无表证，可以有轻度的表证，可以有轻度的躯体微寒。这是小青龙汤，必须符合这些体征。经方用量，你用到这个适应证上，是非常窄的。你必须要按照这窄道来走，才能达到终点，否则的话，你达不到终点。这是第一个。

第二个是什么呢？小青龙汤必须用原方原量。大家注意原量啊！我们现在都不敢用细辛，说"细辛不过钱"。我不知道这"细辛不过钱"是哪一位、哪家的理论，哪本书的倡导。没有任何书、没有任何一个文献讲"细辛不过钱"。你看我们的药典，它用5g，我说你没用好！写药典这人不是专家。谁是专家呢？张仲景是专家！他的《金匮要略》跟《伤寒论》中，细辛用二两，至多少？至六两。那就是说，二钱至六钱！这个6~18g，你说《药典》就用5g，那行吗？关于这个，我让我香港的研究生研究这课题。同一个病，都是哮喘，风寒型哮喘。一个组用5g，另一个组用小青龙汤的原量就用9g、10g，其疗效显然不一样！

举个例子，我有个朋友自己是学医的，给一个亲戚看病，看了半天没治好。他找我说："教授，帮看一下这个方子可以吗？"我一看，"姜桂麻黄芍药甘，细辛半夏兼五味"，小青龙汤！但他用细辛呢，用4g。用4g啊！比《药典》还保守！患者吃了很长时间都不好。我说这个量不行。我就给他改：小青龙汤原量，细辛用10g！吃了之后怎么样？21副，完全好了。我香港的研究生，我让他专门做了这个课题。实验证明，10g的行，用4g、5g不行！所以，效如桴鼓的原因就是准确，而且是原方原量。

我开这个方，小青龙汤里有10g的细辛，这市面儿上谁都不敢给拿！我问他是为什么？他说"细辛不过钱"。陈诚《本草绪论》提到"细辛服末儿，不过钱币"。过去大钱这么大，把细辛压成末，揸一下，就一钱币。这"细辛服末，不过钱币"，之后，人们就云"细辛不过钱"。这是完全错误的呀！直接影响了我们的医疗实践，直接影响了我们中医的发展！

但是现在世界上，我们国家还流传着这么一派……在这里有没有"古中医"呀？我在报纸上看到，李可是"古中医"的鼻祖。报纸上讲，他用了八年，没事儿的时候专门读《伤寒论》，《伤寒论》背得很熟，读了《金匮要略》，读了《内经》，读了《难经》。这人很慈祥，我看起来不错，老头，像我这白发苍苍，中医药管理局有个副部长，就认定他为"古中医派"，并且向全国推广，广东省也知道了。用药的量很大，说来吓一跳，细辛用80g，附子用120g，当然也出现过问题。

我现在号召大家，不要学这个"古中医派"。没有这个"古中医派"！我们都是古中医！因为我们都学了《伤寒论》《金匮要略》吧？肯定学了！

在中医学院肯定学了《伤寒论》《金匮要略》《难经》《内经》! 所以, 我们都是古中医! 不是说单以李可为首的就是"古中医派"。

所以, 不要称为"古中医派", 不要吓人。保护自己。这是违反医疗实践的。我们必须认识、实践、再认识、再实践, 通过实践得到的理论认识, 还必须回到实践中去, 得到一个升华, 对中医有所创造, 有所发明, 这样我们中医才能发展。各位, 我说的对不对? 我说的都是实事求是。我这人说话, 在我们大学是出名儿的, 就是这样, 话不要拐弯儿说, 是啥就说啥。对不对? 实事求是。我最艰苦的时候, 就实事求是。所以, 这古中医派就不要学了。我们都是古中医派啊! 我们都是《伤寒论》的继承人!

总之, 这是为啥小青龙汤, 用之得当, 效如桴鼓。病证对, 原方原量。西医的病, 是慢性气管炎、肺气肿、肺心病, 痰是白的、清稀的。

二、经方合方的理论依据

好! 下面我讲讲合方应用。我在很多地方都这样讲, 他们问: "陈教授, 你为什么用合方?" 那么, 为什么用合方呢?《伤寒论》是用合方的鼻祖。第 32 条讲到"**太阳与阳明合病, 必自下利, 葛根汤主之。**""**太阳与阳明合病, 不下利, 但呕者, 葛根加半夏汤主之。**"这不就提出来合病啊? 而标准的合方, 是《伤寒论》第 146 条"**伤寒六七日, 发热, 微恶寒, 肢节烦疼, 微呕, 心下支结, 外证未去者, 柴胡桂枝汤主之。**"这条是太阳病与少阳病的合病。对不对呀? 合病就用合方。少阳病这一部分用小柴胡汤, 另一部分是桂枝证, 所以用柴胡桂枝汤。这是《伤寒论》第一次提到合病合方。在以后所有的专家实践中, 从来没有提过经方的合方应用。我就悟出一个道理。这个道理是什么呢?《伤寒论》经方的作者是医圣张仲景, 谁也不敢用, 谁也不敢动他的方。你别说合方了, 是不是啊? 认为用《伤寒论》的原则是, 用原方原量, 只能加, 不能减。你算老几啊? 你减! 他们被这个权威——医圣张仲景——给吓到了! 是不是啊? 所以, 我在 1962 年就研究这个问题。我想了半天啊, 是这么个问题: 谁都怕医圣, 不敢动! 这是错误的! 我们继承它, 发扬它。所以, 这是一个原因。

第二个原因用合方。中国 14 亿人口, 大概有 7 亿以上, 是中老年人。而中老年病, 如果从西医来讲, 就两个病。两个病就两个方, 对不对啊?

因为两个病是两个主要矛盾。用一个方解决不了，你光加一个药、减一个药，不行！张仲景的合方是有效的，沿用经方！

我提出"经方的应用"时，就提出了时方的合方应用，经方跟时方，经方跟经方的合方应用。所以，我每个方都要合方应用。

这里"十大合方的临床应用"是我个人的经验。这里我怎么写的呢？第一是原方；第二是用量用法；第三是适应病症，包括内科、外科、儿科，都分开；第四是辨病辨证；第五是类证鉴别；第六是病例举要。

三、经方合方应用10例

下面我讲具体合方。

首先，小青龙汤合玉屏风散。它的用药指征，就是患者有反复的气管炎，迁移性气管炎。表气虚，所以合上玉屏风散。玉屏风散就是黄芪、白术和防风。这个方，我用原方，有效！

第二个方，小青龙汤合神秘汤。神秘汤是《外台秘要》的一个方。神秘汤有哪些药呢？麻黄、杏仁、紫苏叶、甘草、柴胡、厚朴、陈皮七味药，它主要疏理肝气，疏理肺气的。有胸闷的、或者喘得非常闷的，比单纯小青龙汤治哮喘来得好一点，来得快一点。

第三个，小青龙汤合四逆散、小青龙汤合神秘汤、小青龙汤合小柴胡汤都有胸症，都有小青龙汤证。有胸闷症，当"宽胸开结当平冲"。

第四个，小青龙汤合二陈汤。这个小青龙汤合二陈汤是长期咳嗽，咳痰清稀，吐白色泡沫样痰，有慢性气管炎、肺气肿或早期肺心病的咳嗽。这痰都是清稀的，稍微带点黏，这是什么汤证啊？这黏痰，是二陈汤证啊！西医叫什么？痰里主要是大量的枯什曼螺旋体。这个痰，是由 AOC 细胞腺体增生，是由浆液腺变成黏液腺的。咳的时间长，所以合二陈汤，效果好一些，符合辨病精神，也符合实际。

第五个，小青龙汤和代赭丸。慢阻肺咳嗽，但这个咳嗽，痰上不来，所以用《金匮要略》的代赭丸，它主要祛痰。

第六个，小青龙汤合麻杏石甘汤。适合老年的小叶性肺炎，而小孩的小叶性肺炎以发热为主者。《内经》曰："**皮毛者，肺之合也。皮毛先受邪气，邪气以从其合也。**"皮毛受邪入肺，产生郁，郁而化热。

第七个，小青龙汤合五苓散。原有急性肾炎、慢性肾炎、IgA 肾病、肾病综合征，突然得了气管炎、慢性迁移性气管炎，或者有肺气肿，或者有慢阻肺，这个时候合上五苓散。五苓散利尿、消蛋白都很好。

第八个，小青龙汤合小柴胡汤。这个痰稍微黏一点或者黄一点，胸闷。慢性气管炎、迁移性气管炎、肺气肿、肺心病，都可以用。

第九个，"三小汤"——小柴胡汤、小青龙汤和小陷胸汤。取其字头，就是"三小"。我们科已经用这个方30多年了。从我当主任就开始用这个方。这个方适合什么呢？迁移性气管炎、急性气管炎、慢性气管炎、肺心病、支气管扩张。痰，是白的也行，黏的也行，黄的也行！那有人说，那这都让你说了，那辨啥证呢？对！都让我说了，就是这样！比如说，早期肺心病这个痰，突然感染，大量地咳嗽，咳白色泡沫样痰，这小青龙汤证啊！对不对？那为什么合上小柴胡汤跟小陷胸汤呢？痰黄的可以，胸闷的可以。大家要知道慢阻肺的病理。长期肺内压增高，肺泡一下变大，余气量增加。肺的气道有一级到二十九级，有的时候降到二十七级，十七级以下是小气道，小的气管。这个气管由软骨逐渐往平滑肌移动，移到最后时，肺泡到肺泡变成平滑肌，从硬的变成软的了。慢阻肺小气道是永远有感染的！感染什么呢？不是热么？对不对？我既看它的表又看它的里。你说我这个合的对不对？合的相当对！那我是自吹自擂吗？不是！日本有小气道治疗三原则。这三原则是：第一吸氧；第二，扩张气道；第三，抗感染。那我这三个方一合，都具备了！那你为什么不合呢？事实上，合比不合疗效相差很远，所以这个方是我们科的常用方。你们大家把这一个方记住，就算我没白讲。

最后一个方，小青龙汤合生脉散。这是我当研究生的时候，我的老师岳美中的一个方。老年人有小青龙汤证，他都合什么呢？都合生脉散。老人都有气血的问题，都合生脉散，吃了有气，有劲儿，吃了舒服。这是我跟我老师学的，所以今天我就告诉你们，我毫不保留地告诉你们。

这个鉴别我就不用讲了，大家临床时间这么长，跟射干麻黄汤鉴别。这个《金匮要略》"咳而上气，喉中水鸡声，射干麻黄汤主之。""射干麻黄姜枣半，款辛五味共紫菀"。它主要针对喘鸣，小青龙汤没有喘鸣。二者可以相合。小青龙汤与麻杏石甘汤鉴别，麻杏石甘汤这个喘鸣相似，组成又相似。小青龙汤是表，风寒束表，这个麻杏石甘汤有里热。所以，病不一样，基点一样。

四、小青龙汤现代研究进展

小青龙汤的研究进展，大家注意。从西医来讲，你有效，不能是无根之木、无源之水呀，必须得有个根本问题，必须得有理。对不对？所以，这些年有很多单位试验小青龙汤，文章有上百篇！我把这部分引进来了，主要就是小青龙汤的化学成分与药理研究。

首先，咱们说化学成分。小青龙汤的化学成分，主要是通过波声扫描定性定量。这个小青龙汤含有麻黄碱、假麻黄碱、肉桂醛、芍药苷、三萜。大家注意，这个三萜很重要啊！现在世界研究中医，很多都落到三萜身上。三萜能很好的抗过敏，确切地提高免疫，确切地稳定免疫。美国、日本、加拿大、韩国等国家和我们国家对三萜研究得很深。它之所以能抗过敏主要是三萜，因为三萜抑制抗原抗体的形成、抑制 I 型变态反应。据研究，小青龙汤等量片剂和粉剂相煎以后，这个粉剂的提取物是片剂的一倍以上。所以，日本都用粉剂。这个药厂给它压成末儿来提取，节省一半药物，对厂家来讲也是发财。这药物节省了一半，经济效益就好了。它的化学成分决定了它的药理作用。

下面是药理作用。第一个，镇咳平喘。中医的说法是宣肺平喘止咳。药理上来说小青龙汤可以抑制迷走神经的传入，抑制神经感受器，不引起咳嗽反射，所以它有镇咳的作用。那么，它为什么有平喘作用呢？这个麻黄碱，就有扩张气道的作用，扩张气道就能平喘。另外，抗过敏。气道的病都大大小小参与了气道过敏。小青龙汤具有抗过敏的作用，它通过抑制肥大细胞分泌抗过敏物质，改善肺功。改善什么肺功呀？改善小气道的肺功。它扩张小气道时，通气量好。慢阻肺最关键的就是通气。小青龙汤具有通气功能，当然止咳平喘祛痰也是一个方面，也是改善通气。所以，日本搞了这个小气道的三联疗法。抗生素抗感染，激素扩张气道，吸氧跟这个是一个道理，改善肺功能，改善小气道的功能。这个小青龙汤不是直接杀死病毒，也不是增加干扰素杀死病毒，是具有抗病毒作用。免疫球蛋白 A 的抗体在哪里？在肺泡里，在鼻子。有好几样试验都试验出来的，所以它具有抗病毒的作用。慢性肺气肿、支气管炎，一感冒，突然痰增多，那是什么呢？那是病毒感染。你不用抗病毒的药，用小青龙汤就可以！

还有，小青龙汤经过日本人的实验，有抗癌的作用，可防止癌的转移。最后一个，它有抗过敏的作用，这个主要是三萜的作用。小青龙汤提取了三萜，它能抗肥大细胞和分泌过敏性的物质。

好！今天我就跟大家讲到这儿了。

李赛美教授总结

李教授：陈教授以将军的风范，北方人的豪爽，给我们展现来自军医大的这种大师的风采。从小青龙汤的原义，然后到它的临床应用，他讲得非常的仔细，尤其突出了合方的运用。这两个小时里，陈教授真的是很难把他宝贵的经验盖全，但是我们可以继续找机会去学习。陈教授非常的风趣，讲得很精彩！我们以热烈的掌声再次感谢我们将军教授的奉献、演讲！我也代表大会、组委会给陈教授赠送荣誉证书。谢谢您！

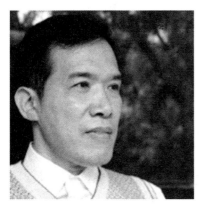

【名师简介】

　　潘毅　医学博士，现任广州中医药大学中医基础理论教研室主任，教授，博士生导师。广东省中医药学会基础理论研究专业委员会副主任委员，香出苦寒，习医从医 30 余年。在教学、科研中学养日深，曾获得广东省科学技术奖二等奖、广东省教学成果二等奖等荣誉，临床上善于消化、呼吸系统疾病诊疗，疗效显著。潘毅教授中医及古代文化底蕴深厚，致力于从理论到临床的原味中医研究与传播，2013 年顺弘扬中华优秀传统文化之势及中医发展自然浪潮之涌著书《寻找中医失落的元神》，受到海内外的关注和广泛好评。

【名师专题】

临证太极思维

广州中医药大学　潘毅

　　首先感谢会议的主办方，尤其是李赛美教授邀请我来参加这次盛会。实实在在地说，我不是伤寒专家，仅仅是对中国文化和中医理论的研究有一点点心得，所以在今天和大家一起分享。

　　一个好医生应该具备什么素质呢？首先是扎实的理论功底，然后是丰富的临床经验。但光是这个够不够呢？我觉得，光是这个可以说是一个好医生，但不见得会成为一个大医。为什么呢？真正的大医都是表现在思维境界上，当然我不敢说你今天听完我这个讲座你的思维境界就提高了很多，但我感觉或许会有一点点启发。

一、天道之太极

我们先来看看这个太极图（图1），司空见惯，也正是因为它司空见惯，所以反而熟视无睹。为什么出来一个太极图呢？我们首先要弄明白一个问题，中医学是什么学问？比如西医学，它研究人体，就以人体为框架。中医学研究人，不纯粹是以人体为框架，它是以天地自然为框架，把人放到其中去考察，所以我们中医经常讲"天人合一"。我们看看古人对于一门学术的构建有什么样的企图。其实古人的企图很简单，不管哪一门学科，实际上就是一句话——推天道以明人事。放到医学，改一个字——推天道以明医事。但在很多医生那里，"天人合一"只是一个观念。也许写文章的时候就是一句空话，没有把它落实到临床的实操上。况且很多医生一听到"道"字就觉得怕，说"你这个'道'，太忽悠了吧！"。因为太多讲"道"的人都是悬空论道。悬空论道落不到我们理论的知识点，落不到临床实践，讲了也是白讲。所以我今天在这里也是论道，但试图把它落到临床实际，看能不能办到。

推天道以明人事。怎么推？其实在古代，很简单，就观察天地自然。比如说，阴阳学说怎么来的？阴阳就是日地相对运动产生的一种现象。现在我们就试图用这个太极图把天道的一个模型放进去。天道是什么模型呢？其实很简单，我们推理的模型，假如有规律可循的话，无非就是时空。所以，只要把中国，凡是以中国为视野的时空状态放进去，那么所有的推导，只要你在太阳系里生活，基本都成立，包括《伤寒论》的内容。

太极图，白色代表阳，黑色代表阴。我们看看太极图的顶点：阳最盛的地方，代表着一天的中午，也代表着一年的夏天：最热，日照时间最长，温度最高。然后这个地方叫作太阳。其实你可以把这个太极图当作地球。什么叫太阳？你可以理解为地球上面有一轮红日，日照中，这就叫太阳。我们再看看左边，左边是东方，你看阳主升，春天是万物生长，早上是太阳升起，然后东方是太阳升起的地方。东方、春天、早上，那么这里是少阳的位，少阳位，我们看看，刚好就是在阳气有了，还不算多，但是向多的方向发展的时候，叫少阳。假如给个意象，怎么意象，我们把太极图的中间画一条横线，就在中间画一条横线代表地平线，那么少阳我们就可以在太极图的旁边画一个圈，然后上下分成对半，下面涂黑，就是少阳。什么意思呢，太阳从地平线上升起，看到半轮红日，那就是少阳。阳气不多，但整个趋势是向上的。好，什么是少阴？到这边了，你看这个地方，假如一天太阳开始下山，夕阳西下，然后假如是一年，从最热的夏天变成转凉的秋天，假如从方位呢，就是西方。这个是少阴。少阴和少阳有点像，你在这里画一条横线，也画一个太阳，画一个圈，中间再画一横，然后把上面一部分涂黑，就等于是太阳西沉，那个就叫少阴。最后一个是，到这里，在下面，那就是阴最盛，所以一天的半夜，一年的冬天，北方寒冷，然后对应是太阴。什么是太阴呢？假如我们站在地平线上，看太阳是看不到的，所以你要画，就是一个黑球，完全看不到太阳，那就是太阴。但看不到太阳，我们看到什么呢，看到月亮，所以月亮又叫太阴。

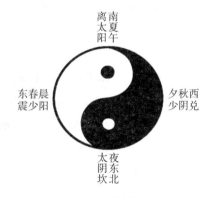

图 1　天道太极图

我们再换另一张图（图 2 和图 3），这张图是什么意思呢？我们平时看的太极图是一个平面的图，但是太极图是日月相对运动产生的一个现象图。它应该就是球状，代表着地球，我们姑且将他称作太极球。那太极球就不单只有上下左右，还有内外。因此我们从不同方位和时间来看阴阳的位置会有所不同，你从东南方向或者说春夏视野来看，是阳在外，阴在内；你从西北方向或者说秋冬视野，是阴在外，阳在内。

那么这么一个视野会产生什么影响？首先我们会看到春夏秋冬，昼夜晨昏，东南西北的阴阳分布量是不一样的。我拿季节来举例。首先春夏之间按照太极图：春夏阳气旺，秋冬阳气少，按照这个规律，春夏阳气旺，应该热证居多寒证少；秋冬阴气旺，应该是寒证多热证少。这个理论表面上看没有什么问题，但仔细推敲还是可以再细分。因为我们刚才讲多少是个量的概念，阴阳的分布还有位置的问题。春夏固然是阳气多，但是别忘了，阳气分布在体表。分布到体表意味着什么呢？体内是空虚的，也就是说体内的阳气量分布不够，所以并不是那么单纯的寒证到了夏天就减轻了，热证到了夏天就加重了。比方说表寒证，我们从东南这个视野来看，表寒证到了这个视野内肯定减轻，因为春夏也好，东南也好，早上也好，都是人体的阳气在体表。你是表寒，我自然界的阳气跟人体的阳气分布到体表，就是一个生理上的表热，生理上的表热对抗到病理上的表寒，所以表寒证应该会减轻。这种情况下用药，我估计麻黄汤是用不上。你可能改麻黄为香薷或者荆芥，总之不需要太强的发汗药。里寒证按照量的概念，到了夏天里寒证应该会减轻，但是说到位置的话就不一定了。因为阳气分布到体表就意味着体内的阳气分布的不够，所以不能够一概而论。看哪种阳虚，如果是怕冷的阳虚，恐怕会减轻。为什么？因为阳气接济多，又分布到体表。假如不是怕冷，而是脾阳虚不能运化，肾阳虚不能气化，它需要的阳气是在内部的，未必会减轻。举个例子，比如夏天很多急性胃肠炎的患者，但你有没有统计过，急性胃肠炎用藿香正气散多还是葛根芩连汤多？一般来讲，至少在广东我的观察是藿香正气散用得多。当然不排除有过食生冷这种情况在，但是还有一种可能就是里阳不足。尽管总量多，但是分布不合理。我们再看看表热证。表热在东南方肯定加重的，热上加热。但里热证是否一定加重不好说。因为它的阳气分布在体表，并不在里面。我们看看里热什么时候加重呢？你看湿温什么时候加重？我们都知道湿温的特点是身热不扬、午后热甚、汗出热不解。在图上我们看到实际上是越往下面，阴的比重越大。湿温是两个因素：热和湿，从中午开始，湿的比重更大，就把热压到里面，压得越来越深，热一压到里面其实就是里热，一郁就更加化热，所以就是觉得午后加重。身热不扬是因为热在内部，所以只能慢慢向外透发，一开始摸不觉得很热，越摸越热。汗出热不解是因为汗出来就是湿出来，热还透不出来。一到下半夜，它自然阳气转出来了，热就退了，所以可以类推，基本上气郁发热、瘀血发热、湿温发热；只要是有邪阻的，有热是郁而化热的，基本上是在秋冬、阴天、下午或是晚上加重，因此热证不一定在冬天减轻。

我在这里就是告诉你，除了注意春夏秋冬阳气量之外，还要考虑一下位置的问题。现在都提倡冬病夏治，春夏养阳。觉得阳虚的患者在夏天治疗很容易补阳，因为在那个时候量多，符合经济学原则。而你别忘了春夏之间的阳气是上扬的，所以你这个时候补阳是没问题，但是你最好加收敛药，沉降药。一味地补阳有可能阳气都跑到上面去了，就是我们俗称的"上火"。因此春夏之间的补阳需要敛降。反而秋冬之间的补阳，我反觉得不太强调敛降，因为秋冬之间尽管阳气的量少，但是它位置合理，藏在里面。我补了阳气，因为阳气向上向外，它自然就分布了。再比如说广东处于中国的南方，那你对着这个图，阳气都在上部，都在外部。所以广东人的体质特点就是上热下寒，外热里寒，所以说火神派在广东有点火，不是没有道理的，这个地理位置刚好就很容易产生阳虚阳浮的特征。你说广东人现在是热体多还是寒体多。按道理应该热体多，因为日照时间长，而且温度又高。我们说春夏之间阳气生化、秋天是阳气内收、冬天是阳气内藏。但是广东很少有冬天，按照气温标准广州一年大概也就两周算冬天，那你有释放没收藏就有问题，所以释放的多就容易上火。古代为什么不补阳反而要喝凉茶？我觉得古代人喝凉茶是对的，为什么，古代人日晒雨淋，每天晒太阳，晒太阳是最补阳的。那你说古代人阳气也没有收藏，这个没收藏无所谓。打个比方，说我们有钱，一半存在银行，一半拿来用，那也是中产阶级和穷人的打算。假如我确实很富有，那个钱永远花不完，我存什么银行，不用存！广东的确占尽天时地利人和。但是现在不一样了，现代人都猫在室内不晒太阳。你本身的阳气又没收藏，又不晒太阳，还释放出来，那你不阳虚谁阳虚？你不阳浮谁阳浮？类似这样的现象其实是牵涉到一个阴阳的位置问题。我们以前讲的阴阳平衡，老是讲量的平衡，忽略了一个问题——阴阳的位置。实际上，阴阳的位置怎么样才算合理呢？合理的应该是阳在下，阴在上。你想想，阳在下，火曰炎上，它可以温五脏六腑；阴在上，就是水分在上，它从上而下，滋润五脏六腑。假如倒过来，阳在上，你除了上火你还能干什么？阴在下，大概只能是水肿。所以阴阳平衡没那么简单，还要考虑阴阳的位置。我们再来看一下《本草崇原》有一句话："**西北之人，土气敦厚，阳气伏藏，重用大黄能养阴而不破泄；东南之人，土气虚浮，阳气外泄，稍用大黄即伤脾胃。此五方五土之有所不同也。**"这告诉我们什么？东南方的人阳气在体表，体内没多少阳气，先天格局就是脾阳虚，所以你不太能耐受大黄，还有一句话叫"天不足西北，地不满东南"。为什么，中国的地势是西北高，东南低。

地势低就意味着土气薄啊；还有水往低处流，你就湿；所以又热又湿又脾虚，你怎么用大黄？倒不是说大黄不能用，而是用起来小心翼翼。学《伤寒论》的人都知道，大承气汤急下存阴。但是我感觉这个"急下存阴"恐怕在北方是行得通的，在南方真得小心。因为用大黄，尤其是用过量，那不叫急下存阴，那叫一泻千里！所以什么叫因时因地制宜？我们不要把它当作一句口头的说法，要时时刻刻落到你的临床操作上。我刚才讲的东西就是道。就这么简单！大道至简。你能用太极时空来推导很多问题，比如说这个病什么时候加重，什么时候减轻，该什么时候用药，什么时候撤退，其实你只要玩懂了这个太极，都在里面的。

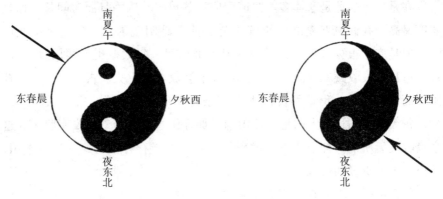

图 2　东南视野太极图　　　　图 3　西北视野太极图

二、人身之太极

讲完"天人合一"后，我们回到人体本身，探讨气机的升降运动。气升降的圆运动其实还是一个太极图。心属火，在上边；肾属水，在下边；然后左边是木，少阳，是肝；然后这边是金，少阴，是肺。心为阳中之太阳，肾为阴中之太阴。那么刚才推算的，肝为阴中之少阳，肺为阳中之少阴。注意！我在这里讲的太阳太阴与经络的太阳太阴不同，这里指的是脏腑的阴阳量。肾为阴中之太阴，说明肾的阴气旺。阴气旺就反推阳气少。所以为什么古人那么重视肾阳，物以稀为贵啊！肝是少阳，少阳跟半轮红日从地平线上升起的意象是一样的，所以肝气是上升的。相对而言，少阴是太阳下山，因此，肺是主降的。中间那个是脾为阴中之至阴，什么叫"至"呢？"至"不是最多，最多是"太"。"至"的意思是"到"。因此，脾就是从阳入阴、从阴出阳的地方，是个枢转点。我刚才这样讲你就会发现：五脏阴阳并不平衡，那中医不是讲求平衡吗？生理上的不平衡怎么办？简单啊！不平衡就互相协调，搞到平衡。心阳多阴少，肾阴多阳少，那怎么办？心肾相交，互相帮忙。所以我感觉我们现在对一个词，很时髦的词的理解是不到位的。什么词？和谐！我们很多人操作"和谐"都有意无意把所有的东西搞成一模一样的。那叫和谐么？什么叫和谐？一个篮球队，有前锋，有中场，有后卫，各有分工，相互协调，那才叫和谐！你看过有打篮球有五个前锋或者五个后卫的么？你看我们的五脏特点，它们各有特点各有自己的生理特性和功能，但整体中协调，达到平衡就叫和谐。

中医学是个和谐的医学，其实就是儒家的观念——致中和。怎么致？大家再看看这个图（图4、图5），肝主升，肺主降，然后是心火下来温肾水，肾水上去制约心火，脾胃在中间一升一降。这是古人的一个什么观念呢？交感！什么叫交感呢？天地交感，地气上为云，天气下为雨。人体的交感是脏腑位置在下边，功能趋向要向上，只有功能趋向向上，才能跟其他脏腑发生关联。脏腑位置在上边，功能趋向要向下，只有向下，才能跟其他脏腑发生关联。脏腑与脏腑之间发生关联，阴阳相交，就叫作交感。像我们这里所说的"心肾相交启升降"。大家可以看到肝脾肾可以构成升的一组，但升的一组之中以谁为动力呢？大家看离卦，离代表火，下面这个坎卦，坎代表水。离卦是两个阳爻夹一个阴爻，阳多阴少，坎卦是两个阴爻夹一个阳爻，阴多阳少。八卦趋向歌有一句"坎中满，离中虚"。坎卦这中间是个阳爻，叫作坎中满，表示水中之阳应该保持满的状态。离卦中间是空的，代表什么呢？你看五脏之中只有心是空的，有心房有心室；心主血脉，血管也是空的；还有心主神明，神是什么呢，你看神是无形无象的；五行之中最不具形质的是哪一行呢，就是火。它是什么态？固态也不是，液态也不是，所以它代表火是最恰当的。好了，心主神明，神明首先要是什么呢？虚心！所以叫离中虚。

什么叫心肾相交？三个爻叠在一起的叫作八卦，把三爻卦重叠成六个爻的卦叫六十四卦。这里就有两种重叠法，一种是上面是离卦，下面是坎卦，这个卦不好，是未济卦，六十四卦最后一卦。如果上面是坎下面是离，上水下火，这就是我们中医基础课程里面学过的水火既济，这就是既济卦，易经第六十三卦。你看既济，未济这个概念在教材里出现，教材却不敢说这个是从易经来的。但假如你说了这个阴爻阳爻，这个既济和未济概念就完全可以解释。你看一下水在上火在下，那上面的水能制约下面的火，下面的火能够蒸腾上面的水，能够相互为用，这就叫既济；那你火在上水在下，不能叠加，七楼着火，你在六楼倒水，火还是火，水还是水，没有相交，这就是未济。所以你看假如用卦象来说明水火既济很简单。这水火既济其实还有个很大的问题，你说肾水上去制约心火，心火下来温肾水，你不是一厢情愿么？火它本身是火曰炎上，水它本身是水曰润下，凭什么水要上去，火要下来？所以这里必须要搞出一个动力，动力是什么呢？肾阳！坎中之阳，肾阳可以把肾水蒸发上去，肾水蒸发上去了，离中之阴多了，离中之火才能拉下继续温肾水，肾水就再上去，形成一个良性的循环。

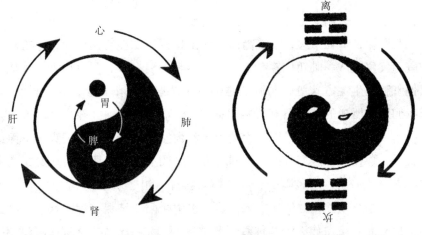

图4　气机升降圆运动示意图　　　　图5　心肾相交示意图

现在经常看见一些口干的临床患者，但我们教材对口干的描述太过简单了，只有实热、阴虚、痰湿和瘀血。其实我们更常见的是体内水液分布不均匀。所谓不均匀，就是水不少，但是上不去。该有水的地方没水，不该有水的地方囤积了一大堆水。尤其在广东，你说他口干，伸出舌头一看苔腻，缺水么？压根不缺水！心肾相交不纯粹是两个脏的问题，还牵涉到其他脏腑。比如说脾气不升，你用了补中益气汤效果不好的话，你可以加金匮肾气丸补肾。肾阳足了就能够帮助脾阳上升。还有我刚才讲到水火既济，那相应的还有水火未济，不管是黄连阿胶汤证还是交泰丸证，都是心肾不交，但两个心肾不交不一样，一个是肾阴虚，一个是肾阳虚，但是主症都是失眠。失眠的病机是什么呢？总病机是阳不入阴。阳能入阴它的作用就是把阴浊的东西气化掉，就是以阳化阴。比如现在很多代谢性的疾病，什么尿酸、血糖都属于代谢产物。阳化气，阴成形，因此只要是成形的病理产物，在中医看来统统算阴邪。这阴邪靠什么来化？靠阳气。所以你是不是一定要补阳，也不一定。但是可以把睡眠调整好，阳气能够进到体内，它就能化阴邪。与药物治疗一起配合就可以达到事半功倍的效果。总之，心肾相交，水火既济启动的不单只是水火两者的关系，而是人体整个阳气上升的动力。好，回过来提到的交泰丸证和黄连阿胶汤证。基于广东地理环境，我认为交泰丸证比黄连阿胶汤证更常见。就是阳浮于上，上面心火旺，下面是肾阳虚，最典型的表现是夜尿多。以阳化阴，最容易看到的标志就是有没有夜尿。假如有夜尿，说明你那个以阳化阴化得不好，连最简单的水分都化不了；假如你夜尿不多，那至少说明这个人还是有以阳化阴的基本功能。交泰丸中黄连有什么用呢？黄连是清心火，但是别忘了，黄连是苦的，苦能降，因此它不但能清心火，它还能把心火拉下来。肉桂不单只是温肾阳，还能引火归元。我在广东用这个方，就喜欢加茯苓、白术。因为第一个黄连容易伤脾胃，而广东脾虚湿多；第二个白术是燥湿的，茯苓是利湿的，燥湿就意味着升，利湿就意味着降，所以加在交泰丸里面还有个斡旋中州的意思。那你要问心肾不交为什么还要调中州呢？古人怎么比喻呢？心像牛郎，肾像织女，这两个假如搞不到一起，那需要什么呢，需要一个中介！这个中介古代叫黄婆，脾胃扮演的角色就是黄婆，促进水火既济，心肾相交。

中焦是脾升胃降，气机枢转的问题，我们都知道李东垣重视脾胃，黄元御亦然，甚至在理论阐述上较东垣更加鲜明。其实，真正重视脾胃而且落实到临床上的鼻祖还是仲景。你看太阳病桂枝汤的姜、草、枣，麻黄汤的炙甘草；阳明病白虎汤的粳米、甘草；少阳病小柴胡汤的姜、草、枣、参；太阴病，小建中、理中汤都是调中焦的；少阴病，四逆汤的姜、甘草；厥阴病，乌梅丸也有参、姜；六经病都重视脾胃。

再接下来就是外围的肝和肺。肝主升，肺主降，那怎么转起来呢？我们用一个我们很熟的方——补中益气汤做例子。补中益气汤治疗中气下陷证，那里面自然而然就有补脾气的药，再加上升阳药，比如黄芪、升麻之类的。但是你看里面还有柴胡，柴胡不升阳明，也不升脾，也不升胃，它升哪里呢？它升的是肝胆少阳！那就说明什么？比如说，中焦脾不升，那我们可以升肝，肝升脾就升。从力学角度解释更合理，因为你在中间，力矩那么短，我在外围，我帮你撬动一下，升肝帮助升脾。肝肺也可以互相帮忙。比如说，肝气郁结，我们最常用的两个方，轻的四逆散，重的柴胡疏肝散。假如肝气升不起来怎么办？古人通常会加一味前胡。为什么加前胡呢？前胡是降肺的。其实它是这样的，肝气不升，你就降肺，这里轻轻用一点前胡，其实是帮助它转起来，前胡也入肝胆。"肝胆经风痰，非此不能除"。还有两个药也可以用，一个是竹茹，一个是枇杷叶，这两个药既降肺也降胃。竹茹还可以降胆。肝主疏泄。肝胆里画个太极，肝主升，胆主降。肺的局部你也可以画个太极，宣发主升，肃降主降，所以你看治疗肺病，为什么麻黄、杏仁在一起用啊，一个宣，一个降，那不就转起来了嘛！

　　临床上出现失调大概就几种可能，也就是太极那个轮转不起来：第一种是配偶失谐，什么叫配偶失谐呢？心肾是一对，肝肺是一对，脾胃是一对，它们是配偶。另外一种是同组离心，什么叫同组呢？大家都是升的，比如说肝、脾、肾，都从左路升；心、肺、胃，都从右路降。还有一种可能是交感不振。刚才讲了，肝、肾在下，在下的不升；心、肺在上，在上的不降；脾、胃在中间，不枢转。其实这里只是告诉你中医是讲协调的，所以有时候我们治疗某个脏腑的病不要把眼光盯在某个脏腑上，也不要把眼光盯在我们教科书的某个字，比如肝主疏泄，促进脾胃运化，背了就背了，但不知道这主要是肝主升发，助脾主升。

　　这里我又扯到另外一个话题：中医的理。中医经常遭到人家批判，其中一个罪名是中医不讲道理。说实话，咬文嚼字，较起真来，中医几乎是唯一讲道理的学科。为什么？我们把"道理"这两个字拆开来看。什么是"道"？天地的本原跟天地自然的大规律就是"道"。什么是"理"？具体、细致而微的东西叫"理"。中医学是以道同理，以理证道，道跟理都讲。西医学只讲理不论道。那你说到底谁不讲道理呢？但西医讲理讲得很细致、很充分，所以很多中医很羡慕西医。当然西医也确实有它的优点，但羡慕不等于你一定要模仿，学人家去讲理，你怎么讲？你讲得过西医么？人家就搞微观的。那我们的优势在哪里呢？以道同理，以理证道。其实，我们懂得道是可以推的，但我们的教科书并不是讲道的而是说理的，造成中医自己对自己的定位错误。

三、草木之太极

再接下来我想说的是，"天人合一"不单只是表现在天人之间，其实也表现在天物之间。我这里引用吴鞠通的一句话，"一草一木一太极"。我把它放到了太极图之中。"盖芦主生"，这个"芦"指的是芽，植物的芽主生；"干与枝叶主长，花主化，子主收，根主藏，木也"。木指的是木本植物。然后再下来"草则收藏，皆在子"，指的是草本植物收藏都在子。我把这个画成这样（图6），能不能说它百分之百正确呢？不能。因为中医学的很多价值取向取的是什么呢？正确性，而不是精确性。它管的是大方向正确。我们举个最简单的例子：紫苏。你看苏叶有什么功效？发散解表；苏梗呢？宽中行气；苏子呢？降气平喘。再看一下我们教材里面的补益药，两类药比较多：第一个是动物药，第二个是植物的根、果实跟种子，植物的茎不多，即便是茎也是很特殊，像肉苁蓉、锁阳、百合的幼稚鳞茎。花一味都没有。那么哪类药用植物的花最多呢？不用讲了，解表药！解表药花最多。我们中医经常被人攻击，说什么中医那个以行补行、以脏补脏错了。凭什么这样讲！你要搞清楚，中药跟西药不同，西药是化学人工合成的药物，所以只能讲有效成分，它没有错。但是你把有效成分移植到中药行不行呢？我不反对。我觉得，至少古人没从微观角度来研究中药，现代的中药研究并不坏。但是它不能取代中医原有的方法。你看中药是什么药，中药首先不是药，中药首先是天然物，然后才是药物。说到天然物，它长成那个样子难道白长的吗？西医的概念，不是结构决定功能吗？我的干、枝、叶就不是结构，只有微观结构才算结构？我们古人论证得很细的，比如说叶子，他说竹叶这种边缘比较清楚的，发散力不强；像桑叶这种边缘模糊的，发散力就很强。再比如菊花，我们刚刚讲到花都是发散的，但菊花除了疏风清热还能清肝明目、平肝潜阳。那你说这是怎么回事？古人会从季节来论述，菊花长在秋季，秋季得金气，得金气能克木，所以能清肝明目。得金气则能降，所以菊花就能平肝潜阳。我们现在的《中药学》教材只告诉一个结论，比如告诉你柴胡能够升举少阳、疏肝解郁、和解少阳。这才是真正的中药药理学！朱熹说，"人人有一太极，物物有一太极"。当然解释中药不一定要用太极图，但是从它的颜色、性味、形状、部位、生长时间、地理环境等来解释是古人本来就有的。我引这个出来的目的是告诉大家，中医有很多好东西被雪藏了，雪藏时间久了连自己都忘了。

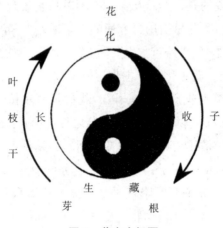

图6　草木太极图

四、太极图解《伤寒论》之六经病

我们再看这个太极图。你看内圈是十二地支，十二地支是中上十二时生化，它阳最盛是午时，阴最盛是子时，早上这个时候在地平线上是卯时，傍晚是酉时，而我这个有两圈：一圈，内圈是经络流注，也就是子午流注；外圈是脏腑流注。这个问题我们经常犯错误。我举一个例子，我们知道阳明潮热是日晡潮热，为什么是这个时候发热，我们的《中医诊断学》的解释就很有问题。它说阳明腑实证到了日晡的时候，也就是申时，阳明经经气较旺，加上大肠实热，旺上加旺，所以会出现日晡潮热。乍看起来这没有问题，其实是错的。错在哪里呢？阳明经经气旺不是在申时，阳明经经气旺是在卯时跟辰时。卯时是大肠经，辰时是胃经，因此不是经气旺，而是腑气旺！脏腑和经络不同。所以正确的解释应该是：阳明腑实证，到了申时，除了大肠本身的实热加上阳明腑气旺，旺上加旺，所以日晡潮热。

顺着这样的思路，我来讲仲景《伤寒论》里面提到的那几个病的欲解时。第一个病："**太阳病欲解时，从巳至未上。**"大家可以看看在这个太极图的顶点（图7），相当于从早上9点到下午3点这个时段。这个时候用麻黄汤和桂枝汤效果最好，为什么呢？首先麻黄是表寒证，桂枝汤是太阳中风。风其实是偏凉的，所以太阳病整个基调还是偏表寒。既然偏表寒，这三个时辰，实际上是人体不单只阳气最旺，而且分布在体表，人体的生理的表热自动对抗了病理的表寒，所以这个时段用麻黄汤、桂枝汤效果最好，这是欲解时。

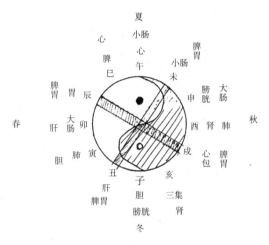

图7 十二地支经络脏腑图

接下来"阳明病欲解时，从申至戌上"。这是在太极图西边这一块，西边这一块是五行属金，但是仲景这句话我觉得是有瑕疵的。因为阳明病分经证腑证。还有这里欲解时，到底是疾病最轻时还是最容易治疗时，我倾向于把它解释为最容易治疗时，而不见得是最轻时。那我就分别来说：阳明经证——白虎汤证。白虎汤证到了申酉戌这个时候就比较轻，为什么呢？一天之中，过了中午之后是阴长阳消，阴气慢慢增长，阳气慢慢减少，是一个转凉的过程。这个就像一年中夏天转到秋天的过程。我们不是经常说"左青龙，右白虎"吗？所谓白虎的意思是秋天凉风起来，一扫夏日的炎热。所以在一天的这个时段，白虎汤证是最佳治疗时机，但是腑证这样解释就不行。别忘了我们刚才讲的，日晡潮热发生在申时，其实这个时候阳明腑腑气旺，热上加热，它是最重的时候，所以我们感觉这个地方欲解时不能解释为最轻时，但是可以解作最佳用药治疗时。为什么呢？阳明腑实证的主要病机除了实热，其实是大便堵住了，不降，降不下去。这个时辰有什么好处呢？你看，左升右降。等于说右边，一年之中是秋天，是降的；一天之中，是黄昏，是下午，也是降的，所以我利用的是时势的降。这个时候用承气汤就更容易下降，所以这个欲解时可以解释为最佳用药治疗时。

再往下"少阳病欲解时，从寅至辰上"。这个就更好理解，你看寅、卯、辰这三个时辰刚好是在左边，在少阳的位置，所以阳主升。少阳病是什么呢？少阳病总的病机是枢机不利。不是枢机不利吗？那我在这个时候让你舒展枢机，让气液通畅，这个时候用药最符合经济学原则。

再下来太阴病就比较纠结了，"太阴病欲解时，从亥至丑上"，这是半夜里的三个时辰。表面上好像解释不通，为什么呢？太阴病的本质是里虚寒实，讲白了就是阳虚。阳虚怎么反倒晚上会减轻呢？确实从量的角度是讲不通的，但是在前面我们讲到了位置的关系。从这个角度就可以说得通。到了半夜，实际上相当于冬天，冬天我们阳气跑到哪里去了呢？冬天阳气藏到土里，阳气藏到土里，地面就寒冷，到了春天阳气再出土，万物就生长。也就意味着虽然阳的总量不多，但所有的阳气藏到了土里面，位置非常合理，所以这时候用小建中或者理中汤效果就比较好。

"少阴病欲解时，从子至寅上"，从子时到丑、寅是阳气开始生发，少阴病的寒比太阴还要重，所以这个欲解时的道理其实跟刚才太阴差不多，量不多但是位置合理。但说老实话，少阴病还分寒化证、热化证：热化证就是黄连阿胶汤证，寒化证可能就是四逆类，但是我们一般提起少阴病，假如不加前提，大部分指的是寒化证，所以这里的少阴病应该指的是寒化证。

最后一个是"厥阴病欲解时，从丑至卯上"，厥阴病的病机是寒热错杂，厥热胜复。为什么寒热错杂呢？厥阴是二阴交接，秋、冬是二阴。你看一年之中秋冬完了就相当于交接了，上一年的就交给了下一年。这个时候就从阴出阳，我应该是交给阳，但是厥阴病经常看见的证候就是四肢厥冷。《伤寒论》里讲："阴阳气不相顺接便为厥，厥者，手足逆冷是也。"厥阴病从少阴发展过来，它是偏寒的，但是寒的时候呢，你又要交给阳，所以那个时候很容易因为寒凝，阳气生达不够就郁而化热，因此厥阴病容易出现寒热错杂，但交接顺利不顺利就后面四个字：厥热胜复。什么意思呢？既然是阴阳气不相顺接，那我就让你顺接。怎么接？寒接上，就是阴气接上阳气。接上阳气的标志是什么呢？手足回暖。所以你看丑时、寅时、卯时是阳气生发的时候。我就利用这个时辰，给你用乌梅丸。促进它往阳的方向去顺接。别忘了这是从丑时到卯时，有两个时辰跟少阳是重叠的，等于说在时辰上不单只帮助厥阴交接，还借助了少阳枢机，让气的输转更顺畅一点。所以在这几个时辰用乌梅丸，或者当归四逆汤效果应该比较好，但是比较麻烦的是这几个时辰都是下半夜。

我们再借用这个图（图8）再来说一下古人是怎么用药的？你看我们现在医生的用药感觉挺懒的，患者很喜欢问医生，我这个药什么时候吃比较好？我们医生的回答经常是随便，或者说饭前、饭后。其实中医的每个方都应该能推出最佳用药时。我们看《古今医统大全》里面说道"春宜吐"。为什么呢？春天阳气上亢。顺应了吐法，古人叫作因势而为；"夏宜汗"，"阳加于阴谓之汗"，阳气蒸发阴液从汗孔而出叫作作汗，夏天阳气最旺，最容易发汗；然后"秋宜下"，秋天适宜用下法，秋天主降；然后"冬宜补"，冬天主藏，适合用补法。那有人又会问了，难道我吃药要等到春夏秋冬么？比如说，我感冒非得等到夏天再吃发汗药？其实可以灵活一点。那"春宜吐"能不能变成早上宜吐？"夏宜汗"可以变成在中午适宜用汗法，"秋宜下"，下法，包括降胃气、降肺气、通大便，麻烦你在傍晚。然后补肾？晚上！春夏秋冬跟昼夜晨昏、跟东南西北都是可以互通的，所以你看古书要读出言外之意，要不压根没有操作性。再看看这句话"春宜用升，夏宜用浮，秋时宜降，冬时宜沉"。套着我刚才的理论，比如说补中益气汤，那你肯定要早上喝。

除了套时间，还可以套地理。像我们广东属于南方，南方最好用汗法。我刚才也提到广东用药无需很多发汗药。但南方什么法效果差？用沉补！所以我刚刚讲南方的补阳真的你那个潜降药用的比北方更多，龙牡不行，那就磁石；再不行那就牛膝，因为广东人上热下寒，多半是浮火，而不是真的热。既然是浮火，你就不要清为主，以降为主，引火归元，就老子的一句

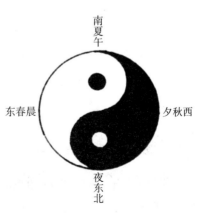

图8　季节用药太极图

话："天之道，损有余而补不足。"

下图（图9、图10）是讲解六经开、阖、枢。太阳为开，少阳为枢，阳明为阖。什么意思呢？一年中最冷的时候是冬至，也是阴气最重的时候，冬至过后大概到了立春，阳气开始舒展，这个时候是阳门打开。阳门一打开，就到了春天和夏天。阳门打开，阳气就释放出来，但你不能无限释放，一定时候就得给我收藏，这就是"阳明为阖"。也就是秋天开始"阖"，阳明燥金对应着也是秋天。太阴、少阴、厥阴就是另外一种解法。太阴的开跟阳明的阖是互补的关系。太阴打开，阳明的阳气就进去，中间以太阴对应的节气就是夏至，太阴是湿土，所以阳明阳气进去干嘛？温太阴，温不了就是脾阳虚，就是太阴证。太阴的门打开久了也要闭合，所以"厥阴为阖"。这两个轮回是一个并列关系，当阴门一关闭，就意味着阳气储存的差不多，太阳就打开了，所以太阴开则阳明阖，厥阴阖则太阳开。两个轮回几乎是同步的，而中间这里少阴和少阳是枢转。但你看这两个枢转什么特征呢？少阳是相火，少阴是君火，两个枢转都是火！以火为枢转。

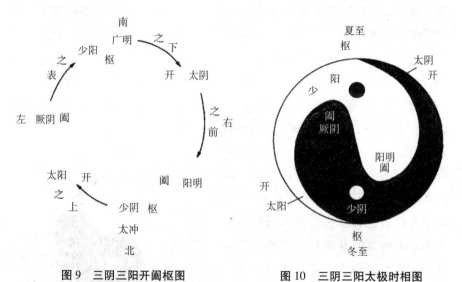

图9　三阴三阳开阖枢图　　　　图10　三阴三阳太极时相图

那我们从开、阖、枢的角度来看一下六经病机，太阳病是开机的问题，有两种模式：一种是麻黄汤证。麻黄汤证是表寒，寒性收引，腠理关闭，没有汗，阳气憋在体内出不去，所以太阳当汗。另外一是桂枝汤，桂枝汤不是门打不开的问题，桂枝汤是有汗的，而且这个阳气是外泄的，所以我倾向于把桂枝汤证理解为打开太过，或者干脆那扇门就不是门就是一个篱笆，漏风的。等于说桂枝汤实际上门本身出问题的，桂枝汤还是要发汗，但发汗之中又需要敛汗，所以一边开门一边修补那扇门。

少阳是枢机之病。少阳按经络，一个是胆经，一个是三焦经。尤其是三焦经，三焦是气跟水液运行的通道。所以少阳的作用是枢转气液，让气和水分布更流畅。我们来研究小柴胡汤的退热作用跟黄芩的关系，其实不一定是黄芩的清热起了作用。发热是在局部的时候，气一枢转了，局部没有气郁在里面，那么热就退了。水一枢转了，水到了位置合理了，它本身就能灭火。

阳明是阖机之病，那它的主要是失于通降。我之前看过阳明为阖的解释是说，阳明失阖，所以出现里热。我对此持保留意见。失阖应该说是阳气进不到体内，但阳明证本质是里热。所以我认为是阳气进去太多，当然这个阳气不是正常的阳气而是邪阳。那邪阳从哪里来的？你看看仲景用方的脉络：一开始是麻黄汤，麻黄汤不是无汗吗？无汗腠理关闭，阳气郁在体内出不去就容易化里热，那就大青龙，大青龙再往下，当出现热多寒少，还是外寒里热就麻黄杏子甘草石膏汤，再往下完全变成里热那就白虎、承气。所以这个邪阳是从表寒逼过来的。所以阳明病不是正常的阳气不进去，阖不进去，而是邪的阳气进去太多，而正常阳气反而进不去，这个热表现为经证，就是白虎汤证。但假如这个邪热结聚在局部，比如说阳明腑，结聚在大肠，就是阳明腑实证。所以三阳病多以开、阖、枢的经气转枢失常为主：太阳，重在枢表以开之；少阳，重在转枢三焦之气液；阳明助正常阳气之阖。古人用药，很强调一个"因势而为"，这个"因势而为"从哪里而来呢？从《孙子兵法》而来！

三阴经中太阴是开，少阴是枢，厥阴是阖。而它的重心是在本气出问题，本气是什么呢？太阴是湿土，少阴是君火，而厥阴是风木。太阴开则阳明阖。太阴打不开，意味着阳明的正常阳气阖不进来，阖不进来太阴得不到阳气的温煦，就出现太阴病。太阴的本质，里虚寒实。少阴是枢，少阴是枢转水火，尤其是火。三阳病中阳气本体没怎么受损，而是功能出了问题。但到了三阴病，三阴病的格局基本上是寒的，说明它的阳气的本体受损，而且最严重的阳气本体受损是少阴，为什么呢？少阴通心肾，你看心阳气最旺，你连阳气最旺的脏腑都出了问题那还讲什么！心阳和肾阳不一样，心阳讲的是量，肾阳讲的是质。那既然你枢转的是水火，所以枢转不过来就出现水火的偏差，就有寒化有热化，热化就是黄连阿胶汤，寒化就四逆辈，但是一般强调的是寒化。厥阴阖机之病，厥阴阖则太阳开，这一过程意味着阴阳气能够顺接。你现在假如厥阴阖不了，就意味着太阳打不开，那阴阳气就接不上，这种情况下就容易出现寒热错杂。但还有一个问题：厥阴的本质是风木。所以厥阴的病应该有两种可能：一个是风小，风不够大就憋住了，但其实我觉得这个不可怕；比较可怕的是风大，风大是气盛，少阴的亡阳，不是从少阴亡，而是从厥阴亡。你看李可老的破格救心汤，重用山萸肉，列的是厥阴，只要厥阴风气不散。阳气还在里面，就还有救。厥阴的代表方就是当归四逆汤跟乌梅丸。所以这里特别强调就是少阴之阳，为一身阳本，所以三阴阳衰多及少阴，少阴的阳衰就是一身的阳衰了。

以上讲的由于时间关系都只能是浅尝辄止，目的只是让你们感觉到中医的水很深，远远不止我们表面看见的那样。如果大家有兴趣继续学习，可以看我的著作，谢谢大家！

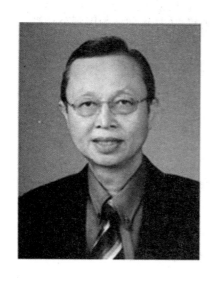

【名师简介】

　　谢奇，1970 年毕业于马来西亚中医学院。马来西亚中医师公会总会长，马来西亚中医学院院长（董事），拉曼大学顾问，并创设民康医务所。学术专长：从事中医内科临床工作 42 年。擅长：有 42 年针灸临床工作经验，对眼科各种难疾采用针刺深针疗法，取得了很好效果，同样针刺耳聋也取得很好疗效。

【名师专题】

针刺睛明穴在眼疾临床实效案例

马来西亚中医师公会会长　　谢奇

　　尊敬的各位专家，教授，同胞们你们好！我先自我介绍一下。1991 年，当年广州中医药大学连办三年内科专科班，邓铁涛教授亲自指导。我也有参与就读。由于当年的医务非常繁忙，我只读了整半年的课程。这是我一生中非常遗憾之事！但是，现在又感觉非常的自豪！为什么？就是我也成为广州中医药大学的一名校友。我从来没有教学经验。在工会或学院只是主持会议，完成各项工作任务而已。所以，如果我讲得不好，请各位多多包涵！

　　首先，我要感谢主办方，特别是李赛美教授，邀请我来到这个学术平台，给予我这次机会，把我这 42 年来一点点的临床经验与各位教授与医师们分享。希望大家给予我指正！本来，我是没有勇气接受邀请来讲座当讲者的，后来又是因为什么接受了呢？因为去年12月新加坡中医师公会举办雅香学术大会期间，我很荣幸与陈可冀院士交流。他讲过一句话，就是处理好正确性与事件性的关系，即不宜过分强调事件性而忽视经验的属性。那么，李赛美教授也曾经对我说过，不需要有很好的理论，只要讲出40多年的针灸临床经验就可。听了这两位专家的话，我也希望站在这个学术的平台与大家交流。

睛明穴在太阳膀胱经上，为手足太阳、足阳明、阴跷、阳跷的五脉之合。它是眼疾中最常用的一个穴位，很多的重症眼疾也选用此穴。一般在临床针刺时，多数是在0.5~1寸之间。我过去也请教过很多的教授，包括天津中医药大学针灸学院郭义院长、广州中医药大学张全明教授，他们认为0.5~1寸安全有效。如果是学生，就应该以5分为限。

柴铁铆教授所编的《靳三针临床配穴法》里面，讲到眼三针时提到"睛明穴是治疗重症眼疾的必选组穴，只有胆大心细，行方智圆，亦不必顾虑重重。然轻症眼疾实无冒此大险的必要。应知治法以中病为佳，万勿自逞技高，损人害己，非良医之所为。"另外，书中指出"针刺睛明穴宜浅刺而不宜深刺，其深度最好在15mm之内。针刺19mm有可能刺伤筛前动、静脉。针刺32mm有可能刺伤筛后动、静脉。针刺32mm以上则可能刺伤鼻侧部的睫状后动脉或睫状后长动脉。针刺50mm左右或女性达48mm左右时，可能刺伤视神经孔内走行的视神经和眼动脉。"

那么，柴教授的高见，以病的轻重来衡量是否要取睛明穴，还有取睛明穴就要特别的心细，我是非常认同的。柴教授非常的专业，通过解剖，研究睛明穴针刺的深度，探索容易刺伤某动、静脉的可能。这些研究提醒从事针灸的工作者，在临床治疗时要对睛明穴针刺操作特别谨慎，免得损人害己。身为医者，应以病患者的安全健康为前提。这是很正确的！

我于1970年毕业于马来西亚中医学院，从事针灸事业已42年之久。在1967年的时候，我就读了中医。那个年代，那些赤脚医生运用深针疗法对聋哑等疾病取得了许多前所未有、卓越的医疗效果。大概受到他们所影响，我在学生时期就开始采用这种深刺法。

毕业后第一年，我上门看诊一位有严重青光眼的患者，他头部剧痛，左眼胀痛，有虹视，测血压190/110mmHg。我帮他针刺睛明穴1.5寸，患者眼内感觉剧烈。当我提出针后，他的头剧痛、眼胀痛消失了！所以，我从此体会到，睛明穴能治好青光眼。后来，我在临床上不断地针刺睛明穴，发现也能治好很多严重的眼疾，取得良好的效果，比如青光眼、视网膜动脉阻塞、眼视网膜病变、葡萄膜炎、眼内不明痛证、白内障初期、镭射后遗症、干眼症、眼疲劳、流眼泪、弱视等眼疾。

一、睛明穴的针刺手法

关于睛明穴的针刺手法，医者右手持针，缓慢地垂直进针。当针刺6~9分的时候，就针刺向85°，然后再刺到1.3寸或者是1.5寸。

为什么我说1.3~1.5寸呢？因为每个人的组织不同，这深度也有不同，一般上就是在1.3~1.5寸之内。他的感应点就在那里，有时候很剧烈，也有不剧烈，感受到胀，稍微有点痛，还有电触感。那么，针到感应点的时候，病患者就感觉他的感应传至整个眼睛，也有些人甚至可以传到脑里面。当感应很强烈的时候，一般就可以提针，慢慢地提，不可以太快。

一般来讲，针到1.3~1.5寸的时候就有很剧烈的反应，效果就比较好。如果反应不理想，效果就不好。如果没有感应，就应该提针1~3分再向上或向下。为什么我要这样讲呢？患者与我相对而坐，耳朵对着我的肚脐，明白吗？如果针刺没有感觉的时候就应该提针1~3分，针尖向上或者向下，再往下针到1.3~1.5寸，多数能够刺到那个感应点。

有些患者眼睛里面的组织破坏严重的话，很多时候我们针下去会感觉不如意，没有这样容易针下。那么有一个组织挡着。那么挡着的时候，不可以勉强，也不可以用力再推进，否则可能会发生针刺事故。还有，如果针下很顺利，破坏性不大的话，一针下去就很容易针到1.3~1.5寸，就有感应了！

还有一个很重要的，如果万一组织破坏性很大，那么针刺推进的力度需要多少呢？我自己做过研究，把报纸拉的紧紧，如果针刺下去的力度是两张报纸的话，那是可以的。如果三张报纸的力度，就不要勉强，不可以再针，不可以推进！这个是非常关键！如果你推进，可能针刺事故就会来了。

还有用针，最好是粗针，30号的。但是，它有不好的地方，就是容易出血。患者自己讲出来，第一次用粗针，感应比较强，效果好，然后下一次用幼针，感应很少，效果不理想。所以，这就说明用粗针的效果可能好一点。以我的经验来说，用粗针肯定会好一点！那么，用25号的幼针有它的优点，出血机会比较少，也可以有一定的效果。

最重要的一点就是要多临床，多针刺。不然的话，会有针刺事故的。身为学生的话，还是以 5 分为限比较好。我也有针过 5 分有效的。所以，轻的病，需要用睛明穴的话，不要深针，还要注意针刺的方向。以我的经验，严重眼疾的时候，是要针刺到 1.3~1.5 寸，效果非常好！

那么过去呢，我们书上都记录下来了，就是滞针。为什么我要针 85°呢？原因就是 8 年前，山东中医药大学有一个西医，姜汝明教授，他是脑神经科的专家。他为了研究睛明穴最适宜的方向是多少度，特地去上海医科大学的医院做临床研究，结果他认为 85°是最适宜的。

我在 40 多年的临床经验，也用了江教授 85°的方向针刺。那么，到目前为止没有一宗针灸事故，我非常高兴，也很安慰。那么希望以后也不会发生针刺事故。但是，我们一定要做到胆大心细，尤其是针灸睛明穴或者是球后穴的时候要特别注意，因为这两个穴位很容易出血。

几个"危险"穴位的断面解剖

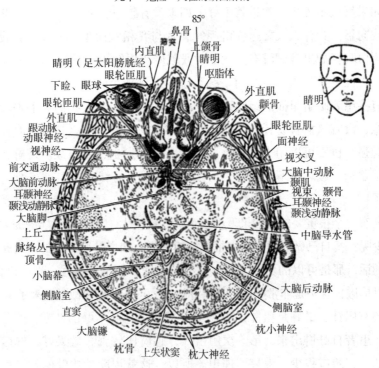

针刺睛明穴示意图

我大概有 20 个案例用了睛明穴，每一个案例都有它不同的地方。即使是同一个病，病情可能也有差异。有时候针刺睛明穴就是一定要配上球后、承泣、风池、光明穴，一般都有显著的效果。比如说，糖尿病性视网膜病变，还有白内障、弱视，一般轮流以睛明穴 1.5 寸为主，配合其他穴位，效果都非常好！在我临床上，葡萄膜炎、不明原因的眼痛，一般只是睛明穴一个穴位就可以了！还有，最重要的就是视网膜动脉血管阻塞，也要以睛明穴为主，配合一下球后、风池、光明、承泣，才能得到好的效果。那么，最特殊的就是青光眼高眼压的时候，不需要太多穴位，只是一针进去，1.3~1.5 寸的时候，感应点感觉强烈是最好的。我有做过试验，针了睛明穴之后，还要加上比如太阳穴，降得那个度数很少。哎！这个也可以研究一下，为什么加了另外一个穴位效果就不理想。这个我们要探讨，你们也可以去研究。

那么，青光眼视野缩小一定要以睛明穴为主，配合其他穴位，才能够有很好的效果。原因就是针灸能够镇痛，对机体系统的功能有调整的作用。所以，这种针治的优势值得我们临床推广应用。

二、针刺睛明穴的临床应用

1. 青光眼

现在，我要讲的第一个疾病是青光眼。青光眼的临床特点就是眼压升高。那么，如果持续的高眼压，那么就会对视网膜以及视功能造成不同程度的损伤。如果不及时给予适当的治疗，视野就有可能全部丧失，最后导致失明。青光眼是主要致盲的眼病之一，专家认为有一定的遗传倾向。在患者的直系亲属中，有 10%~15% 的个体可能发生青光眼。最近，世界的眼科专家报告指出，全世界有 9 千多万人患有青光眼。这个是非常严重的一个疾病！虽然西医学比较发达，但是到目前为止，西医的治疗效果还是不好。尤其是当眼压很高的时候，治疗方法就是做手术，但是有些患者可能做不了手术。那么，我们就有优势了！

一般将青光眼分为原发性、继发性和先天性三大类。原发性青光眼分为闭角型和开角型青光眼，而闭角型青光眼有急性与慢性之分。另外就是，继发性青光眼、先天性青光眼、婴幼儿型青光眼、青少年型青光眼，还有先天性青光眼伴其他先天异常。

我们看第一个案例吧！1971年12月20号，一个60岁姓马的男性患者，左眼胀痛，眼朦，畏光，有虹视，就是晚上看灯光视野就会有彩色。眼睛痛得厉害时，会影响到整个头部剧痛，牙齿也痛，测量血压190/110mmHg。那么，针刺睛明穴至1寸半之后，眼内的感应剧烈，好像有触电感，传至整个眼睛。不留针，当针提出的时候，头剧痛消失，眼睛胀痛也没有了！经过14年来患者家属的见证，没有复发。

第二个病例，2007年2月1日，52岁的张先生，他的双眼经过专科医生证明为青光眼。患者的双眼都已经盲，而青光眼已经有一年了。他的症状是双眼痛，目胀难受，白睛红赤，好像辣椒一样的，眼睛突出来半寸，头剧痛，查眼压58度。经过两个眼科医生治疗，他的疼痛仍然不能够止住。所以，他吃了很多头痛药，但是也没有办法。那么，他来到我这里，我就给他治疗，用睛明穴。当针刺到1寸半的时候，眼内感应很剧烈，传到整个眼睛，但是不留针。当提针之后，他的眼痛、目胀、头剧痛已经消失。我再嘱他第二天回到眼专科医生去检查眼压。那么，第三天他回来复诊，他就说专科医生指他的眼压从58度降到38度。当时我也注意到他的眼睛已经缩回去，恢复正常了！虽然没有眼痛，但是眼压仍然增高，所以就继续针刺睛明穴，感应很好，嘱第二天再去检查眼压。回来复诊时，他说专科医生已经检查，眼压从38度降到16度，眼内的胀痛完全消失。

我们继续讲第三例。2006年6月1日，66岁姓韩的男患者。6日前，他曾经在大医院经过英国眼科专家证明他是青光眼。他来的时候，头痛目胀，伴有虹视、眼朦，眼压有40度，有糖尿病、高血压，服用西药降压药来控制血压。当时我给他针刺睛明穴，当针刺到感应点的时候，感应到整个眼睛。针提出后，头目胀痛、眼朦就完全消失了。那么，我叫他第二天回去专科医院检查。回来时他说，专科医生检查了眼压，从40度降到16度，觉得非常惊讶！这是为什么呢？患者检查后第6天就来到了我的诊所，为什么那么快就能降下来呢？所以，眼科医生对患者讲了四句话，就是"很奇怪！真奇怪！你很幸运！我很开心！"其实患者并没有告诉医生曾经接受针灸治疗。很遗憾就是，两个星期以后，患者青光眼复发。眼压再次升高达30度，一直吃药，滴药水也只能保持在14度，没有回来针灸。但是，证明了之前针刺睛明穴1寸半也有非常好的效果！那么，按照我的推测，这个患者的眼压之所以从 16 度又升回 30 度，可能是情志所影响。很多患者青光眼复发，或者是有青光眼的，与情志和工作压力都有关系。这是非常重要的！

第四个是一个非常严重的病例。2012 年 12 月 15 号，这是一个 45 岁男性患者。他患了青光眼 10 年，眼压已正常。右眼全盲，左眼视力才剩下 20 度，上下左右视野都缩小，眼朦。那么，以睛明穴为主穴，轮流配穴针刺球后、承泣、风池、光明穴，取得良好的效果。患者自己也说，过去 10 年眼科医生没有办法治疗，针刺 6 次后，左眼上下左右的视野扩大，并且视物也清晰，有 80% 的进步，有如此的效果感到非常的满足。到现在为止，专科医生认为青光眼已破坏的神经和组织是不可能得到恢复的。马来西亚的眼科专家都是毕业于英国的，讲起来是具有权威性的，但是他们没有办法！所以，这个病例非常的神奇，效果非常好！那么同样的，凡是受训过的中医师，临床经验多一点的，就可以做到！这的的确确是我们针灸的优势！我知道马来西亚的西医也很重视针灸，很多西医想学针灸。曾经有一间大学，专门培养很出名的西医生，写封信询问我们公会，西医生学习针灸半年可以不可以？我们说不可以，一年也不可以！我们整个理事会有讨论过这个问题，认为最少一年半，还要看那个学时够不够。这个是我们中医专业的原则。

继续讲第五例。这个病例是非常非常遗憾的！患者很年轻，才 32 岁，自小就患上了牛皮癣，折磨了他 20 年！现在双眼又患上了青光眼。在 2008 年的时候，患者在很出名的医院做了左眼青光眼的手术，但是这个手术失败了，直至 2011 年的时候左眼已经全盲。那么，盲后眼睛整整两年疼痛不止，常常吃止痛药。而右眼在 2011 年的时候也做了手术。手术后两年，视力变差，眼朦，视物两尺半以内才可以辨认出来，时常头晕。经过针刺双眼的睛明穴，加配球后、承泣、风池、光明，左眼痛就减轻，右眼朦又减了。经过第三次针刺后，左眼痛完全消失，一点痛也没有。还有，最重要的是他头晕没有了。那么，最后一次针刺就在 2013 年 8 月 29 号。经过 10 次的针刺，盲了的左眼视力有很大进步，在 10 寸之内就可以辨认，而右眼视觉在 6 尺内也可以辨认了。所以，我们也很好奇，针灸会有那么好的效果！

第六个病例是 59 岁的罗女士。在一年半之前，她发现自己血糖增高，医生诊断为糖尿病。另外，每一年她都会给眼专科医生检查。那么，两年前她感觉她的眼睛很敏感，遇到什么肮脏的东西就会发红，眼科医生检查后也没有说她有什么大问题，都是考虑过敏而已。后来有一年多的时间，她看东西看不清楚。两年后她再去检查眼睛，眼科医生就发现她有青光眼。那个医生也觉得好奇怪，怎么她会一下子有青光眼，曾经怀疑她使用眼药水用过了。后来，她在我这里针刺睛明穴一寸半。3次治疗以后，她看东西已经没有那么朦胧，她自己说可以看到 8 尺远的东西，再远就只看到有人，但看不到具体在做什么。整体来说，还是有进步的！

2. 葡萄膜炎

这个葡萄膜炎是眼内的炎症的总称，它包括了葡萄膜、视网膜、视网膜血管和玻璃体的炎症，还包括了视盘的炎症。葡萄膜炎可以分为前葡萄膜炎、中间葡萄膜炎、后葡萄膜炎和全葡萄膜炎四大类。多发生于青壮年，很容易合并全身性自身免疫性疾病，常反复发作，引起严重的并发症，是常见的一类致盲的疾病。西医的治疗效果并不理想。他们用什么药？就是用激素 Prednisone（泼尼松龙）。有很多资料都写明，有时候它可以控制病情，但是很多时候效果还是不理想，而且不断根。

这个病例发生于 2012 年 10 月 1 日，患者是一个马来西亚巫族的 13 岁女性。她来的时候，左眼睛充血，右眼睛红肿疼痛，瘙痒，流眼泪，眼朦，畏光，头痛，有一年之久。那么，经过眼专科医生证明，病名叫作 uveitis（葡萄膜炎）。西医生就给予 T. Prednisone 5mg，还有 Maxidex drops（地塞米松滴眼药），1 天 3 次。结果，滴眼半年反而越来越严重。到我诊所的时候，刚好是第三个星期。当时病情非常严重，怎么严重啊？她的症状严重到发生了多次忽然间全盲了。那么，我就针刺双眼睛明穴一寸半，强烈的针感传到整个眼球。当针提出之后，眼睛各种症状似乎完全消失。隔了一天，就是 10 月 3 号，双眼红肿疼痛、眼朦、流眼泪、瘙痒、畏光完全消失。啊！我也非常的惊讶！为什么呢？因为西医认为这个病很难治疗，那这一针就可以解决患者的痛苦，我也非常非常的惊讶！我很久之前就想跟眼科医生探讨为什么会一针治好。可是，到现在为止我还没有找到一位专家来跟我研究交流，希望以后会有。还有，那一天她说，左眼眼睑结膜处有一个红豆大的滤泡增生，这个西医叫作沙眼。我就给她穿心莲片

60 片, 1 次 5 片, 1 天 3 次, 还有黄连液滴眼, 1 天滴 3 次。半年后, 我到病患者的家跟进病情。病者与她的母亲讲述, 自从那一天针刺睛明穴之后, 没有去医院专科医生那里检查, 也没有服用任何药物, 眼睛恢复正常。她很高兴, 因为眼睛舒服了! 而且, 她的母亲还告诉我, 这一年里面, 她女儿平时上学回来后, 书包一丢就跑到床上睡, 这可能跟她眼睛不舒服有关。那么, 经过我针灸一次, 那一次她回家就帮忙做家务了。哎呀! 这个是很惊奇的事!

3. 白内障

白内障主要就是晶状体混浊。造成白内障的因素很多, 包括老化、遗传、代谢异常、外伤、中毒和局部营养障碍等。白内障对视力的影响, 可因晶状体混浊的部位和程度的不同而有较大的差异。如果混浊较轻, 而且在周边部, 对视力的影响就比较轻。但是, 如果混浊在中央, 特别在后面的后囊部, 即使混浊轻微, 对视力的影响也较大。白内障以老年人为多见, 发病率高, 致盲率也高, 在盲眼调查中占第一位。

何女士, 今年 76 岁。4 年前, 左眼白内障已经做了手术。她对手术基本满意, 只是觉得视野有稍稍不清晰。右眼看东西也模糊, 经常眨眼, 检查后发现也是有白内障, 属于初期。医生认为她可以再做手术, 但是也不勉强她。那么, 患者就来我这里针灸。我第一次针就用睛明穴 1 寸半, 加上球后。针刺 5 次之后, 患者看东西就比之前清晰。所以, 睛明加球后的效果非常好!

对于白内障初期, 针灸的效果非常好! 那么, 就算是白内障第二期也是有效果的。当然, 多针几次的效果会更好!

2013 年 5 月 15 日, 马来西亚某学校的郑教授, 62 岁。他患有糖尿病 7 年, 双眼白内障 2 年多。右眼白内障已经做了手术, 视力有所改善。左眼也有白内障, 接近第二期, 医生再次叫他做手术, 但是患者不愿意, 所以就来针灸。那么, 针刺用睛明穴 1 寸半, 配上球后、风池、承泣、光明。患者自己也感觉到, 从最初眼睛一般是看不到东西的, 针了 13 次以后, 视力越来越好, 慢慢能看到东西, 看得比较远。虽然有点朦, 但是已经比以前好多了。所以, 这个效果非常好!

另外, 还有一位 71 岁患有白内障的老年人, 针刺 3 次睛明穴之后, 从之前看不到光到见到光，效果也是很明显的。

4. 干眼症、眼疲劳、流眼泪

现在很多人有干眼症、眼疲劳、流眼泪。为什么？就是因为现在很多人用电脑上网，到那里都在用智能电话、平板电脑之类的电子产品，长时间过度用眼，没有注意给眼睛休息所致。这些眼的疾患，用针灸治疗的的确确有非常好的效果。西医，就算是专科医生，他们的治疗效果不理想，尤其是流眼泪。

这个病例是一位 51 岁的女性。2013 年 6 月 15 日，患者告诉我她的眼睛很容易疲劳，流眼泪，看事物比较暗。她还说，她每次驾车出去，开到一半的路程，就会觉得眼睛很睏重，然后打瞌睡想睡觉。当然，她也知道如果驾车期间突然之间睡着，那是很危险的！所以，她就只好把车停在路边休息一会。那么，我就帮她针灸，用睛明穴 1 寸半，配球后。当针提出来，患者觉得眼睛舒服很多。一个星期之后，她回来就说眼睛恢复得很好，没有流眼泪，而且不会疲劳，看东西也比较光亮。就连她自己从我诊所驾车回家，要用上半个小时也觉得完全没有问题。这个是患者自己的反馈。所以，睛明穴不仅可以治疗眼疲劳、流眼泪。有些患者患病 1 年半到5 年左右，治疗之后甚至觉得眼睛好像变大，看东西清楚很多，流泪减少，效果很明显。

5. 视网膜动脉阻塞

最后讲讲视网膜动脉阻塞的病例。

第一个病例。48 岁的余先生本身有高血压病。去年 11 月他患上了中风病，就是脑血管阻塞。中风之后，他就觉得头晕，右侧的手脚没有力气，活动不灵活。而且，最重要的就是他的眼睛看东西很模糊，右眼只能转向外侧，转不了内侧。左眼视物时有两个影，眼专科医生考虑为左眼后视网膜阻塞，就给阿司匹林等药物治疗。同样，我还是以睛明穴 1 寸半为主，配球后、风池、光明，轮流选用。那么，患者自己说第一次针刺后，眼睛舒服一点，有少许进步。针刺 8 次之后，头晕消失，看东西没有重影，视野清晰，右眼也可以向内侧转动。他也说有 90% 的改善。后来，他回到那边眼科检查，眼专科医生就觉得很奇怪，搞不懂为什么他的眼睛恢复的那么快，明显有进步。最后，患者还是如实地说曾经接受针灸治疗。所以，这个效果非常好，是患者自己亲身感受的！

另一个病例是 61 岁的肖先生。他的右眼患有视网膜动脉阻塞已经有 5 年了。一直以来，他看东西都是模糊不清，眼前视野有很多白线。他的左眼血管也有阻塞，相对右眼比较轻。他经过两位专科医生诊治，都认为没有办法治疗。那么，我用针刺睛明穴 1 寸半，配合风池、球后、光明，就起到非常好的效果。针了 10 次以后，患者觉得双眼好转七八成。到 12 次的时候，右眼视觉已接近正常，左眼则基本恢复正常了。

最后，我简单说几句。这一次我将 40 多年来的研究，一点点的临床经验成果，没有保留，与大家分享，希望和大家共同努力，深层次地开展研究，把中医眼科针刺的优势发扬光大！由于学术水平不高，肯定有不足之处，恭请各位专家同道们给予多多的指正。谢谢各位！

主持人：谢会长利用了两个小时，把他 40 多年应用针灸治疗眼科疾病的案例，给我们做了分享。因为我自己不是针灸专业的，所以我还是不敢针刺睛明穴 1 寸半，还是要跟谢会长学习。那么，以后大家遇到眼科一些常见病，包括青光眼、白内障、葡萄膜炎、视网膜的病变等，可以应用针灸，针刺睛明穴 1 寸半，然后加上球后、承泣、风池、光明等穴位来治疗。从谢会长的报告中，可以知道这些穴位都有非常好的疗效。那么，我们以热烈的掌声感谢来自马来西亚的谢会长！

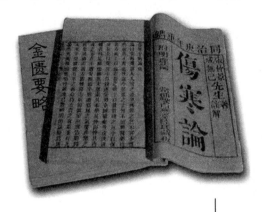

董延龄医师查房实录

病例

【病情介绍】

主管医生：患者靳某，女，17岁，因"反复口干、多饮、多尿4年余，肢体疼痛1月余。"入院。缘患者于4年多前出现口干、多饮、多尿伴消瘦，在当地医院诊断为1型糖尿病，一直使用胰岛素、二甲双胍控制血糖，但血糖控制欠佳，出现多次糖尿病酮症，在当地医院治疗好转后出院。近1月以来，患者出现肢体疼痛，乏力，以双下肢为主，有灼热感，夜间为甚，就诊于孙逸仙纪念医院，入院查糖化血红蛋白9.4%，糖尿病自身抗体均阴性；眼科检查见视网膜多处出血灶，提示糖尿病视网膜病变，屈光不正（双眼）；肌电图提示符合糖尿病多发性周围神经病变。予甘精胰岛素（24u睡前）、诺和锐（早10u午8u晚8u）控制血糖，甲钴胺片营养神经等，治疗后血糖控制较前好转，但肢体仍疼痛，现患者为求进一步诊治，来我院就诊，门诊拟"1型糖尿病"收入我科。入院症见：神清，精神疲倦，自觉全身疼痛、乏力，以双下肢明显，时有灼热感、刺痛感，夜间加重，时有胸闷、心慌，卧位坐起感头晕不适，口干口苦，喜温饮，怕热、汗多，时有视物模糊，纳眠差，大便硬，小便色黄，有刺痛感。近2月来体重下降5斤（2500g）。

中医诊断：消渴 气阴不足。

西医诊断：①1型糖尿病、糖尿病周围神经病变、糖尿病自主神经病变、糖尿病视网膜病变；②屈光不正（双眼）；③甲状腺结节；④肝血管瘤。

董教授：这个患者住院多久啦？

主管医生：不到一个礼拜

董教授：患者疼痛有什么特点么？

主管医生：她这个疼痛首先以下肢为重，疼痛发作有一个特点就是晚上加重，早上起来的时候加重，洗完澡以后加重。

董教授：刚听了患者情况介绍，这种病如果在我们台湾一般以西药为主进行治疗，我们看一下患者。

【查房实录】

主管医生：你好，我们请了台湾名老中医来给你看一看，。

董教授：你现在是哪里痛啊？

患者：全身都痛，主要是下肢。

董教授：是什么样的痛，你能形容一下么？

患者：就是像脚磨破皮，然后又弄到汗的那种痛。

董教授：你手心脚心热不热啊？

患者：没有。

董教授：你有没有感觉口很干随时想喝水呀？

患者：口很干，但是不想喝水。

董教授：大家看，这就是"口干不欲多饮"。你胃口怎么样？大便怎么样？

患者：吃不下，大便也不好，老是觉得拉不干净。

董教授：肚子会胀么？

患者：会。

董教授：小便呢？

患者：小便有一点痛，颜色有点黄。

董教授：我来看看你的舌头，舌象还算不错，有齿印，舌苔有点白腻。你还有什么不舒服的？

患者：还有就是早上起床眼睛会痛。

董教授：这种现象是阴虚造成的。好，我们去开方。

【名师精析】

主任医师： 今天我们非常荣幸请到台湾非常著名的中医大家董延龄老师来我们病房查房，这个病例在我们病区已经超过一个星期了，治疗上也遇到一些问题，所以特别请董老来为我们指点迷津。我们欢迎董老。

董教授： 今天非常高兴来贵院做临床交流。这个查房非常有意义，就像军人在实际战争中学习战争一样。查房过程中，第一个看你观察力强不强，第二个看你问诊有没有水平。还有就是中医的四诊，我们辨证就靠它，比如脉象，如果你不懂脉象，你开不出好方子。那像这个 1 型糖尿病患者，六脉虚数，脉数代表热，体内有热应该按道理她会想喝水。可是她又不想喝水，这是什么道理？虚！阴虚加气虚，虚的话她体内水液运化不了，代谢不出去她当然不想喝水，不想喝水体内阴虚更甚。所以这是一个矛盾点。这让我们可以领悟到一点，现在人的病不是单纯的病，都是一个证候群，就是我们《伤寒论》所说的合病、并病。像这个患者就好几个病结合在一起。复杂的病不能用单一的方子去治疗，这是我 40 年从医得出来的经验。这个患者我的基本方就是白虎加人参汤。

【编者谨按】

脉象对于中医辨证的重要性不言而喻，本则病案里董延龄教授从脉象切入，管中窥豹，深刻洞悉患者病情，对于患者体有热却不欲饮这一看似矛盾的症状予以非常合理的解释，同时董教授点出当今临床上患者证候日益复杂多变的现状，并奉献出自己多年临床经验以解惑。看似寥寥数语，实则字字珠玑，体现大道至简的理念，若能细细琢磨并身体力行，相信读者从中会有颇丰的收获。

黄煌教授查房实录

病例 1

【病情介绍】

主管医生：患者53岁女性，因"反复四肢中小关节对称性肿痛2年，加重半月余"入院。患者2011年无明显诱因出现手肿，伴活动受限，遂至省中医就诊，当时诊断为"类风湿性关节炎"，经治疗后症状无好转，遂至私人诊所服用中药（具体不详）后好转，未系统服药。今年5月份无明显诱因出现反复发热无恶寒，最高温度达38.2度，乏力，手脚肿胀，行走困难，晨起僵硬，半小时可自行缓解，无咳嗽咽痛，无关节疼痛，无皮疹，至我院风湿病科门诊就诊，5月28日查抗ENA抗体谱+自免六项：抗核抗体阳性；抗-CCP检查：>200.0U/mL；风湿四项：类风湿因子：754IU/mL C-反应蛋白56.4mg/L 红细胞沉降率测定：99mm/h，门诊给予"通痹灵片"等治疗后症状好转，其后多次至我院门诊就诊，病情稳定，今年8月份中旬无诱因出现症状加重，双手掌指关节肿胀疼痛，无晨僵，双下肢无力，活动受限，自服药物（具体不详）后，症状略缓解，2天前曾出现发热汗出，无恶寒，无腹痛腹泻，自行服用药物后热退，今为求进一步系统治疗，门诊以"类风湿关节炎"收入院。入院症见：患者神清，精神可，疲乏，咳嗽咳痰，痰白，量少，易咳出，双手食指指间关节、第二掌指关节、左腕关节肿胀疼痛，活动稍受限，活动后加重，纳眠可，二便调。专科检查：肿胀关节：左腕、左手第2掌指关节、左手第2近端指间关节、右手第3近端指间关节、左足足趾关节；压痛关节：左腕、左手第 3 掌指关节、左手第 2 近端指间关节。关节局部皮温不高，张口无困难，双侧浮髌试验阴性，双手无尺侧偏斜，手指无纽扣花样畸形，左腕关节活动受限（上下+15°-45°，左右+5°-5°），双肘未触及结节。患者现在最痛苦的是发热，患者 4~5 天前开始出现低热，体温 37℃ 多，予连花清瘟胶囊后体温恢复正常。昨天又出现发热，热峰 39℃，自服连花清瘟胶囊和维 C 银翘片后，体温又可恢复正常。每次发热都伴有寒战。

中医诊断：尪痹 湿热痹阻。

西医诊断：类风湿性关节炎。

黄教授：现在用了抗生素了么？

主管医生：还没有，我们在等血培养结果。

黄教授：有没有什么基础疾病？

主管医生：有地中海贫血病史

黄教授：我们中医讲究望闻问切，所以单在这里讲还是不行，我们还是看看患者吧

【查房实录】

主管医生：这位是南京来的黄教授。

患者：你好！

黄教授：你好！唉哟，你的手好烫。

患者：但我觉得好冷啊！

黄教授：你自己觉得冷，但你的手是滚烫的，不过你的精神看起来还不错。

患者：我发了 5 天的烧了，一发烧就觉得全身怕冷。

黄教授：哦，那你身上有汗么？

患者：有的。

黄教授：来，躺下，我按一下你的腹部。（进行腹诊），这里痛么？

患者：不痛。

黄教授：他两胁下是比较硬的，有抵抗感。给我看一下舌头。舌苔很厚啊。鼻子会出血么？

患者：不会。

黄教授：腿会不会抽筋？

217

患者：有时候会。

黄教授：一个人的基本状况非常重要。我们首先看到她两个眼睛，两个眼睛很有神的，反应也非常好，头发比较多，比较黑，眉毛也浓，所以气血比较旺盛。总的来说，这是一个实证，同时她腹诊，我们按的话，胁下硬满。有食欲么？

患者：有。

黄教授：会恶心么？

患者：不会。

黄教授：不会恶心。大便正常么？

患者：正常。

黄教授：来把个脉。（把脉）这个脉浮滑而数，所以这个还是一个小柴胡汤，再加连翘。我们回去讨论吧。

【名师精析】

黄教授：这个患者从我们中医来看，还是个外感病，属于风热型的外感。患者的体质还是比较好，气血比较旺盛，并没有出现所谓的虚象，所以治法当以辛凉解表为主。因此她之前自己服用连花清瘟胶囊也是有效的。如果让我来开方，这个患者我会开小柴胡汤，但是还不够，要加连翘。小柴胡汤原方柴胡的量很大，我记得是用到八两，那么她现在的烧是比较高的，这种情况下，柴胡的量一定要大，量小了不行。因此这个患者的方柴胡要用到40g

主管医生：14？

黄教授：40！40g才有用，如果用14g就没有效果了，小柴胡汤里最关键的药物柴胡、甘草，两味药共同作用。所以甘草一定要用，没有甘草不行，甘草用多少？10g。

主管医生：生甘草还是炙甘草？

黄教授：这里要用生甘草，再一个黄芩也要用，黄芩要用到15g，因为她还是个热象。但是半夏就可以不用了，因为她不呕，而且舌面比较干。党参用15g，姜枣也可以去掉，因为她舌头红，脉搏快。这个患者发热，汗出，汗出热不退同时淋巴结肿大，这种情况用连翘是最好的。此外烦躁不安的话，连翘也是很有效。我们大家都知道银翘散中就有连翘，温病学医家治疗热入心营的时候也用连翘，它能够除烦。古时候连翘用来治疗瘰疬，就是西医学所讲的淋巴结肿大，所以上呼吸道感染伴有淋巴结肿大，一般我们建议用连翘。她有淋巴结肿大，所以连翘要重用，10g 连翘是不起作用的，起码 30g。而且以她现在的情况下，我们连翘还要加大用量，可以用到 50g。服用这个方要 2~3 个小时服一次，每次服用 100mL 到150mL。如果服到第二次，患者大汗淋漓，这个情况烧就能退，她一定要出一身大汗，通身大汗，要衣被浸湿，这种情况烧才能退得干净。那么她因为是柴胡证，小柴胡汤我们治疗往来寒热，说明这个发烧不是那么简单能退的，它不是像麻黄汤、大青龙汤一汗而愈，再加上患者本身有地中海贫血和类风湿，这个发烧有可能还会持续反复。我们可以先开两剂药试一下。如果烧完全退干净了，就再减半量服用一段时间。那有人要问这个患者发热汗出，为什么不用桂枝汤？因为桂枝汤证有一个特点，脉要浮缓。这个患者心跳很快，所以这个时候不用桂枝汤，并且桂枝汤我们不用于辛温证，桂枝汤患者一般舌头要暗，嘴唇要淡，而这个人嘴唇红，舌质也红，所以桂枝是不能用的，所以我们按照温病的这个方法，小柴胡汤加连翘。

医生2：请教一下黄教授，刚刚教授提到治疗外感病，柴胡的用量很大，那在内伤疾病里，小柴胡汤怎么使用？

黄教授：内伤疾病中我们也用小柴胡汤，但是柴胡的用量就要减少，因为从张仲景的用药原则来看，往来寒热的时候，仲景柴胡的用量是非常大的，但是用来治疗胸胁苦满的时候，它相对用量就小得多。所以小柴胡汤，柴胡用量用到八两，它是退热的；但是用来治疗胸满、烦惊，柴胡加龙骨牡蛎汤，柴胡只用四两。这也就提示我们在内伤病治疗的时候，柴胡用量一般要减半，甚至减到三分之一都可以。

医生2：黄教授，您用柴胡可能都是比较大量吧，一般最小量都可能10g 以上，是吧？

黄教授：对对，每天大约 10g，就是这样。

医生2：大量的时候用到 40g。

黄教授：40g，对，就是退烧一定要用这个量，今天我要退烧退掉。

医生1：喝了这么大量的柴胡汤以后，我们要做哪些观察？也就是说可能会出现哪些情况？

黄教授：吃这药第一个是汗非常多，所以一般来说，让她饭后服药比较好，空腹不要服药，空腹吃了，她可能会出现虚脱。第二个中病即止，就是汗如果已经出了很多，然后烧也已经退了，这个药就不要再吃了，不必尽剂。

病例 2

【病情介绍】

主管医生：患者女，65 岁，因"反复腰痛 10 余年，再发 4 日"入院。缘患者于 10 余年前无明显诱因出现腰部疼痛，疼痛尚可忍受，不伴有下肢放射痛，于当地医院住院治疗（具体用药不明），症状有所缓解，之后症状反复，2000 年因"右肾结石"于广州市第一人民医院行"右肾切开取石术"，术后恢复良好，疼痛基本完全缓解，后逐渐出现尿频、尿急，尿量增多，时有泡沫，无尿痛及排尿困难。多饮多食，体重下降，下肢感觉麻木，偶有头晕、乏力、耳鸣，无发热、畏寒，多次到当地医院及广州市第一人民医院检查示尿白细胞阳性，尿细菌时有阳性，治疗后（具体用药不详）尿频、尿急症状仍反复，于 8 月 18 日广州市第一人民医院行泌尿系超声示：右肾切面形态大小正常，肾窦区光点群分布均匀，肾内未见异常回声，左肾未见明显异常，膀胱残余尿量 159mL。约 2 周前出现低热，伴畏寒、咳嗽、咳痰、头晕、乏力、耳鸣、腰酸，到我院门诊就诊，行检查示尿白细胞 500/ul，尿蛋白 0.75g/L，亚硝酸盐，阳性，尿红细胞 10/uL，血尿酸 601μmol/L，肌酐 116μmol/L，予抗感染及对症治疗（用药不详），体温降至正常，尿频、尿急、咳嗽、咳痰等症状好转，无明显头晕，但 4 日前腰痛再次出现，呈绞痛，尚可忍受，无下肢放射痛，平卧休息可缓解，今为进一步治疗来我院就诊，门诊以"腰痛查因"收入院。入院症见：患者神清，精神一般，站立及久坐时腰部疼痛，平卧休息可缓解，伴尿频、尿急，尿量增多，时有泡沫，无尿痛及排尿困难，左上肢及双下肢感觉麻木，口干、多饮、多食，时有头晕、乏力、耳鸣，稍有咳嗽、咳痰，无发热、恶寒，无心悸、胸闷，无恶心、呕吐，无腹痛、腹泻等不适，大便可，食欲好，睡眠差，需服安眠药入睡，近期体重下降约 2kg。

患者既往还有高血压、糖尿病病史。

中医诊断：腰痛 肾虚湿热。

西医诊断：①泌尿系感染；②腰椎退行性变，L4/5 椎间盘变性膨出；③2 型糖尿病；④高血压病 1 级高危组。

【查房实录】

黄教授：你现在最难受的是什么？

患者：最难受就是耳鸣头晕。

黄教授：哦，她主要是耳鸣头晕。

患者：头晕睡不着觉，要吃安眠药才能睡一点。

黄教授：还有睡眠不好。

患者：我经常小便还有尿蛋白出来。2007 年到现在都没有停止过尿路感染。

黄教授：07 年到现在啊，经常发作啊？

患者：经常发作。

黄教授：现在晚上小便几次啊？

患者：小便 3 次。

黄教授：哦，小便 3 次。疼么？小便疼不疼？

患者：不疼。

黄教授：不疼，说明她关键是头晕，睡不着觉。这是一个问题。你听她这个思维还是非常好，讲话速度还是比较快。

患者：还有那个肾现在是萎缩了。

黄教授：像这个患者刚才眼睛叭叭叭眨得非常快。看有没有焦虑这种情况存在。把舌头给我看看，（看舌头）舌头正常红，有半夏线，这个是半夏体质，按照我们的说法，她是偏敏感的一种体质类型。

患者：头晕的时候总是觉得没有力。

黄教授：你晚上梦很多？

患者：是是是，一睡下就做梦。

黄教授：一睡下就做梦。我来看看。（腹诊）肚子还是软的，食欲好不好？

患者：吃饭好，经常肚子饿的。吃了一、两个小时就饿得不得了，要

221

加餐。吃完饭半小时又急着大便了。

黄教授：一天三到四次大便，比较多的。大便之前肚子痛么？

患者：不痛的。

黄教授：有胀气么？

患者：没有。

黄教授：大便是干的还是烂的

患者：大便是烂的。

黄教授：拉掉以后就舒服了？

患者：哎，拉掉就舒服了。

黄教授：喉咙底下有没有痰啊？

患者：有痰。

黄教授：喉咙里有痰，所以她是个半夏体质。血糖血压控制得怎么样？

患者：血糖还可以，血压就有时候高，有时候低。

患者：我的眼睛啊，连电视都不能看啊，看一眼就来回头晕。

黄教授：啊，这个就是眩。所以她这是半夏证。一般可以用温胆汤或者半夏厚朴汤之类的。

患者：我这个眼睛啊，几乎已经失明了。

黄教授：哦，失明了，你不要着急。但是现在还不要紧。要定下心来，既来之则安之。啊，不要着急。我脉搏看了，血管还可以，大的血管没有大问题的。

患者：肾的，怕不怕啊。

黄教授：肾不怕，不要紧。你小便还可以。胸闷心慌有没有啊？

患者：就是我经常有心乱，很不舒服。

黄教授：这种，一般温胆汤。

患者：我的耳朵是什么影响的呢？

黄教授：神经性的。

患者：神经治不好的。以后会聋的，是不是啊？

黄教授：也不是治不好，慢慢来。不要紧的，你还有很好的生活呢。

【名师精析】

黄教授：这个患者虽然以腰痛进来的，目前主要症状还是以睡眠障碍、头晕头昏为主。其中最让她痛苦的就是睡眠老是不好，而且做噩梦。那这位患者就要用温胆汤。依据是什么呢？第一个就是她的眼睛眨的非常频，讲话很急，就反应她心理上有问题，她有焦虑。所以首先要把焦虑的心境控制住，那这样有可能使她的症状能够迅速缓解。再看看她的舌头也不紫，也不暗，不像瘀血也不像阳虚，脉搏也跳得还可以，所以对于这个患者，我们要加强心理疏导。希望我们医生在诊断的时候，一定不要轻易下诊断，不要给她带帽子，她这个人是非常紧张的，我刚刚也一直在安慰她。中医用药就是温胆汤。半夏，一般我是用姜半夏，15g，茯苓15g，陈皮15g，生甘草5g，枳壳15g，姜竹茹10g，生姜15g。如果没有生姜，用干姜5g也可以，红枣用20g。这个就是温胆汤，我建议大家，以后我们用药尽量用原方，尽量少加减。这样便于经常观察疗效，共同交流经验。她很胆小，这个患者非常胆小，所以我们要用中国传统的壮胆药——温胆汤，对于胆小的、焦虑的、强迫的都能用，包括抑郁症，睡眠障碍都能用。还可以合上酸枣仁汤，温胆汤合酸枣仁汤对于中老年妇女的神经症效果非常好。精神心理疾病在门诊多得很，我们不解决这个问题就很麻烦，所以我们中医治病是强调要治人。

医生3：黄教授，就刚才您说的这个半夏体质，然后我就想请问一下黄教授，在您临床治疗用药方面，体质有什么指导意义

黄教授：半夏体质就是指导我们使用温胆汤、半夏厚朴汤、小半夏汤以及茯苓汤等这些方子为主的所有的一种体质类型。那么这个意义就是使我们的思维，从对病要转到对人上，因为没有一种疾病是脱离具体人体存在的，每一个病都是要和人结合的。教科书是没有人的，它完全剥离了具体的人，然后把它抽出来的一个概念性的东西，但是一到病房和门诊，我们面前是一个活生生的人，那在这个情况下一定要强调体质，这是个思维的调整。你比如说，刚才我一进去一看到眼神，我知道她心理有问题，这就使我考虑问题的时候就要偏向心理方面。然后很快我问她的睡眠问题，她答了睡眠是多梦的，这样我们就确定温胆汤，很快捷就进去了。要不然我们会受到很多的假象的干扰，思维变得非常混乱。比如说：她说是不是

血糖高了，我觉得她怕这个血糖问题；那大便不好了，是不是还要查查大便问题；小便老是想尿，是不是想到要抗生素，这样就很混乱。中医治病，调神非常重要。它神气乱了，你再怎么用药都不行。所以有的时候我们看病非常有意思，要和患者斗智斗勇。就是说我们要驾驭他的心理，要了解他的心理。

那么像温胆汤，我们临床用得非常多，有时候神气安定以后，很多症状就随之而好了。这个女患者胆子很小，非常敏感的，所以你们讲话一定要小心。我们中医是古时候的心理医师，当然也是一个营养师。你不搞这个东西的话，好多慢性患者弄不了的。大部分的慢性患者不同程度地伴有心理障碍，比如恐惧、焦虑、抑郁等，有的时候与其是琢磨他的这个病怎么弄，不如琢磨他的人，帮他心理疏导一下。

像你们风湿科，患者既有关节疼痛比较厉害，然后长期疼痛折磨他，有很多人变抑郁，我有时候就用柴胡加龙骨牡蛎汤，治疗这个关节痛效果也很好。这是我们中医经方中间的抗抑郁剂。

医生2：那黄教授，你在临床主要接触的病种有哪些？

黄教授：我是中医全科，就风湿免疫科方面的，我们经常碰到的，刚才讲得这个类风湿性关节炎、干燥综合征、红斑狼疮都是非常多的。关节痛方面的也很多，比如痛风患者，身体比较壮实，我就用甘草附子汤，附子30g。但是风湿病表面上是关节的问题，其实连及全身，有时候我慢慢地调理，小柴胡汤、当归芍药散也用，我感觉到我们中药的效果，用好以后不比西药差，甚至有的胜于西药。

医生2：黄教授，比如痛风的治疗，你在临床上，你是以证来带方呢，还是以方来带证？

黄教授：我是抓三个点及其之间的关系。什么叫三个点呢？一个是方，一个是病，一个是人。现在病已经定下来是痛风，那么我们治疗痛风有很多张方。比如说，五苓散、桂枝芍药知母汤、桂枝茯苓丸、大黄附子汤等，但是体质不同的人，用的方是不一样的，所以除了了解痛风的诊断，我们还要看人是什么状况。比如说胖人和瘦人治疗的方法是不一样的。胖的人，可能我们会用到五苓散、防己黄芪汤等，而这个瘦的人，我们可能用到桂枝茯苓丸或者桂枝芍药知母汤、桂枝加附子汤等。因此说到底还是一个方证的问题。其实我们中国的医学最精华的东西，就那么上百个方的方证，这就是我们中国人发现的综合征，你把这个掌握住以后，就能处理很多很多的疾病。方证的诊断和西医的疾病诊断不是平行的，也不是对立的，它可能是交叉的，有的可能是重叠的，可能就是不一样。

如果说把人的体质作为一个纵轴，把病作为一个横轴的话，我们在上面找到一个交点，这个交点就是方证。我是这样认为的。以后可以这么定下来，比如痛风分哪几种类型？这个类型不是就病的过程来分，而是要以这个体质，以体形、体貌、行为、特征、身高、体重等来分，我们都要给它来定个位，可以从方证的角度进入，把它衍化出来，细细加以表述，那么勾勒出一个方人的概念。这样就比较方便了。寒热虚实的理论，给患者讲可以讲，但真的指导用药不是这个。药证、方证才是真正指导我们的理论。

医生2：黄教授，像中医病理的因素，比如痰饮、风寒、湿等，你在辨证用药的时候，怎么考虑？

黄教授：我首先不考虑这个东西，我只考虑方证、药证，就是你应该用什么样的方，什么样的药，是大剂量小剂量，它有指征的，这些都是在张仲景的书里头，但是他讲得不清楚。中医有中医特殊的思维方式。中医科学性最强的东西就是方证相应。

医生2：刚才您查房的时候，我们也注意到，您很注重腹诊，是吧？

黄教授：对。

医生2：在临床上，腹诊是怎么理解？

黄教授：中医的腹诊不是用来发现什么疾病，它不像西医，我是用来看他的体质状况，一般来说，用柴胡剂的话，胸胁要苦满，胸胁苦满就是在两肋弓下面，我们按压的话，肌肉比较紧张，肌肉紧张用柴胡才能放松，如果肌肉过松的人，再用柴胡，肯定没有效，肌肉就是松的，那就是半夏体质，用半夏、茯苓就行了，所以腹诊是判断体质状态很重要的一个手段。

医生2：那舌象在整个诊断中的作用，您是怎么看的？

黄教授：急性病，特别是有湿象，湿温证等，看舌苔非常重要；慢性病，看舌质非常重要。但是我告诉大家，现在中医学教科书把舌诊的价值扩大化了，不要以为舌苔厚就一定去化湿，不是这么回事。因为现在舌诊的很多内容是源于温病学家的经验，它只是对湿温证。但是现在把它衍化扩大为针对所有疾病的诊断，这种是错误的。老年人舌苔很多都厚的，为什么？没有牙齿，喜欢吃软食，唾液分泌也不足，不能有效的清洗口腔。你并不能用舌苔厚，你就来芳香化湿。

医生 2：舌苔这些不一定反应患者的证候。

黄教授：对对，不作数的。你看胃口，老年人有的舌苔很厚，他胃口很好，你照用黄芪、熟地，那没关系的。

医生 2：黄教授，刚才两个患者能不能用六经辨证去辨她？

黄教授：如果讲六经的话，第一个还是在少阳吧，这个是处在一个疾病的迁移期，所以对这个病我们必须有充分的认识，就是我们要充分地考虑到它的难度，不是一下子能够好的。它就是处在迁延状态。然后这个患者会逐步消瘦，最后慢慢地陷入虚证。那以后不仅是小柴胡汤了，那可能是柴胡桂枝汤了，或者补中益气汤。第二个是杂病了，它不是六经的，她的病是眩嘛，她经常眩晕，半夏体质就是这个。

医生 2：就是说临床上还是要根据患者的病种，分别采用不同的辨证方法。

黄教授：对。但是我现在用最最简单的办法，就是讲方证。因为不论你是六经辨证，脏腑辨证，气血津液辨证，还是其他什么辨证，说到底你给患者的就是一张处方，因此我现在就是把前面的东西都省略，就讲方证。你们只要把小柴胡汤证弄清楚了，把温胆汤证搞清楚了以后，你自然就会用了。不必要为那些事情去纠缠，没有意思。

医生 1：嗯，所以理论和临床应用还是不一样的。

黄教授：这就是我们中医犯得一个问题啊，我在这里说得比较尖锐，因为我们是业内人士，以前中医是两套理论的，指导用药的理论就是方证药证理论，这是绝密的，不肯讲的。经过多年的临床积累，就那么一点东西，非常直白，一讲就没了，所以是绝密的。还有一套理论是解释的理论，越玄越好，越玄让你越是摸不到头脑越好，他保护自己的知识产权嘛，它是这个作用，但是很多人就认为，中医一定是按照理法方药进行，那就错误的。你就上了一些人的当。或者说你是按照西医的思路在用、看待中医，中医不是西医。你以为中医的理论就一定是西医的科学理论啊，你比如说，我们经常碰到患者关节痛、腰痛、腿痛，一查骨关节炎，西医的说法，这个诊断一出是科学的。确实是你可以看到实质改变，但是给患者带来什么心理效应？我老了，我不行了。它给他这阴暗的一种刺激，他很快很悲伤。但是中医的说法，这是什么问题？寒，你受寒。他想，对，前两天我出去淋了冷雨或者我少穿了衣服，然后这个寒和节气有关系，同时还有个什么作用？有了寒这个诊断以后，就告诉他要保暖，同时中国的传统里面，还可以吃点姜，用点灸，给他一个自我保健的原则。你能找得到寒么？找不到。它有用没有用啊？有用！中医很多理论，其实是心理疏导的作用。所以把中医的理论不要看作是西医学的理论，这两码事。

医生 2：今天看黄教授查房，给你们实习生有什么启示，或者有什么问题要请教的？

实习生：我对中医还是很感兴趣的，但学习过程中都是很机械地背，比如《黄帝内经》，《伤寒论》，背到最后，我理解不了，感觉体会很少很少。

黄教授：对的，这个学中医确实很难，一般人不要来学中医，为什么呢？中医中间"不规范的"东西太多了，它不像西医，规范，很好学。中医有没有规范？有，在哪里？在《伤寒论》里！在《金匮要略》里！方证是规范的。为什么说它是规范的？看得见摸得着的。我为什么要摸肚子？刚才我在这里听汇报病史，根本没有把握，要去看人，一看人就知道了，你看得见摸得着的，这个才是真正的中医。中医的学问，未必一定都是看得见摸得着的，但是真正的中医一般都是要看得见摸得着的，学中医一定要从看得见摸得着的地方开始不求其全，但求其真。你不要把中医当作宗教去学。上帝、佛祖永远是高深莫测的。我们学中医不能把它当作宗教学，这是你们一定要记住的，要不然我们就会陷进去，我们一定要有自己的眼光来审视它，选择它，这是非常重要的。你们要求实，实实在在地用科学的思维方式，来研究我们每一个研究对象，要不然我们陷进去以后，无力自拔，最后你的精力全给它吞掉了，老是在想象中间，老是在天上飘，所以我叫大家沉下心来，把自己的脚在地上走，一定要看得见摸得着的地方开始。

什么是看得见摸得着的地方，我刚才讲了三个点。第一个是方，方看得见摸得着，麻黄汤就是麻黄汤，非常清楚，甚至剂量比例都基本固定的；小建中汤里，桂枝和芍药，它就是一比二。这是实实在在的，没有中国美国之分，没有东方西方之分，但是你讲理就不同了，你一个人的理法就不一样。病也是实实在在的，痛风就是痛风，类风湿就是类风湿，那是非常的清楚，是不是啊？诊断一样的。第三个，人也是看得见摸得着的，身高、体重、肤色、体貌、精神心理行为。所以这三个点以及他们之间的关系要弄清楚。还有方证，方证要搞清楚，就是这个方主治的疾病和主治的人，我们合起来叫方证。什么叫证，证是证据啊，是安全有效用药的证据，这个证据就是什么病我用这个方，什么样的人用这个方。什么样的人用这个方比较安全，什么样的病用这个比较有效。方证是客观的，所以我不讲六经，不讲脏腑，但是我们讲方证，因为落实到最后，就是方。今天我给大家讲，就讲这个思路。我们不从这个理念上调整的话，我们中医没法发展，要不然你们陷在里头以后，你们对中医没有信心。中医确实有效，就是用好以后真的非常有效。中医的经方有 200 多张，但是最最主要的一百张，这一百张方，如果按照 20 张方一个星级来算的话，五星级、四星级的方是必定要认真学好的。比如大柴胡汤知道吧？

医生 1：嗯

黄教授：哪几味药？

医生 1：柴胡、黄芩、半夏、大枣、大黄、枳实、甘草

黄教授：嗯，没有甘草的，就是芍药。

医生 1：芍药。

黄教授：你可以打 80 分。大柴胡汤就是非常好的方。它的指征非常明确。首先人宽大，比较壮实，然后这个按压以后，这里胀痛，反流，恶心，甚至有的瘦一点，不大吃，但只要胀得厉害，照样可以用。支气管哮喘我们也用，但是有一条：一定要腹部摸到很硬，经常有反酸口苦才能用。你们把这个方子记住了就行了，这就是真正的中医。不要学那么多东西，我告诉大家，有些太复杂的，比如《黄帝内经》不要背了，搞针灸的人一定要搞《黄帝内经》，我们不搞针灸不要搞。你们就是把《伤寒》的方和《金匮》的方，也就是那四十张方记熟就行了，然后把这个方什么样的人用，治疗哪些疾病，每个方都有一个主治疾病谱的。比如说温胆汤主治的什么？创伤后应激障碍、神经症、恐惧症、失眠症都能用。包括小孩子的多动症，甚至骨关节痛也用的，所以中医并不难，我就是把中医简单化，把复杂东西简单比较舒服，不要搞得玄而又玄。我们中医经常说"悟"，这个字我最恨，悟是一个宗教上的术语，哪有什么悟啊，没有悟

的，就是有规范。所以，你们看看我像个西医，但是我用的全是中药，中医中间有科学的东西，在这点上中西医没有什么区别。不过你们这个地方在全国来讲还走在前面的，你们有这样一个病房，能够坚守住，所以我是希望把经方真正用好，还有我就是尽量用原方，不要加减，有的加减了，反而没有效。还有一个你加减以后，没法总结经验，以后我们尽量固定方以后，就便于总结经验，总结经验很重要哦，一个医学科学，能不科研么？西医也讲科研，西医才能发展，我们中医不科研，我们中医就不能发展。它西医比我们好，他们有强大的科研团队给他们提供科研资料，中医靠我们自己研究，自己研究没有一个固定的方案的话，怎么总结经验？研究个案很重要，我想这两个就是个案，每一个患者中间都要得到一点东西，得到了以后，我们就能成为好医生，希望你们努力!

【编者谨按】

黄煌教授不仅为海内外中医学子所熟悉，也是我们经方班的常客。多年来一直为推广经方不遗余力，四处奔走。查房过程中也处处体现黄教授对经方运用的执着和娴熟，第一则发热案充分体现黄煌教授一贯提倡的"方证对应"的思想，黄煌教授根据患者腹诊两胁硬和脉浮滑而数，予小柴胡汤为主方。并且根据患者症状进行药物加减化裁，做到"有是证用是药"，每一个药物的加减都言之有据，不是凭空想象。最后还从脉象角度解析不用桂枝汤而选小柴胡汤的原因。第二则腰痛案中，黄煌教授并没有"腰痛医腰"，而是洞若观火察觉患者情绪问题，从而另辟蹊径用温胆汤来安患者之神，以达到解决患者之痛的目的，体现中医治病更治人的理念。相信可以给中医学子无限启发。在后续的答疑过程中，黄教授更是对经方体质、中医辨证、中医学习和中医发展等热点问题阐述自己独到的观点，对于不少迷茫的中医人有醍醐灌顶之效，真可谓"听君一席话，胜读十年书"。

娄绍昆教授查房实录

病例 1

【病情介绍】

主任医师：我们有幸请到了娄老师过来给我们进行指导，他有一本书相信很多人都看过——《中医人生》。我们今天准备两位患者，都是现在疗效不理想的患者，我们希望通过专家的指导帮我们解决一些问题。那先开始汇报病史吧

主管医生：患者 71 岁，女性，因"右手震颤伴双下肢乏力 6 月余"于 2013 年 9 月 9 日入院。患者于今年 3 月份无明显诱因出现右手轻度静止性震颤，伴有双下肢轻度乏力，当时未予重视，2013 年 6 月 13 日患者在家跌倒致右脚踝肿胀疼痛，当即前往白云区社区卫生服务中心拍片示：①右踝关节骨质未见明显骨折；②右跟骨骨质增生。予药物敷贴后脚踝部症状稍缓解，但双下肢乏力逐渐加重。约半月后患者再次跌倒，臀部先着地，出现腰部酸痛，右手震颤及下肢乏力症状进一步加重，前往南方医科大学南方医院门诊拍片示：腰椎、双膝关节退行性变，骨密度减少。予留普安、西乐葆、钙尔奇 D、罗盖全等治疗后，患者门诊随诊治疗。患者今年起因颤证至我院门诊治疗，按医嘱服用氟哌噻吨美利曲辛、盐酸舍曲林片。9 月 2 日患者因双下肢乏力再次跌倒在地，出现右手震颤、双下肢乏力症状加重，今为进一步治疗来我院就诊，门诊以"颤证"收入院。入院症见：患者神清，精神一般，右手静止性震颤，不能自制，双下肢乏力，不能久行，伴腰部及下肢大关节酸痛，时有头晕头痛，偶有胸闷心慌，汗

多，偶有胃胀，无反酸嗳气，无恶寒发热，无腹痛腹泻，口干口苦，纳眠可，大便2日1次，小便调。近日体重无明显变化。专科检查：患者神清，精神可，记忆力、计算力、定向力等未见异常。嗅觉、味觉未查，双眼粗测视力正常，视物模糊，双侧瞳孔等大等圆，直径约3mm，眼球各方向运动灵活，无眼震，对光反射灵敏，面部双侧浅感觉对称，额纹存在，皱眉正常，鼓腮无漏气，伸舌无偏斜，咽反射存在，咀嚼肌及咬肌有力，双耳粗测听力正常，转颈有力，耸肩对称有力，颅神经检查未见异常。右手静止性震颤，右侧肢体肌张力增高，右侧肢体肌力5⁻级，左侧肌力、肌张力正常，生理反射正常，病理反射未引出，脑膜刺激征（－），转颈试验（－），臂丛牵拉试验（－），叩顶试验（－）。

中医诊断：颤证（气血亏虚）。

西医诊断：帕金森综合征。

治疗给予美多巴，125mg，tid，但是吃了以后患者症状改善不明显，昨天加了苯海索，苯海索50mg，tid，吃了以后患者表情稍好一点，然后步履不是那么艰难了，但是还是遗留右侧肢体自行性震颤和远端的肌肉痉挛，请娄老指导。

娄老：我们现在去看一下患者。

主管医生：好。

【查房实录】

主管医生：现在下肢有轻度浮肿，进来的时候肿胀比较明显，用了本院的双柏散敷了之后肿胀是有改善的。

娄老：脸偏红。脸色一直这样吗？

主管医生：一直这样，然后油脂分泌比较多，大便三四天一次，容易出汗。

患者：口很干啊！

娄老：白天口干吗？要不要喝水？

患者：要喝水。

娄老：喝水解渴么？

患者：不解渴。

娄老：夜里小便有几次？

患者： 3~4次。

娄老： 手也不很灵活，是吧？

主管医生： 对，他的手肌张力是呈齿轮样的增高，上肢和下肢都有震颤，以右下肢为主。这几天足趾痉挛也出现了，我们用了美多巴以及抗胆碱药物之后，肢体震颤改善不明显。

娄老：（进行腹诊）痛么？

患者： 痛。

娄老： 上脘痛，小便黄不黄？

患者： 黄。

娄老： 大便怎么样？

患者： 一般隔一两天一次，量不多，而且很干，一粒一粒的。

娄老： 早晨起来嘴巴苦不苦？

患者： 苦啊。

娄老： 咽喉这里有没有异物感？有东西卡住一样？

患者： 吃药的时候老是感觉下不去。

娄老： 有没有胸闷？

患者： 有时候会，但不是经常。头有时候会痛。

娄老： 头有没有晕？

患者： 晕的少，痛的多。

娄老： 痛，在哪个地方痛？

患者： 头顶啊。

娄老： 吃饭怎么样？

患者： 这两天胃口差点。感觉很难消化。

娄老： 嗳气，反酸有没有？打嗝？

患者： 打嗝有。

娄老： 整个腹部胀不胀？

患者： 拉不出大便会胀，拉了就舒服。

娄老： 舌头我看一下，舌头很暗，喉咙干么？

患者： 有时候会痛。

娄老： 手脚凉么？

患者： 很凉。

娄老：晚上睡觉怎么样？

患者：很少睡。

娄老：来我先给你做一些针灸。

【名师精析】

主管医生：娄教授，我刚刚看到你着重针刺颈部的两个穴位，那您是根据什么来选择穴位和针法？特别是针对这一类颤证的患者？

娄老：这两个穴位都是我们自己临床上摸索出来的穴位，针感很强。

主管医生：哦，颈部的这两个穴位主要是治疗她手部的震颤。

娄老：对脚无力也有作用。

主管医生：那您觉得颈部这些穴位为什么会在远端有这方面的作用？

娄老：这个穴位是我自己在临床上偶然发现的，后来发现它对上肢的疼痛、麻木、震颤都有一定的作用，但它内在的原因，我们目前还在探究，只是知道他有对应关系，上下对应，左右交叉。

主管医生：刚才看您的手法，是属于相对强烈刺激的一个手法，那是不是我们针刺这个穴位要达到手部有麻胀感？

娄老：能达到麻胀效果最好。

主管医生：不留针。

娄老：一般不留针。

主管医生：那我想请问一下您刚才颈部的穴是怎样定位啊？

娄老：每个人都有点不一样，大概就是胸锁乳突肌这边，离锁骨大概一寸半的位置。

主管医生：大概相当于我们缺盆上去？

娄老：缺盆上去一寸半，但是每个人都不同。

主管医生：我还看到您取了丰隆穴，为什么？

娄老：我取的丰隆穴跟经络腧穴的丰隆有一点不一样。我更多的是找患者局部皮肤的一些敏感点，比如摸到结节或者看到有瘀血充血点。有时候看不到的话，就试一下。

主管医生：那再请教娄老你针印堂这个位置是针对哪方面？

娄老：这个穴位主要是针对腰部。对腰部在站立、起立时僵化改善有好处。

主管医生：但我看你取得实际要比印堂要高大概两寸。

娄老：是的，但也是在印堂这条线上，最好是取高一点，然后尽量用两寸的针，这样效果会比较好些。当然针的难度也大很多，因为上面的皮肤比较硬。

主管医生：那中药方面大概要怎么考虑？

娄老：我们从《伤寒》的方证辨证角度，主要辨证要点是这样：一个就是脸红偏、嘴唇紫，舌底也静脉曲张。这个从八纲辨证角度来说，这个患者就是里证、热证、实证；再一个就是口苦、咽干、腹部压痛明显，胸胁部有叩痛，这代表患者一个少阳病的趋向。此外患者大便秘结，有阳明病的趋向。也就是说患者属于少阳阳明合病，还有瘀血。所以处方上就给予大柴胡汤加黄连，这样方子里面还含了三黄泻心汤的意思，刚开始就吃这个方子，等症状减轻一点就可以加上桂枝茯苓丸，对她下肢浮肿、静脉回流差有好处。患者还有口渴可以加天花粉。如果患者腹部压痛好转，就表明治疗有效果。

主管医生：好的，谢谢娄老。

病例 2

【病情介绍】

主管医生：患者 53 岁女性，因"右侧肢体乏力 10 小时，伴言语不利 5 小时"坐轮椅入院。缘患者于 23 日中午 12 时许无明显诱因感右侧肢体乏力，伴活动不利，头晕，冷汗出，遂至我院急诊就诊。行头颅 CT 提示：左侧小脑半球脑梗死，予静滴醒脑静注射液醒脑开窍，疏血通注射液改善脑循环后症状未见明显缓解。今日下午 4 时许患者右侧肢体乏力情况加重，伴言语不利，饮水呛咳，坐立位时恶心欲呕，无胸闷、气短，现为求进一步诊治。急诊诊断①左侧小脑半球脑梗死；②高血压病。收住我病区。入院症见：患者神志清，精神较疲倦，右侧肢体乏力，活动不利，站立不能，头晕，无天旋地转感，言语不利，饮水呛咳，坐立位时恶心欲呕，畏寒，无胸闷心悸，无咳嗽咳痰，无腹痛腹泻，纳欠佳，眠可，二便调，近期体重无明显变化。查体：心肺查体未见异常，发育正常，营养良好，正常面容，表情自如，自动体位，神志清楚，精神状态一般。一般情况：意识清楚，言语不清，情感无异常，定向力正常、记忆力及计算力未见异常、判断力无明显障碍。四肢肌肉形态无异常，四肢无不自主运动，右侧肢体肌张力增强，右上肢肌力 3+ 级，右下肢肌力 3+ 级，左上肢肌力 5 级，左下肢肌力 5 级；指鼻试验稳准，轮替试验灵活。全身痛、温觉对称存在，全身关节位置及音叉振动觉对称存在，全身两点辨别、图形及实体觉对称存在。双侧腹壁反射对称存在，双侧肱二、三头肌腱反射++，双侧桡骨膜反射++，双侧膝反射++，双侧跟腱反射++，右侧 Babinski 征（+），病理征未引出。23/8 头颅 CT 提示：左侧小脑半球脑梗死。颅脑 MR 示：脑桥左侧小片梗塞（急性期），双侧额颞顶叶皮层下脑缺血灶。

中医诊断：中风——中经络 风痰瘀血，痹阻脉络。

西医诊断：①左侧小脑半球脑梗死 ②高血压病 2 级 极高危。

患者刚进来的肌力是 0 级，现在通过针灸和中药治疗之后，她的痉挛肌力改善到 3 级，然后现在存在的治疗的难点就是她的远端肌力恢复不明显，大概是呈现一个 0 到 1 级，肩膀痛，有时候手肿，还有言语不清，吞咽困难。想请娄老帮我们会诊一下。

娄老：嗯，看一下。

【查房实录】

主管医生：娄教授过来给您看一下好吧

娄老：平时脸色怎么样？

主管医生：平时脸色也这样。

娄老：油油的有点红，舌头看一下（看舌同时把脉）。舌头也有点暗，脉象是滑的。有没有痛？

患者：不痛。

娄教授：风吹来冷不冷？空调这样冷不冷？

患者：还好。

娄老：出汗的情况怎么样？

患者：就这块出汗，

娄老：口渴么？想要喝水么？

患者：口渴，就是不爱喝水。

娄老：（叩击胸胁），这边有没有痛？

患者：没有什么不舒服。

娄老：（腹部按诊）这样有没有什么感觉？

患者：也没有什么感觉？

娄老：腹部还是偏实的，不是特别软的，早晨起来嘴巴什么感觉？

患者：嘴巴就是很甜，很干。

娄老：会不会很苦？有没有口臭？

患者：有时苦，可能有口臭。

娄老：喉咙有什么不舒服？

患者：咽喉这里感到一个东西噎不下来。

娄老：有痰么？

患者：有，但很难咯出来。

娄老：什么颜色？

患者：白的

娄老：鼻涕有没有？鼻孔里面干不干？

患者：没有鼻涕，鼻孔也不干。

娄老：刷牙有恶心吗？

患者：还好。

娄老：牙龈出血有没有？

患者：有有有。

娄老：吃饭怎么样？

患者：很好。但胃会嘈杂。

娄老：跟吃东西有没有关系？

患者：不吃的话它就会感觉厉害些。

娄老：嗳气，反酸有没有？

患者：还好。

娄老：大便怎么样？

患者：还好，正常。

娄老：小便好吗？黄不黄？

患者：不是很黄。

娄老：脚呢？晚上的时候有没有浮肿？

患者： 脚不浮肿，就是这个手肿。肩也很痛。

娄老： 睡得着吗？

患者： 晚上睡不着啊，一般都 9 点钟上床，2 点钟醒了，一直到 4 点我才又睡。

娄老： 会不会心慌害怕？

患者： 会的。

娄老： 颈部感觉怎么样？

患者： 很硬。

【名师精析】

娄老： 她这个用方证眼光来看，咽部的异物感，痰难以咯出来，还有胆小，这些都是半夏厚朴汤的适应证。

主管医生： 哦，半夏厚朴汤的适应证。

娄老： 颈部强直的话就要重用葛根。用到 120g，加上全虫 30g，制大黄 3g。虽然患者大便正常，但是全蝎和大黄相配可以改善供血。再用点姜黄，姜黄配合，一个是改善脑部供血，另外一个就是肩部。手的浮肿就要重用茯苓，用 20g。半夏厚朴汤解决了咽部的症状以后，要用温胆汤接上。针刺的话主要是阿是穴、环跳和丰隆三个穴位，左右交替着刺，但以对侧为主。

主管医生： 因为我们目前用的就是有温胆汤，按您的方案，那我们就是先尝试用半夏厚朴汤解决她的咽部症状之后，接下来我们还是可以继续采用温胆汤。

娄老： 对对对！经方医学就是掌握人患病的一个断面，这里边其实就储藏着人体抗病的全部信息。

主管医生： 哦，好的，谢谢娄教授。

【编者谨按】

经方和针灸同为中医文化的两块瑰宝，而在现今中医临床中，两者被人为分离，很少针药联合，不能不说是一大憾事。而娄绍昆先生在民间行医数十载对经方和针灸的临床应用均颇有心得，因此本次以"经方与针灸"为主题的大会能请到娄教授的确再合适不过，两则病案中娄老均形象地向我们演示了如何将经方和针灸两者有机地结合为患者服务。比如首例肢体震颤案，娄老首先祭出自己毕生经验之穴，予强刺激，注意让患者有麻胀的得气感；取穴之时也不拘泥于传统腧穴定位，注重局部揣穴，以结节和瘀血点等阳性反应点为准。选穴则以远端取穴为主，强调上下和左右的对应，"病在右时取之左，病在左时取之右"。随后在用药遣方中娄老依方证思想，根据患者口苦、咽干、胸胁部有叩痛和便秘等诸症，定患者少阳、阳明合病，予大柴胡汤加减，整则病案看下来思路清晰、立法有度。希望今后在临床中有更多的医家能够效法娄老，做到针药结合，立起沉疴，实乃患者之福！中医之福！

罗明宇医师查房实录

病例 1

【病情介绍】

主管医师：患者 80 岁女性，因"口干多饮间作 10 年余，胸闷、气促 3 天。"入院。缘患者 10 年前无明显诱因下出现口干多饮，双眼视物模糊，无多食易饥，无多尿，至中山一院眼科住院治疗，诊断为：双眼白内障，行白内障切除术后视物模糊症状消失。住院期间查空腹血糖 7.0mmol/L，出院后不规则口服格列齐特、二甲双胍等药物治疗，未定期监测血糖。2 年前，患者口干多饮加重，伴胸闷心悸，至我科住院治疗，改皮下注射门冬胰岛素 30 注射液配合口服盐酸二甲双胍片、阿卡波糖片控制血糖。1 个月前患者因全身浮肿、气促查因于中山一院住院治疗，诊断为：①肝性脑病；②肺部感染；③急性心力衰竭；④2 型糖尿病；⑤胆囊切除术后。经营养心肌、解痉平喘等对症治疗后患者症状好转出院，3 天前患者再次出现胸闷、气促，来我院就诊。门诊以"2 型糖尿病"收入院。入院症见：患者神清，精神疲倦，贫血貌，全身酸软乏力，右髋部及双膝关节疼痛不适，口干，胸闷时作，稍有气促，咳嗽伴咯吐白色泡沫样痰，量中质稀，无发热恶寒，无胸痛，留置胃管，眠差，入睡难，大便水样，色黄，留置尿管，近期体重无明显改变。查体：右侧髋部活动受限，双膝关节肿胀，以左侧为甚，肤温正常，无局部红热感，双下肢无浮肿。生理反射正常，病理反射未引出，舌淡胖，苔黄腻，边有齿印，脉沉。

中医诊断：消渴病 少阴阳虚寒湿证。

西医诊断：①2 型糖尿病；②肝性脑病；③肺部感染；④慢性心功能不全 心功能Ⅳ级；⑤胆囊切除术后状态。

治疗方面，西医还是以控制感染、调整血糖、营养心肌为主。中医方面以温化寒湿为主，先后给予附子汤、甘草附子汤等。现在患者主要是喘促、汗出和关节疼痛。

【查房实录】

罗医师：现在血糖控制在什么状况？

主管医师：现在她用的是胰岛素泵，全天打了 24 个单位，基础率 12。

罗医师：舌头伸出来一下。您的耳朵和眼睛有没有什么毛病。

患者：耳朵不聋，眼睛还可以穿针。

罗医师：我来摸摸你的肚子。（按肚子）压这边会不会痛？

患者：不会。

罗医师：这两天痛好些？

主管医师：好些。

罗医师：特别提到口干，睡不好，呼吸喘促。

主管医师：呼吸喘促，今天早上还发了一次心衰。

罗医师：大概有了解，那我给大家分享一下。

【病案讨论】

罗医师：这个婆婆本身就是睡眠不好，还有呼吸急促，她的舌头也是比较胖大，有齿痕，舌苔比较厚腻，脸色苍白啊，脸是这样圆圆方方的，冠心沟也都有，她的耳色和脸部的皮肤颜色暗沉很多，我们说黑乃肾之色，基本上这位患者很典型的就是绝对有心阳虚的问题。还有她的痰瘀阻滞也蛮明显的，心肺功能也低下。心主神明，睡眠平时不会太好。还有她口干舌燥，这就是阳不化津液，是水分的输布出了问题。还有她的血糖控制不好。

主管医生：这是因为她回去乡下疏于管理。

罗医师：目前没有糖尿病酮症是吧？

主管医生：嗯。

罗医师：那我个人给点浅见，就是说像这一类的患者啊，我觉得她的身体像是属于水湿型，脾为气血生化之源，后天之本。一定要先去调理，所以我治疗第一阶段的主轴会是脾肾阳虚，会用真武汤，加一些益气健脾、理气消胀的中药和消导药，比如木香、砂仁、陈皮、山楂、神曲、内金等，还有我觉得她的病理产物的排除还是要靠淡渗利湿和行气活血的中药，比如香附、丹参、鸡血藤，张步桃老对年纪比较大的患者，如果要温通心阳，滋阴养血的话，他会用大量的鸡血藤。第一阶段简单就是要急者治其标，振奋心阳以改善心肺功能，提高她的睡眠质量，因为睡眠对我们身体恢复元气最重要，睡眠不好，她身体的免疫系统没办法激活，导致她的免疫就比较低下，也影响她的心肺功能，所以一定要让她睡眠品质改善。然后第二阶段我就会开调理剂：柴胡剂。用来协理阴阳，调和营卫。第三阶段我就会以肠胃系统为主了，因为脾为中州。总之治病有分先后缓急，第一阶段先处理她心肺阳虚和脾肾阳虚的问题；第二阶段就调理她的免疫系统，用柴胡桂枝汤、温胆汤这一类的方剂；第三阶段我就会调理中焦。这当中牵涉到层次问题，因为现在患者本虚标实，病情的变化很多，你不可能就一味的温补心阳，她往往是寒温并用。像我们台湾就有一派医生喜欢寒温并用，比如在真武汤里面加黄柏、肉桂，用来引火归元，因为肾为水火之藏。有时候的确有不一样的效果。看各位对我的想法有没有什么意见，有没有更好的思维让我学习一下。

主任医师：罗老师刚刚分析得很有道理，她的本和标，本就是心脾肾阳气虚衰，标是痰湿瘀血都有，所以刚才谈到了这个分层次，第一步补心脾肾阳加祛水湿，第二步疏导气机，第三步再调和中州，从阳明的中土来收工，我觉得这是非常有见地的。

病例 2

【病情介绍】

主管医生：患者 67 岁男性，因"反复口干多饮 17 年"入院。缘患者17 年前开始出现口干多饮，于我院诊断为"2 型糖尿病"，分别于 2009 年9 月因尿微量白蛋白升高，2011 年 7 月因视物模糊及 2012 年 3 月、8 月因双下肢水肿于我科住院治疗，经治疗好转出院，出院后规律皮下注射胰岛素控制血糖（诺和锐 30 早 24u，晚 22u），空腹血糖控制在 8mmol/L。昨日门诊查尿组合：尿蛋白 3+，尿葡萄糖 3+，为求进一步系统治疗，门诊拟"2 型糖尿病、糖尿病肾病"收入我科。入院症见：患者神清，精神稍疲倦，视物模糊，口干不多饮，头晕，无头痛，无天旋地转感，无肢体活动障碍，无发热恶寒，无恶心呕吐，无腹痛腹泻，无夜间盗汗，胃纳可，夜眠欠安，梦多易醒，夜尿 2 次/晚，小便有泡沫，大便烂，近期体重未见明显下降。

中医诊断：消渴 少阴阳虚寒湿。

西医诊断：①2 型糖尿病 糖尿病性肾病 IV 期 糖尿病性视网膜病；②高血压病 2 级 极高危；③腰椎间盘突出症。

现在是用胰岛素泵，皮下注射胰岛素。然后有降压和降血脂治疗。

罗医师：中药部分治疗方案是怎么样？

实习生：当时来的时候舌是比较淡的，感觉有点怕冷，四肢有点凉，辨证是少阴阳虚证。主要是用的四逆汤、附子汤加减治疗。

罗医师：我们还是看一下患者。

【查房实录】

罗医师：看一下您的舌头好吗？您是一直都觉得口干舌燥吗？

患者：也不是太厉害，只是肯定有这样的感觉。

罗医师：嗯，那您最不舒服的是什么症状？

患者：容易累。

罗医师：累哦，腰酸对不对？

患者：腰酸，有点改善了。

罗医师：平常下肢会不会特别沉？走不太动？

患者：嗯。在家里就有这个感觉，上楼梯的时候有一点点喘。

罗医师：平常会胀气，然后胃酸反流吗？

患者：胀气有时就会有，特别吃那个稍微凉一点的东西啊，它就会有点胀，放屁比较多一点。胃酸不会反流。

罗医师：排便都还好吗？大小便？

患者：这几天比较好。之前的时候会稀一点。

罗医师：好的。平常有水肿的现象吗？脚肿吗？

患者：严重的时候就有一点点。

罗医师：平常皮肤比较干？

患者：嗯。

罗医师：会不会痒啊？

患者：会啊。

罗医师：您的脉特别紧呐，那代表什么？就是说您的神经血管都比较紧崩啊，太忙碌了，心思要放松一点。所以您要给自己多做一些有氧运动，这样才会更健康啊。

患者：谢谢！

【病案讨论】

罗医师：这位患者搭他的脉就是比较弦细脉。一般来说如果我碰到患者的脉比较紧，我大概就柴胡剂就来了。假如说偏阳虚的就是柴胡桂枝汤、然后偏一般型的，我就给他小柴胡剂，如果比较偏阳亢的我就给他柴胡加龙骨牡蛎汤。回到这个患者身上，他主要问题只是生化检查有尿蛋白的问题。在中医看来，这个患者的核心问题就是肾的摄纳无权。那很多人会问是不是要开肾气丸之类的方，我不会。因为我们中医绝对不能仅仅根据症状治疗，那我就会根据他提到口干，然后他的脉弦，我就用柴胡剂，我会用和解少阳、调和阴阳的小柴胡汤加味。知肝之病，必先实脾。我还是开一些中焦的药给他，四君、六君、五味异功散、香砂六君子这一类的。再者脾肾是一起要注意的，很多肾脏的疾病都要从肠胃去调理。还有这位患者肯定是代谢综合征，也就是我们常说的"三高"人群，所以控制饮食，加强运动这些生活的调理也是十分重要的。

主任医师：刚刚罗医师看病的时候，很注意去看患者的耳朵、眼睛、包括一些形态、皮肤什么的，还要按肚子，你看这些患者主要是看什么东西，什么样的东西预示着什么样的疾病。

罗医师：看耳朵主要是耳诊，耳诊在台湾也是满热门的。耳朵就是一个倒置的人体，像我们看的第一个患者耳朵的心肺区又比较黯沉。球结膜和唇甲也比较苍白。还有就是望山根，像刚才那位大哥，他的山根有横纹，这个听起来可能不那么科学，但就像陈立夫先生曾经说过，救人的武器越多越好，诊断的武器越多越好。

主任医师：好的，感谢罗医师的指导。

【编者谨按】

"救人的武器越多越好，诊断的武器越多越好"，在这两则病案中，罗明宇医师运用了多种辨证诊断手段，包括我们不常用的面诊、耳诊等，显示了罗医师广博的知识面。在临床上不仅中医西医共荣共存、相互交汇，中医业内里也是各种诊法和治法百花齐放、交相辉映、各领风骚，在不同病种和不同地域中发挥着独特的作用，但同时毋庸讳言各种诊治手法均不是万能的，有其客观局限性。因此我们中医人恰恰需要罗医师这样的心胸，海纳百川、虚心学习、取其精华、弃其糟粕，互相参照，从而采各家之长为患者服务，提高我们临床诊疗水平。同时在这两则病案中，我们可以看到罗医师针对慢性病，采取步步为营、先急后缓的策略，全面顾护到患者各个脏腑，体现中医整体论治的观念。如首例病案中，罗医师首先急则治其标，振奋患者全身的阳气，而后运用柴胡剂协理阴阳，调畅气机，最后则用调理中焦之法，同时考虑患者本虚标实、寒热错杂，用药时也攻补兼施、寒温并用。三阶段战略清晰、一气呵成、标本兼顾，对于病程缠绵的慢性病治疗颇有启发。

马文辉教授查房实录

病例 1

【病情介绍】

主管医生：患者 25 岁男性，因"反复发热 2 个月"坐轮椅入院。患者于 2 个月前受凉后出现恶寒发热，最高体温达 39.8℃，伴见头痛，鼻塞，眼屎增多，耳鸣，无咳嗽咳痰，于当地医院，予抗感染、纠正电解质后，症状仍反复，8 月 25 日转至中山一院诊治，完善相关检查，予奥西康、左氧氟沙星、舒普深及液体营养支持治疗后，发热仍旧反复，9 月 15 日因饮食不慎出现腹痛腹泻，呈水样便，色黄，有泡沫，经口服小檗碱、藿香正气丸后症状未见好转，为进一步治疗来我院就诊，急诊以"发热查因"收入院。入院症见：神志清，精神状态良好，发热恶寒，以夜间发热为甚，头痛，伴紧束感，鼻塞无涕，无咳嗽咳痰，口干，偶有干呕，无腹痛腹胀，胃纳差，夜寐可，可有自觉便意，大便借助开塞露及压腹可排，小便色黄，需家属压腹辅助排尽。入院查体：双肺呼吸音粗，双肺底可闻及少量湿性啰音，心脏查体未见明显异常，颅神经检查、感觉系统检查未见明显异常；运动系统：上肢肌力Ⅰ级，双下肢肌力 0 级、双上下肢肌张力均较弱；反射：双侧腹壁反射对称存在，双侧肱二、三头肌腱反射++，双侧桡骨膜反射++，双侧膝反射++，双侧跟腱反射++。双侧双划征（+），脑膜刺激征（−）。患者既往因损伤颈椎后致高位截瘫。

中医诊断：湿温 湿热弥漫三焦。

西医诊断：①发热查因；②颈部脊髓损伤后遗症。

患者入院的时候是反复以低烧为主，都是在38.4℃左右，以午后、夜间体温会高起来，时间会多一些。家属希望说用纯中医来解决这个问题。现在患者一个是发热，高温的时候39.4℃，没见有恶寒，也没有汗出。看上去人是比较虚胖的状态。第二个就是腹泻，拉的比较溏薄的一种粪便，闻起来有一点腥臭味；但是次数不是很多。总体来看的话呢，这个患者的湿热体征是很明显的：舌苔很厚腻黄，发高烧，没汗，所以我们用了一些温化结合清热利湿的药给他治疗。舌苔是有退的，退了三分之二；体温也降到了38.2℃左右。这两天就没再见高烧。

马教授：根据刚才这个汇报，咱们搞清楚几个问题：第一个就是这个病例是恶寒发热，然后后面说是没有怕冷的症状；第二个就是不出汗；再一个就是发病的时间，患者发热是午后发热，而且持续到夜间。这个时间，咱们从《伤寒论》的时间来看，属于一个横跨太阳、阳明的时间，也就是太阳阳明合病。不过我们还是看一下患者。

主管医生：好。

【查房实录】

马教授：（问家属：）现在体温多高？

家属：38.5℃。

马教授：还是有点烧。

家属：2个月多了。

马教授：（开始把脉，同时对患者说：）我看看舌苔。舌苔厚腻。咱们的辨证还是对的。（问家属：）每天什么时候开始发烧？

家属：夜晚2点就特别烧，夜晚2点。

马教授：哦，两点多。

家属：白天不会那么高。白天38.1~38.2℃都有。

马教授：好好。然后到了上午、到了早晨，是不是烧自动就退了？

家属：嗯，就退了。

马教授：大便偏稀啊？

家属：这两天就是偏稀。

马教授：平时出汗多不多？

家属：不会出汗。

马教授：现在你能不能感到身上有点怕风怕冷？

患者：以前就冷。现在又不冷。

家属：又冷又热的。刚开始就冷。因为我们盖被子，一下子又热，又掀被子。

马教授：还是有恶寒。脉还是浮。吃饭怎么样？

家属：吃饭很差。

主任：就刚开始发烧有没有什么原因？

家属：感冒引起的。刚开始我们给他冰敷，有一个夜晚。我们忘了正在冰敷，就睡觉了。冰全部解冻了，身上全部湿了。后来感冒又好了一两天，体温就 37.8~38℃。之后他又夜晚 11 点冲凉，就又感冒。

马教授：现在头疼不疼？

患者：疼。好像有东西罩着。

马教授：身上疼不疼？

患者：身上也很疼。

马教授：大便不成形？

家属：之前成形每天都拉得好好的，这两天大便有点稀，还恶心。

马教授：有点恶心啊？

患者：恶心。

家属：他这个眉心老是这样痛的，还有鼻塞。

马教授：耳朵响？

家属：对对。老是嗡嗡响。响得我们说话都听不到。

【病例讨论】

马教授：这一个 25 岁男性患者，反复发热 2 个月。还是有表证的，咱们中医表证的概念不要和外感、感冒的概念来画等号。感冒和外感只是表证的起因。那么表证存在不存在就看他现阶段存在的症状和体征，"观其脉证，知犯何逆，随证治之。"而不是说他发病已经 20 天或者是 2 个月，就不是表证了。总而言之，这位患者的表证仍然是存在的。你看这位患者说他怕冷，中医不就讲"有一分恶寒就有一分表证"。此外这个患者还有干呕、大便溏等症状。那这个在《伤寒论》里面就属于第 31 条和第 32 条太阳阳明合病的葛根汤证。就这位患者的发热的时间特点。我想再说一下，阳明的时间概念就是太阳落山的时候。从这个患者发热的时间来看，这个时间的跨度就是一个太阳、阳明合病的时间。

太阳阳明合病，我们就用葛根汤。《伤寒论》原文中葛根用量为四两，四两换算出来就是 60g，所以我们也用 60g。然后这个患者发烧但是不出汗，因此我们麻黄用到 10g，然后桂枝 15g、白芍 15g、生姜 30g、生甘草 10g、大枣 4 个。这位患者有干呕再加 10g 半夏，这个方就成了。我们来分析这个方子，葛根它主要解决的是头项、四肢的疼痛，但是它发汗的力量是非常小的。所以就要加麻黄来打开汗腺，桂枝汤本身就能降冲、止逆，加上半夏力量更强。这个方子先开两付给这个患者试试。

这个病例和我在援疆时候碰到一个病例相似，那是个年轻的患者，发烧烧了好几年，把自治区大大小小的医院都看遍了，花了 10 几万都没看好，他也是下午开始烧。烧到凌晨 2 点到最高峰，然后就体温就下降，第二天又开始这个循环的过程。我就给他开了葛根汤，区区 7 味药，一剂药抓来就 10 多块钱。患者刚开始都不相信会有什么效果。我就让他先试试。结果就是 3、4 付药就不烧了。

针对这种上焦湿热引起的外感疾病，张仲景《伤寒论》里面没有藿香正气散、没有三仁汤，那张仲景怎么来解决这个问题？葛根汤！它的作用约等于藿香正气散，但退热作用高于藿香正气散。那么葛根汤解决胃肠的症状，在 31、32 条，一个是呕、一个是泻。整个《伤寒论》里面的三阴病也好，三阳病也好，全部它讲的就是发热病。西医在解决发热病的时候一般都是抗生素，抗生素解决不了的时候就非常困扰。我们中医在解决发热的病的时候如果用《伤寒论》的辨证思维，是非常有效的，可以说就是立竿见影。

住院医师：一天 2 剂？

马教授：就是说 1 剂药，煎熬两袋；实际上呢就是早一次、晚一次。这位患者下午开始烧，我们就中午和下午都给他吃药，如果晚上不烧了，就不吃了，如果晚上还烧，我们把第 2 剂药让他晚上再吃。这样 2 剂药可以在一天之内把它吃完。

病例 2

【病情介绍】

主管医生：患者 62 岁女性，因"进展性全身麻木 20 余天"入院。缘患者于 20 余天前无明显诱因下感下胸段至腹股沟段躯体麻木，当时未予重视；于 5 天前出现双上肢肢体麻木，肩膀疼痛、偏头痛，患者仍未重视；于 2 天前出现双下肢肢体麻木。今为进一步治疗来我院就诊，门诊以"头痛查因"收入院。入院症见：患者神志清，精神一般，体力情况一般，四肢及下胸段至腹股沟段躯体麻木，左侧肩膀疼痛、偏头痛，无恶心呕吐，无发热恶寒，无头晕，无胸闷胸痛，无心慌心悸，纳食可，睡眠可，体重无明显变化，便秘，约 7 天一次，小便尿频、尿痛，尿量少。专科检查：一般情况可；颅神经检查未见明显异常；运动系统：左侧上肢、下肢肌力Ⅳ+级，右侧上肢、下肢肌力Ⅴ-级；指鼻试验、轮替动作、跟膝胫试验欠配合；感觉系统：全身痛、温觉存在，双上肢、左侧下肢触、痛觉稍减弱，右侧下肢触、痛觉明显减弱，下胸部至腹股沟段触、痛觉减弱，伴有束带感。反射：双侧腹壁反射消失，双侧肱二、三头肌腱反射++，双侧桡骨膜反射++，双侧膝反射++++，双侧跟腱反射++++，双侧 Rossilimo 征（+），左侧双划征（+）。未见明显脑膜刺激征。自主神经系统：第五胸椎至腹股沟段划痕消失。2013-09-09 颅脑 MR 平扫示：双侧额叶散在小缺血灶。寰枢关节处稍后凸，其后方颈髓信号异常。

中医诊断：痹证（病）痰瘀互结。

西医诊断：脊髓病变。

现在西医治疗是用地塞米松抗炎。然后还有营养神经、改善睡眠等。中医初诊是以益气活血、祛湿息风为法，拟的是补阳还五汤。今天二诊，患者四肢麻木缓解，伴下阴瘙痒，右手偶发痉挛、疼痛、口苦口干、尿黄、尿痛。舌红苔黄腻，脉弦。辨证为湿热浸淫。然后中药治疗以清热祛湿、化瘀祛风，四妙散合桂枝茯苓丸为主方加减的。

马教授：中医辨证实际上首先就是定病位，定不了病位，差之二脉、相别阴阳。那么定病位再定病性。这位患者我们来定她的病位主要有三个：第一个她头痛、颈项强痛、上肢麻，部位还是在躯干、四肢、头面，属于表的范畴；第二个就是以淋巴、腹股沟的这样一个循行部位和她的小便黄、小便频、小便痛，属于半表半里的少阳的部位；第三个大便，大便干、七八天一次大便，那么这一个部位是阳明的部位。因此她属于一个三阳合病。用《伤寒论》的方，就柴胡加龙骨牡蛎汤。不过咱们看一下患者然后再来开方吧。

主任医师：好，咱们看一下患者。

【查房实录】

马教授：（把脉）现在肩膀疼不疼？

家属：肩膀也会痛。手没力气。

马教授：你抓一下（伸手给患者右手抓握）。

主任医师：抓一下，对。

马教授：（伸手给患者左手抓握）。大便现在怎么样？

家属：三天没有大便。

马教授：来，我看一下肚子。（一边触诊腹部一边询问）疼不疼这按上去？

患者：一点点。

马教授：看一下舌苔？小便现在还是不舒服？

家属：小便现在好一些了。

马教授：吃饭情况怎么样？

家属：吃饭，正常。

马教授：行。你抬一下脚。

主任医师：脚抬一下，对，两个一起抬，定住。

马教授：好，谢谢，再见。

家属：谢谢啊。

【病情讨论】

马教授：那么我们先来谈下 43 床这位女性患者的中医辨证，一诊的时候辨的是补阳还五汤，当时可能考虑到这个患者的肌无力症状。一般来说南方人比较黑和瘦，容易给人造成比较"虚"的印象，但是我腹诊就能感觉到患者整个腹肌是紧张的，压痛不明显，她的脉象很弦长，还比较硬，因此她应该不是虚寒。所以我们第二诊的辨证是正确的，就是四妙散效果应该不错的。

借助这位患者我也介绍一下我们三部六病学说。在我们三部六病学说看来，这位患者就是一个三阳合病：从口腔到肛门的这个消化管系统叫里。诊断阳明就从大便入手，这位患者的里有大便不通，因此首先我们考虑她阳明有湿热。那怎么辨少阳呢？第一个是小便，这个患者小便黄、小便痛，这是一个着眼点；第二个是嗓子，她还有咽痛；第三个就是我们俗称的"柴胡带"，指的是腹股沟这块地方。这三个地方是我们定少阳很重要的地方。此外患者还有头、项、四肢症状。这一部分躯壳的症状，我们就称作太阳。中医定位在《伤寒论》是很清楚的。它的解剖定位和病理定位就是我们辨证的定位，两者是完全吻合的，是一致的。在张仲景眼里，人体是按照3个系统来划分的，我们把人体从正中线打开以后，首先就是从口腔、食管、胃、小肠、大肠到肛门这样一个管腔系统。《黄帝内经》里面把这个系统叫啥呢？腑系统。就是"脾、胃、大肠、小肠、三焦、膀胱，名曰器"，传化物而不藏焉。这个系统张仲景叫"里"。除了这个系统，还有一个以心脏为主导的大血管连起的脏系统，包括心、肝、脾、肺、肾，这个系统张仲景叫"半表半里"。两个系统除去后，只剩一个包括骨骼、肌肉的躯壳系统，这个系统就是"表"。

那么得了病以后，我们如何来定位？那么表部系统要完成功能是啥呢？表部通天的，和气体来交换，就是吸清吐纳。那表部通天，里部就通地。地是水谷精微，从口腔进入，到肛门排出。把水谷的精微吸收并把糟粕排出来。那么人是半表半里，就是我们把空气里面的氧和地里面的水谷合二为一，化赤而为血，通过血的循环构成一个人体的循环系统。形成人体周而复始的半表半里系统。那么《伤寒论》里面，如果躯壳到口腔，它叫表证；口腔到肛门这一段，叫里证。那么既不是表证，也不是里证的时候，就是半表半里证。定了病位之后，我们就要定阴阳。因此表部的病里面，我们分表阴、表阳；里部的病，里阴、里阳；半表半里的病，半表半里阴、半表半里阳。这就是三部六病。

那么这个患者呢，我们开个方，就是我说柴胡加龙骨牡蛎汤。柴胡15g，黄芩15g，半夏10g，党参30g，铅丹我们用石膏来代替，石膏用

30g，茯苓换成车前子30g，然后加生大黄10~15g；龙骨和牡蛎，我们取一个牡蛎就可以了，牡蛎用30g；然后用桂枝10g，生姜15g，生甘草10g，大枣4枚。然后她有神经损伤要恢复，我们在原方中可以加葛根30g。针对她的肠粘连，我们再合用桂枝茯苓丸，桃仁加到30g，丹皮用到15g。这样整个方就成了。开一个礼拜的药试试。

主任医师：好，三部六病，一直都是我们马老师不懈推广的，而且也是在经方这一块的发挥。这个辨证体系确实还挺实用。两个患者身上都用到了这个理论体系。而且用得很娴熟。大家应该很有感触了。马老师能过来指导，我们也非常感谢，也能给我们上了一课，我们收获很多。那趁这机会，看大家，同学、老师还有些什么问题没有，有些什么需要跟马老师请教的？

学生：马老师您好！刚刚您提到辨证主要是两点，辨病性和辨病位，但鲜有提到脉象。那请问您如何看待脉象，是否说脉象不重要？

马教授：倒不是这样，《伤寒论》对脉象十分重视，你看《伤寒论》都是"辨XX病脉证并治"。很多提纲证也提到脉象，你比如说："太阳之为病，脉浮，头项强痛而恶寒"。因此《伤寒论》对脉象十分重视，相对地对舌象不重视。

对舌象的补充发展是明清温病学派。它对咱们辨所谓的湿温非常重要。就我个人的临床体会，舌对胃肠的症状更重要，因为舌苔是胃黏膜的一个直接反应。也就是说舌苔厚、浊、腻的话，一般都是胃肠黏膜比较脏；而舌苔光光的、薄薄的，一般表明胃肠的黏膜是脱落的。你像我们经常说"胃家实"，胃家实就是整个胃肠都是积聚，这时候的舌苔肯定是又厚又腻又黄。对于舌苔秽浊和晦暗的情况，我们一般是用通的方法，但是如果辨寒热的时候，舌苔就不那么重要，苔黄不一定就热。这时候津液比舌苔更重要，当患者舌头伸出来，干干的，这就是热伤津亏；舌头伸出来是水滑的，一般是寒。如果碰上舌苔厚腻又水滑的时候，就不是一个"通"法能够解决，还要"化"！所以要用芳香化湿的方，比如三仁汤和甘露消毒丹等。当然我们神经内科更要看舌质，也就是舌的形态和色泽。

话说回来，我们中医的脉确实很不规范，因为脉象谈起来非常复杂，很多时候是"心中了了，指下难明"。何况还有很多说法是错误的，比如"脉弦滑"，因为弦脉是硬的，滑脉是软的，弦脉就不可能滑，滑就不可能弦。因此我认为在慢性病里面脉象的用处不大，对急性病的意义更大一些。

主任医师：好，像我们神经科，中风的患者比较多见。如何用伤寒的经方来辨治中风，不知道马老师有没这方面的体会？

马教授：刘老很多弟子是神经内科的大夫，而且是西医的大夫，像山西医科大学、北京天坛医院都有刘老的弟子。很多时候他们就是用《伤寒论》三阴三阳的理论来辨治。

一般来说外周神经系统的病变，我们划到表部范畴。外周神经损伤导致的肌肉松弛、萎缩，这个类型中医一般认为是"虚"，这时候我们就会使用黄芪，黄芪是一个表部的药，比如治疗卫气不固的玉屏风散，方子里面就含有黄芪。此外黄芪还是一个中枢强壮剂，我们治疗肌肉软弱无力就要用大量的黄芪，这时候可以使用到 60g、90g、120g。那如果是出现肌张力高、抽搐、痉挛，《伤寒论》里面叫"刚痉"，这时候我们就用大剂量葛根来解决，葛根是解肌的，用量也可以到 120g。这就是神经系统病变里面两个方向。一个是肌肉的紧张，一个是肌肉的松弛；一个是阳，一个是阴。讲到阴的时候，我们除了黄芪还要讲一下当归，补中益气汤和补阳还五汤的主药都是黄芪和当归。这两个药都是表部的药，也都是强壮药，但是当归不解决神经的问题，它解决的是血管的问题，所以它的功效有一条——养血活血。我们的神经系统如果没有血液的濡养和温煦，整个功能都会低下。这时候光使用一些神经营养剂，例如维生素 B6、B1、B12，还是不够的。必须要使用当归，用量差不多要 30g。我们看到当归、黄芪这个配伍，就是要气行则血行，以补气来活血，对于我们治疗很多肢体末梢神经的病变效果都很好。那么讲到阳的部分，也就是肌肉痉挛的时候，我们除了用葛根解除神经的兴奋，我们还要用镇静的药，比如牡蛎，牡蛎还可以补充钙质，通过血液的传递能够使肌肉的痉挛缓解。

中枢神经病变我们把它归到半表半里的范畴，中枢神经病变都非常复杂，在中医来看都是"痰"，这时候你光走表是不能解决问题的，要开窍化痰。此外有些患者如果出现了昏迷或者精神分裂这类情况，我们还可以使用阳明大承气汤来攻下。时间关系我就只谈这些，总而言之，《伤寒论》三阴三阳的辨证体系在神经内科大有用武之地。

主任医师：好，谢谢马教授的指导，谢谢！

马教授：谢谢！

【编者谨按】

"神经科医师无所不知，却无能为力"，这句西医界流传已久的谚语充分说明了神经系统疾病的复杂性和难治性。神经系统疾病尤重解剖，其诊治之关键和难点就在于定病位。无独有偶，马教授不遗余力推广的"三部六病"学说恰恰构建了伤寒仲景之人体解剖说，将人体分为表部（人体躯壳部）、里部（以消化器官为主的腑系统）和半表半里部（以心肝脾肺肾为代表的脏系统），并强调中医辨证先定病位，再定病性，因此"三部六病"学说的确能够在神经系统疾病里大有作为。在第二则麻木案中，马教授并没有按照常用治法，大行行气活血之法，而是根据患者诸多症状，诊断其为三阳合病，以柴胡加龙骨牡蛎汤为主方，再佐以活血之品。在非神经系统疾病的发热案，马教授从发热时间入手，诊断该患者太阳阳明合病，出其不意使用葛根汤为主方，随后答疑过程中马教授还重点阐述了三部六病怎样在神经系统疾病中运用，提出不少让人耳目一新的观点。这里面可以剧透一下，根据马教授所查科室反馈，两位患者服药之后效果都非常不错！因此大家不妨考虑借鉴马教授辨证处方思路并运用到神经系统相关疾病，相信可以带来意想不到的惊喜。

谢奇会长查房实录

病例 1

【病情介绍】

主管医生： 患者 66 岁男性，因"右侧肢体乏力 5 月余"于 2013-09-13 入院。缘患者于 2013-04-13 早上 9：00 前无明显诱因感右侧肢体乏力，无意识障碍，无头晕、头痛，无天旋地转感，无恶心呕吐，无冷汗出，遂至广东省武警医院就诊，颅脑 CT 检查：口头报告未见出血，化验出凝血酶原时间、血常规正常，考虑为"脑梗死"，属于溶栓时间窗内，约 12：00 行溶栓治疗，（患者自述溶栓后症状改善不明显），后以扩容、营养神经、抗血小板聚集、稳定斑块等保守治疗后症状好转出院。后为求康复治疗遂分别于 2013-5-13、2013-6-15、2013-7-22 至我院住院治疗，诊断为"脑梗死"，予控制血糖、抗血小板聚集、控制血压、降脂等对症治疗后症状好转出院，遗留右侧肢体乏力症状。现为求进一步康复治疗遂来我院就诊，门诊以"脑梗死"收入我科。入院症见：患者神清，精神可，右侧肢体乏力、关节疼痛、偏身汗多，右面稍麻木，嘴角向左歪斜，饮水无呛咳，无发热恶寒，无头痛头晕，无恶心呕吐，纳眠差，大小便正常，最近无明显体重改变。查体：右侧面下半部浅感觉稍差，双侧颞肌、咬肌无萎缩，咀嚼动作对称有力，张口下颌无偏斜。右侧鼻唇沟稍浅，口角向左歪斜，鼓腮无漏气。伸舌向右侧歪斜，舌肌无萎缩、无震颤。四肢浅深感觉、复合觉正常。右上肢肩关节上抬 50 度即感疼痛，右侧肢体肌张力增高，右侧上肢体肌力近端 3+级，远端 3-级，右侧下肢体肌力近端 4 级，远端 3-级，左侧肢体肌张力正常，肌力 5 级。右侧肢体腱反射活跃，左侧肢体腱反射正常。左侧指鼻试验、轮替试验、跟膝胫试验稳准，右侧指鼻试验、轮替试验、跟膝胫试验未能完成。闭目难立征未查，右霍夫曼征（+），右巴宾斯基征（+），余病理征未引出，脑膜刺激征（-）。既往高血压、糖尿病病史。

中医诊断：中风-中经络 气虚血瘀；西医诊断：1. 脑梗死恢复期 2. 高血压病 3 级 极高危　 3.2 型糖尿病　4. 肩手综合征（右侧）

现在我们针灸治疗是以靳三针为指导，醒神开脑、疏通经络为主的。然后头针是智三针，四神针，然后脑三针，体针上肢是肩三针、手三针，下肢是足三针。根据辨证取穴，由于他是气滞血瘀，所以我们取的是双血海，中药治疗我们是以益气活血为主，方药是补阳还五汤加减。现在患者主要是右侧肢体乏力，腱反射亢进，患者现在是出现了右肩的疼痛，所以我们想请专家给我们扩展一下思路，给我们开一下更好的治疗方法。

上级医师：教授，患者现在主要问题就是手的肌张力很高，伴有疼痛、僵硬、挛缩。也就是我们常说的肩手综合征，

谢会长：那么脚呢？脚没问题？

上级医师：脚内翻。原来有比较肿胀，但现在我们用了外敷的中药和针灸好很多。

谢会长：有多久了，这个病？

上级医师：5 个多月。

谢会长：一般这个病，你们检查得非常详细，那么我们马来西亚就没有像你们国内的医院检查得这样详细。我们就以证来论治这些病。那么怎样让他好呢？那刚才你提到一条方，补阳还五汤，你们补阳还五汤加什么？

上级医师：我们这边有记录的。

谢会长：这种病例呢，效果最好的，补阳还五汤加那个桑寄生、鸡血藤，最关键的鸡血藤，还有丹参加重。这三样，看他血压有没有高？如果不高的话就不用加川牛膝。有没有每天大便？

上级医师：每天大便正常啊。

谢会长：每天大便正常就好。那么用这三个药加下去，效果肯定比较好。

主管医生：那教授我们去看一下患者。

谢会长：好好。

【查房实录】

谢会长：你走路怎么样？

患者：走不好，脚趾老是踩住。

谢会长：行，走走看。

患者：穿那个鞋呢就好走一点（患者行走）。

谢会长：这样，外翻。坐下来看看舌头

主管医生：还是比较黯的。

谢会长：就是比较黯，有瘀血了。瘀血肯定是阻塞。这种情形补阳还五汤还是好用。

主管医生：那就补阳还五汤了。

谢会长：还要加鸡血藤，因为他糖尿病也控制了是吗？血压也没有高了是吗？

主管医生：对。

谢会长：那么桑寄生、鸡血藤、丹参，这三样。这一般效果都很好的。

主管医生：大概我们要用多少呢？

谢会长：我们用的话鸡血藤八钱就可以，你煲了早上一次晚上一次，但是要生草药，像我们的老师姚思铨教授，他的用量一般上就八钱，丹参用多一点也不要紧，丹参是医血证是最好的一种药。针灸方面首先我们四神穴是一定要取的，再加上风池、肩髃。如果患者病程已久，透针也很好用，曲池透到下面、外关透到内关、合谷透到后溪。患者病程久了之后你不透针效果就不大理想。当然也要艾灸，不过他糖尿病要注意不要烫伤了。选穴的话一般传统穴位效果都很好：比如环跳、阳陵泉、解溪，还有最重要的足三里，但是取穴要准，你不准的话效果就差了一点。以我的经验，阳陵泉一针就好了。当然这个也要配合曲池一针，就是平衡针。但还有一个关键的问题：情绪。我们在临床上有很多病例是这样的，如果患者整天不开心，病就很难好。倒转来证明中医所说的情志非常重要的。

患者：老是开心不起来就麻烦。

谢会长：我告诉你，每个人都有点不如意的，但是当你想到不如意呢你就不要想，这样的话肯定会好，这个是经验。你现在已经差不多好 50% 的了，再治疗一个时期肯定没问题。还有一个方法可以辅助治疗，要家属配合，效果不错，一天两次（推拿演示）。你这个手应该要找个东西垫着，你拿着，从这边推拿，像这样慢慢推，十个手指慢慢推，你不要快，你要垫高一点慢慢按摩推，推到这边你要这样了，大力不要怕痛的，你怕痛就效果不理想。

患者家属：脚怎么做？

谢会长：你这样推，由大腿这边开始一直这样推，要整个手拿着，由这边开始慢慢这样推。你这样做他血循环很好的，又用过药通过针灸，很快好了。

患者：谢谢啊。

病例 2

【病情介绍】

主管医生：患者 49 岁男性，因"腰骶部痛伴右下肢体放射痛 3 个月，加重 4 天"于 2013 年 9 月 10 日步行入院。缘患者于 3 个月前无明显诱因感到腰部疼痛，伴右下肢体放射痛，遂到海南省人民医院诊治，腰椎 MR 示"①腰椎骨质增生（轻度）；②腰 5/骶 1 椎间盘向右后突出"。予中药内服和药物外敷后，效果不明显。随后曾到多间医院诊治，症状无缓解。今为求进一步治疗到我院就诊，门诊以"腰痹病"收入院。症见：患者神志清，精神一般，腰骶部疼痛，伴右下肢放射痛，沿臀部、大腿后方、小腿外侧到足背部，无发热，无体重下降，无间歇坡行，无晨僵，纳眠可，大小便正常。查体：左下肢直腿抬高试验（-），加强试验（-），右下肢直腿抬高试验（+），加强试验（+），双下肢髋关节屈曲挛缩试验（-），双侧 4 字试验（-），双侧肢股神经牵拉试验（-）。右髋外旋时疼痛明显。

中医诊断：痹证（湿热蕴结）。

西医诊断：腰椎间盘突出。

现在我们中医辨证主要是考虑一个腰痹，证型辨是湿热阻络，用的方是四妙散加减，针灸我们主要是局部穴位配合足太阳膀胱经的穴位，还有少阳胆经的一些穴位。局部拔罐。现在这个患者腰痛的症状已经基本上缓解，就是每天早上六七点钟起来的时候觉得僵硬感，第二个就是腰骶部局部还是有一些压痛，坐久了或者站久了还是觉得不舒服。

谢会长：这个病在临床很常见，但是最重要的原因就是那个突出，中药和针灸可以缓解，但是工作姿势很重要。我们治疗的话呢一般是通过针灸加上推拿，效果都可以。

主管医生：那请教授去看一下患者。

谢会长：可以可以。

【查房实录】

谢会长：你好。你做什么工作？

主管医生：他是做那个IT，电脑软件。

谢会长：经常对着电脑是吗？

患者：对。

谢会长：你一天坐几个小时？

患者：我在10年前的时候一天可能要8个小时。

谢会长：8个小时。一般在年轻人还受得了，那么你这样年纪就差点，你最痛的点是哪里？

患者：最痛的点啊，痛在这里。

主管医生：他突出地方是这里，伴有痛，今天就做了小针刀。原来这一块肌肉都很僵硬，现在已经很松软了。他现在最痛点就在这个地方，大概臀纹旁开一横指这个地方。

谢会长：针灸可以缓解他的症状是没问题的，针灸加上推拿经络就可以了，这个效果会比较好。取穴的话环跳、阳陵泉、昆仑、委中都可以的。

主管医生：你看他舌质很红，然后他苔比较黄腻，所以我们温针都不敢用，一用口干舌燥就出来，他还抽烟，烟瘾还很大。

谢会长：其实那个味道我都闻到了，不好，烟我最反对的。你知道吗？一包烟长期抽短命8年，抽烟一定要戒。戒烟用耳穴，效果很快的，半个小时就可以不抽了。

患者：我到现在已经三个月加十二天了，所以躺在病床一直不能下床嘛，然后心里……。

主管医生：思想负担重。

患者：所以我就很想教授能不能帮保守治疗下去，还是说做手术？

谢会长：一般说啊针灸都有缓解。他能够行路吗？

主管医生：可以。

谢会长：可以就没问题啊。

患者：我可以上厕所。

谢会长：你就坚持针灸，每天针，你现在是每天针一次还是两次？

主管医生：两次，还有拔罐和磁疗。

谢会长：这个病推拿也比较好。要大力一点，慢慢这样推，有耐心才可以看到效果，你做完针灸了之后再推拿，很快就止痛了。

主管医生：他现在就是早上 6 点到 7 点那段时间最痛，下午做完针灸做完拔罐后，下午到晚上都不会痛。

患者：就早上七点半到八点半，是我一天中最痛的时间。

谢会长：因为那个时间血循环最不好了。

主管医生：对，平卧刚起来的时候。

谢会长：看他舌头不能吃热的药是吧。

主管医生：对，所以我们一开始给他用点桑寄生、威灵仙吃完就口干口苦。

谢会长：还有个问题啊，他吃的东西很重要。凉的东西不可以，尤其是影响到血循环不好的那些，比如苦瓜、西瓜等。委中有针吗？

主管医生：委中没有针，因为他针完有时候会出血。

谢会长：委中是最重要的一个穴位，针了之后应该是不会出血的。

主管医生：我们有些患者针了之后这个皮下有血肿，他就觉得痛针感很强，晚上睡不着觉。

谢会长：加上去，想尽办法不要让他出血。如果实在不能针，你可以指压，这个是最安全，并且还是有效的。

【名师精析】

谢会长：我有个方比较简单，因为他有这个黄苔，就是独活寄生汤，去掉那个党参，再加上木香，好像他说他的脚痛是吧？

主管医生：麻。

谢会长：脚麻，所以就要加木瓜、乳香；还有最重要的丹参。丹参重一点，用八钱；乳香就五钱吧。这样吃一下看看。

主管医生：好的，谢谢会长。

谢会长：老实说，这几年我研究眼科疾病比较多。我觉得针灸治疗眼疾效果非常非常好！尤其是睛明这个穴。到时候我的讲座会重点讲这一点，欢迎你们看一下。

主管医生：会，到时候视频会放在我们内部网上，可以看。

谢会长：希望你们再深一层去探讨，眼科很多难治的疾病，我们用针灸可以治好。这是我们的优势，所以我希望大家共同努力，把我们的优势弘扬到全世界。

主管医生：谢谢会长。

【编者谨按】

谢奇会长的查房给我们展现了以马来西亚为代表的东南亚中医的行医风格：纯中医、多治法、重情志。例如第一则病案，谢会长首先拿出自己治疗中风的看家法宝——补阳还五汤合桑寄生、丹参、鸡血藤以补气活血通络。其次针灸方面则是针刺和艾灸并用，选穴以经典穴位为主同时善用平衡针法，刺法则首推透刺法；再次则是局部大力推拿，促进经络疏通和血运改善，最后还不忘教导患者要保持平和的心情，体现谢会长重视情志因素在疾病预后中的作用。这也给我们很多启示：第一：对于疾病治疗，可多管齐下，八仙过海、各显神通，不必拘泥于一方一法，尤其是可以采用经方与针灸的结合；第二：疾病治疗过程中，不能迷信药石的作用，正如本书前面所述"中医治病更治人"，要重视情志和生活方式对于疾病预后的巨大影响。

下 篇

名 师 访 谈 篇

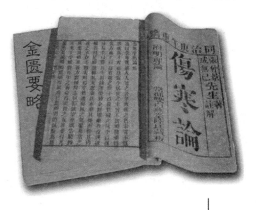

黄煌教授访谈实录

主持人：我们第三届国际经方班的会议非常荣幸能邀请到来自南京中医药大学的黄煌教授。黄煌教授和他创办的网站——经方沙龙都在我们中医经方界享有盛名。黄煌教授您觉得现在网络越来越发达，经方沙龙这样一个网络的平台对中医界的影响是怎样的？

黄煌：作为一个个人网站，这么多年我感觉还是做了一些事情。主要在经方的普及、推广上有一点小小的成绩。至少是让很多年轻的网友们知道了经方，这个词好像很古老，但是它已经活生生地出现在我们面前。再有很多年轻的中医，通过经方沙龙，已经变得非常优秀，有很多的患者，疗效也特别的好。这个也是我非常高兴的。

主持人：网络这样一个快捷、简便的学习渠道，特别是移动网络越来越普及，像微博、微信。那么您的经方沙龙网站有没有计划在这些新的社交平台上有所发展？

黄煌：是啊！现在新的社交平台非常多，但是我还是坚守经方沙龙这个网站，因为它的容量比较大，而且大家已经非常熟悉了，它的优势还有就是它可以发长文章。你像我也开了微信、也有微博，但是还是感觉到不如在经方沙龙网站上发文章这么过瘾。所以我还是希望我们的网友们多多的光顾这个经方沙龙网，还要多发帖，不要只是潜水，也要冒泡。

主持人：几年之前，中医界声音还比较少。但是现在越来越多了，不论是电视媒体雨后春笋冒出来的养生节目，还是我们如火如荼的学习班。其实从这样的角度来说，中医是越来越火了，那么您是怎样看待中医"火"这个现象呢。

黄煌：当然这个中医热起来了，火起来了，这是好现象，这是好事情，大家关注了。但是我们脑子也要冷静下来。因为中医当然具有生活味，有浓浓的生活味，但它毕竟是一门学术味很浓，也牵扯到一些治疗的技术，并且关系到人的生命，所以对这个问题我们还是，就专业人士来讲的话，就应该清楚，不能随便讲，而且要注意引导，坚持它的科学性，强调它的学术性。

主持人：黄教授说得非常有道理，就说作为专业人员我们引导的方向应该是正确的。但是我前一段时间碰到几个电视台的干部，我就问你们有没有中医的节目，他说有，我们请了一个名嘴，他讲得很好。我说怎么个好法，他就说语言风趣幽默，通俗易懂，听的人多。于是我就查了一下这位名嘴的资料，他并不是正统中医学院出身的。于是我就在思考一个问题，我们像专业的中医人士，正统的中医人士，在这种大众媒体上，出现的可能比较少，出现的多的那些人呢，反而是迎合大众心态的名嘴，就会造成，您刚才说的，不够专业，不具有引导性。

黄煌：这个问题，我遇到过，要把中医讲得通俗易懂，同时还要有科学性，是非常难的事情。所以我们正统中医一般不愿意讲，因为很难讲，这就导致我们专业人士反而"失声"。反观非专业人士却火爆得不得了，好多成了名嘴。很多时候，他们起了误导作用。所以我也希望我们专业人士要更多地关注这种媒体，同时关注科普。这个要下功夫的。当然，我也希望政府给予更多的关注，我们的高校、各大中医院，大家都要来关心这个，要大家携起手来做。

主持人：从全国来说，比如甘肃的中医推广确实是很有成效的。因为有地方政府及卫生主管部门的强力推动，但国家层面似乎还没有动静。

黄煌：其实国家已经在做了。最近国家中医药管理局已经让我编了一个小册子，这个叫《基层中医药适宜技术·经方分册》，这本书里面我选了 30 个经方，然后还有 10 种常见病，这样作为基层推广经方的一个手册，这说明国家这个层面已经开始关注了。

主持人：相信民间的这么多声音发出来了，官方也会听到的并采取一些措施的。

黄煌：会听到。大家都呼吁了嘛，中医那么好，特别是经方，可以说是花小钱治大病，甚至有的不花钱也治病，这个事情是利国，利民，同时，有利于我们医学的发展，这是一个大好事，所以我希望国家，包括我们的民间社会团体，都要来关注经方的推广。

主持人：这些天我总结出了四个问题想要问你，用中医的话来说，是理法方药四个方向的问题。那我们先说理的方面吧。譬如您是比较重视方证对应，那么，对于各种各样的中医辨证方法，比如脏腑辨证、八纲辨证等，并不是非常推崇的。

黄煌：是。中医有很多的辨证方法，比如说八纲辨证，六经辨证，特别是大家通用的脏腑辨证。此外还有气血津液辨证、三焦辨证、卫气营血辨证等等。辨证方法着实非常多，使用的范围也不完全一样。对此我是这样认为的，无论什么辨证方式，落实到最后都是给患者一张方，所以，方是各种辨证最基本的单元，也是基础。我们把方掌握了以后再了解辨证，其他的辨证方式就容易很多。现在你没有方的基础，其他的辨证方式也学不好。所以中医就是开方的。方是中医学的核心，方是中医学的基础。这个方里面，我特别强调经方，因为经方的方证非常明确，经方是几千年来流下来的，久经实践考验的，也是安全有效的，经典的配方。这叫作经方。经方是我们学习方证的一个重点。

主持人：这个说得很透彻，无论任何辨证方法，最后都要落实到一个方上！但是各种各样辨证呢，着实会造成混乱。

黄煌：这个是普遍现象。很多中医药大学的学生，确实在他们学的过程中间，非常的迷茫。不知道听什么好，好像这个老师说这个好，那个老师说那个好。那么我的体会呢，中医学最最精华的东西，还是在经典。《伤寒论》和《金匮要略》是我们开方人必须掌握的经典。为什么呢，因为它是一个规范，是一个临床的规范，是我们的规矩。有句老话说，没有规矩不成方圆。这个木匠他做圆的东西他也要用直尺这么规矩的东西来做的。所以这是个基础。因为我们中医很灵活，但是它其实又非常死板，一方一证，什么方是什么样的证，有是证，用是方，这就是我们中医学的一个灵魂。所以掌握了这个基础以后，掌握了这个规范以后，我们临床用的话，就能够灵活了，就能够左右逢源。但是现在我们的中医教学，在方证的教学上是不够的。说到底就是在传授临床技能的这个层面上，我们的教学好像薄弱了一些。理论上讲得很多。所以好多学生可以解释但是没法临床。原因什么，就是临床应用的规范我们培养的不够。教育的不够。所以我们现在也加强经方的培训，而经方的培训重点在方证。方证就是安全且有效地使用这张方的指征和证据。就什么情况下你要用这个方子，什么情况之下，你不能用这个方。什么人用这个方，是比较安全的，什么样的人不能用它，可能有副反应的，不良反应的，甚至有毒性的。你要把这个规矩告诉学生，当然这些很多规矩，我们中医界研究的还不够。因为长期以来，我们中医界的科研是非常薄弱的，尤其是临床科研，但是临床科研太重要了，你不搞科研我们中医怎么学术发展。所以现在我们强调经方，强调方证，强调临床研究，强调临床应用经方，然后又要强调经方的经验汇总、整理，目的就是要在更高的层次上，去论证中医临床应用的规范。特别是经方临床应用的规范，这样才能保证我们学术的发展。

主持人：您说到这个规范的问题呢，我就又想到现在某些科室也在推行的从国家中管局推下来的临床路径。但是临床医生就会说，比如说高血压，就分了几个证型，那么这个证型就用这个药。那你是怎样看待这个规范的。

黄煌：是的，国家有关部门出台了中医临床诊疗规范，或者说临床路径。这个出发点是好的，它也希望中医要规范。它也意识到这一点，中医不搞规范，那么学科不容易发展。但是我感觉这个有点问题，这个问题不是我发现啊。很多的临床医生他们都有这个体会，就是感觉没法来进行规范。原因在什么地方呢？中医和西医不一样，两个医学他们所着眼的点不在一起。西医更着眼于这个病种，对病研究的非常清晰，所以它搞临床规范可以，因为它是以病为基础。中医不是，它是治病的人，它以人为着眼点，人是不同不一样的，各种各样的，就不是一种模式的。人有胖的瘦的，有男人有女人，有老人有孩子，在我们中医看来有的是虚体有的是实体，有的是寒体有的是热体，那虽然它是同样的病，但治疗方案就完全不一样。同样的这个高血压，有的可能是我们要用黄芪的，以黄芪类方为主的，有的可能是要用大黄的，以大黄类方为主的，有的要是黄连解毒汤的，那么情况就不一样。所以在这种情况下，你对中医的临床强调从病人手的临床路径啊，推行的过程中间就有难度。所以临床路径呢应该是什么？是病和人的结合，是病和某种体质，那才行。所以中医临床路径的问题呢，我主张还不要急于马上推广，还要在科研的阶段，摸索一下，就是试点，然后再逐步逐步再推广。

主持人：刚才您一直讲的是理的方面，现在我想先问这个方的问题。您说的一个方对一个证，那我们伤寒论也是这样写的，那么这样一个模式，是不是可以类同于如民间治某个病的偏方，那么这样的方跟经方有什么异同的。

黄煌：其实经方啊，它也是经验方，古代的经验方，但是经验方中间的结晶和精华，因为最早的经方啊，也是民间的这些单方草药转变来的。那么为什么会成为经方呢？从经验方到经方的飞跃，就是因为后人在使用这些经验方的基础上，他已经把他的经验升华并规范了，就是对如何安全地使用这张经验方，他已经有明确的一个规定。那么现在我们很多民间的验方，就是说不清楚，到底对什么病有效，因此经方要比这个民间的单验方要高一层次，它就是基本明确了它的适应范围。

主持人：那么据我所知其实民间有很多非常好的验方，但它们没有进入我们的教科书里，或者说没有传授到我们中医年轻的一代，那么这是不是也是一些文化上的问题。

黄煌：是的。所以我也希望大家还要关注民间单验方的收集和整理。这个还是我们中医可持续发展的一个基础和条件。因为我们中华民族啊，好思，多实干，就是实践经验非常丰富。那么民间使用这些单方草药的经验，这里面有很多科学的内容，值得我们去挖掘。大家可能知道，青蒿素的发现，就是从一张民间单方里头挖掘出来的。还有很多都是这样的，比如天花粉可以堕胎的嘛。所以对这些民间的单方草药，我们要给它一条生路，不要把它赶尽杀绝，就像一个自然的生态，它有大树，有灌木，它也有小草，甚至有青苔，它就形成了一个生态。现在这个民间草药这方面可能有的时候大家关注不够了，或者有的就是便于管理，把这些民间草药啊，全部把它赶走。这个也不大对。这总要寻找一种什么办法。

主持人：药的话，我还想问一个问题。就是您用的经方，我们都知道经方是非常简便廉验的，然后里面的药，说得直白点，是比较"普通"的药。但是现在有很多风气呢就是有很多名贵的药是比较盛行。那么我们就想问一下，您用不用这些名贵的药物？

黄煌：这样啊，确实经方的药都是一些普通的、常用的药，临床也非常有效的，因为它常用、普通，所以用的人群多，积累的经验丰富，最后也容易规范。中医确实有很多不是很常用的，甚至非常名贵的，偏僻的药，那么有没有效，我想有的应该有效，但是有的并不是大家所想象的。因为什么呢？这些药中间啊，它在使用的过程中，又掺杂了很多文化的因素，譬如说有的药被当成了一个神药在使用，有宗教的色彩。比如说灵芝，它有道家的色彩，因为吃了以后，可以长生不老、轻身延年，有这样的作用。但是是不是有这样的效果？那还很难说。这些用法很多都是有文化性质的，就像我们中医，中医它也不仅仅完全是个科学，它也是一种文化，这个文化就是我们中华民族的传统，特别是汉族传统的生活经验和生活方式，比如说，冬令进补吃膏滋药，这个是生活方式，再比如产后我们苏南要喝益母草、黑米酒和核桃仁等酿出的酒。那么这个也是一种生活方式，中医就是这样，它不可能完全是纯科学的，所以如果说西医学是一个科学医学的话，那么我们中医学是个生活医学，所以在这个层面上来讲，我们对中医不能够太苛刻，不符合科学的东西，我们就不用，那这样就有点过头了。

主持人：没错，就是说，我们在讲起中医，运用中医的时候，包括一些食疗养生的，其实都是很生活化的东西，和我们日常生活息息相关的。

黄煌：对。

主持人：那么刚才我们提到了理、方、药，留下这个法没有说，是因为我所说的法和我们中医的治法是有所不同的，我想说的法，其实类似于文化和哲学思想上的法，中医跟我们中华传统文化是非常相通的，非常相关的，不能一刀切，或者说不能完全分开，但是作为我们专业的中医人士呢，一些治法和规范又是要做的。那么您怎样看待这样一个矛盾之处呢。

黄煌：是，所以中医一方面需要科研人员，可以把它当作科学的东西来研究。但是我们还要应用人员应用这些科学的成果的时候，你又必须带有文化的性质。你在中国用、到美国用、到非洲用，恐怕情况又不一样。所以还要结合这个地方的国情，这个地方的民情，来使用这些科学的东西。这两者有机的结合是一种艺术。所以有人讲，行医是一种艺术，它不完全是科学的，但是它也离不开科学。如果没有一点科学的内容，那就变成一个巫医了，对不对？当然，巫医你也不要小看它，它也有科学的、心理学的成分在里面。

主持人：黄煌教授刚才说的，真的是很好的一个方向。就是说专业的中医人员既要懂科研，又要懂临床，中医在有这样的规范存在，或者说有这样的理论和相应的疗效的存在，是可以推广到外国的，外国人也容易好理解。

黄煌：可以推广。

主持人：但是结合我们中国的国情，就要在这个应用方面和传播方面，要更多运用我们中国的元素。

黄煌：对。我这两年出国比较频繁，主要是在推广经方，那么我也发现很多西方人对中医很感兴趣，但是学的过程中间很困难，就是不晓得如何入门。但是学经方学得很快。为什么？经方中间的文化的成分相对来说少一些，更多的是一些技术性的、科学性的成分比较多。比较好学，比较好用，而且容易见效。

主持人：那么黄煌教授作为经方的实践者和推动者，确实是为我们的经方、为我们的中医传播做出了巨大的贡献。今天的访谈呢，就到此结束了，感谢黄煌教授。

黄煌：好，谢谢。

刘力红教授访谈实录

主持人：今天非常荣幸请到广西中医药大学刘力红教授接受我们的访谈，刘教授您好！

刘教授：你好！

主持人：这几年在学术界刮起了一阵"扶阳"理论学术清风，"扶阳"理论在当今中医学术界也是非常"火"，您能否谈谈您对"扶阳"理论的理解？

刘教授：这些年"扶阳"理论在全国范围内确实掀起了一股热潮，我作为"扶阳"理论的一个学生，也是在跟师父不断地摸索、实践这门理论。作为"扶阳"学派的后学，一方面我对大家的热忱表示高兴，另一方面我也表示担忧！我们现在研究流派，扶阳、滋阴、补土等，都要去深入挖掘，要深入到最底层，找出它最根本的东西。这就是我在各种不同的场合都会谈到的问题。中医学术流派研究也是近几年国家中医药管理局非常重视的一个问题。中医经典理论和中医学术流派是中医非常重要的组成部分，如果没有这两方面的内容，那中医几乎就不存在了。流派可以帮助大家从浩瀚的知识海洋中一门深入。如果我们看儒、释、道的历史，结合中医的流派，就会发现流派最基本的特征之一：就是要有立宗根据。拿"扶阳"流派来说，它立足点在哪里？这个立足点能否深入到医学的最底层。因为所有的流派都是汇通的，我对流派的定义就是：现象有偏，但是可以"以偏见全"。宗派也是这样，如果离开了这一点，那就不能称为宗派。不管是补土派也好，寒凉派也好，它们都有适应的人群，但是它们适应的范围又都是有限的，但是通过该流派的理论，你又可以看到整个医学的全貌。比如说我们一直强调扶阳的重要性，但《内经》告诉我们阴阳是中医学中最基本的根基。我们认为在阴阳之中，从宇宙到生命，都是以"阳"

作为主导,在以"阳"为主导之下,我们才谈到阴阳和合,阴平阳秘,而并不是说我们扶阳,就不管阴了。这个"阳"一定是能够化"阴"的,"阳生"才能够"阴长",这才不违背中医学的基本理念。这样看来,"扶阳"理论不仅仅是用附子,用附子也不等同于扶阳。现在很多人认为只要使用四逆汤就是扶阳派,甚至有些医生给患者服用了半年的四逆汤也不见起色,这就是乱来。作为一门系统的学问,只有真正领悟它的理、法,你才有资格说掌握了它。

现代人生活有很多误区:比如抗生素的滥用、熬夜、全民喝凉茶……哪有那么多"火"!其实这些"火"都不是真正的"火",现在人们的体质普遍都是偏寒的。所以现在"扶阳"理论很对"机"。好多医生跟我说:自从用了"扶阳"理论,效果就非常好,门诊量翻了多少倍。其实要想真正认识这个"法门",还是要从"理"深入,这才不会被现象所乱,终究能够利而无弊,如果只是停留在表面,那势必会有很多弊端。

主持人:目前学术界存在经方"火",伤寒"火"的局面,大家在研究伤寒上也都取得了方方面面的成就,您认为从哪个层面切入更有利于伤寒研究的长久发展呢?

刘教授:实际上《伤寒论》的立意就是在扶阳理论,伤寒流派也是迄今为止中医学术界最大的流派,或者说是中医历史上最占主导地位的学术流派。纵观历代名家,包括温病大家叶天士等人,都是在伤寒方面进行深入研究的。伤寒是中医学中太重要的一门学问,从《内经》到《难经》,如何能够很好地建立临床思维,《伤寒论》中都有体现。

我传承的法脉是"钦安卢氏医学",郑钦安被民间称为"火神派"的鼻祖,他传给卢铸之,卢铸之又传给卢永定,接下来传给我的师父卢崇汉,叫作"钦安卢氏医学"。我往往在这个称谓前加上两个字,叫作"伤寒钦安卢氏医学"。为什么?因为郑钦安除了师承刘止唐,奠定了牢固的文化基础外,他医学上的学问主要就是遵从张仲景。他的"医学三书"基本上就是围绕《伤寒论》来谈的,包括《医理真传》《医法圆通》和《伤寒恒论》,法脉线路非常清晰。我确实有一些感受,在明天的报告中我会详细谈。

很多人对仲景的思想是停留在"方"的层面,或者是"方证相应"的层面,但是这仅仅是仲景学问的一个阶段。我们讲理、法、方、药,这是一条线，你用药就要知道安在何方，方依何法，法据何理，是按照这样的逻辑下来的。但是这其实是作为医生不同的阶段，很多医生停留在药的阶段，比如用什么药能治什么病。农村有很多这样的草医，比如说五味子能降转氨酶，见到肝酶升高的患者就会用五味子、垂盆草……都是停留在"药"的阶段。这是我们作为医生职业生涯中必须经历的一个阶段，但是不能总是停留在这个阶段，所以用药不如执方，从"药"的层面上升到"方"的层面，这样思维就更广阔，跟用药的立足点不同。可以说，药是对"症"的，方是对"病"的。所以一旦立意在方上，实际上是从病的角度来考虑，仲景伤寒的每一篇命名都是"辨某某病脉证并治"。他的视野会更广、更深，所以执药不如执方。如果我们永远停留在"经方"的层面，这又不是仲景的本意了。仲景讲得非常清楚："虽未能尽愈诸病，庶可以见病之源。"要去探求疾病的根源，"方"只是仲景举的一些例子，"方"从"法"而来，"法"立意不同于"方"。我们看"法"字，它有个"氵"，表明它是流动的、活的，为什么我们要讲"活法圆通"呢？方是死的，虽然方也有加减，但是相对固定的，但是法是流动的、活泼的，所以执方不如执法。但执法不如明理，但是往往"法""理"在一起。所以伤寒要想往前走，一定要回归到"法"上来，真正明"法"，那就无所谓方了。法理清楚，病在你手上，你就会应用自如了。清代医家柯韵伯在《伤寒来苏集》中提到："胸中有万卷书，笔底无半点尘者，始可著书；胸中无半点尘，目中无半点尘者，才许作古书注疏。夫著书固难，而注疏更难。"也就是说当医者胸中无一点方的痕迹时，方可以著书，如果你满脑子里都是方，患者来了，看到这是桂枝汤证，桂枝汤就下去了，但更深层次的东西你无法探究，这就是局限。要想真正研究伤寒，必须回归到法理上去，把伤寒、六经融入你的生命里，这就是我们应该走的方向。

当然方也很重要，尤其是对于中等水平的人，初学者更佳，入门可能需要很长的阶段，但是必须去守持，但如果我们终其一生都停留在"方"的层面，那就有点遗憾了。

主持人：现在经方班很"火"，全国各地都在办经方班，那您认为学员最需要的是什么？我们应该沿着哪条路走才可以把仲景的理念更好地发扬出去？

刘教授：我参加广州经方班，得益于和李主任的因缘，从《思考中医》出版不久开始，李主任就邀我到经方班来讲课，后来我又推荐我的师父卢崇汉过来。我听说这次经方班学员超过了 500 人，这个规模是非常大的。我想只有凭着真诚心去帮助大家，这就有办法把经方班持续的办下去。如果不是这样，而是看到人家办班，我也办，看到人家赚钱了，所以我也要赚钱，那么这个班就不会走得很长远。广州以伤寒教研室为主导承办经方班，我想主办方的老师内心都是很纯净的，他们是真正对伤寒有着切实的感受的人，而且在伤寒法脉里受益，很想和全国同道分享他们的心得，这个动机就是搞好经方班最基本的前提。至于怎样办好经方班，这又回到了我前面的话题，就是不能永远都停留在"经方"的层面，我们是在共同交流仲景的学问而设立的班，慢慢地使经方班多元化，学问也要慢慢深入、超越，而不是仅仅停留在低水平的层面。

主持人：感谢刘教授的指点，我们也期望刘教授以后多给我们进行有"高度"的点拨，谢谢！

刘保和教授访谈实录

主持人：刘保和教授你好。首先我代表经方班的组委感谢您舟车劳顿从河北来到广州参加这个经方班，谢谢你对这个经方的支持

刘教授：谢谢，谢谢你。

主持人：教授您觉得今天广州的天气怎么样？跟河北比有什么不一样？

刘教授：广州天气还很好啊，但是很潮湿，不过空气比河北清新。

主持人：那么教授您觉得气候对人的性格有什么影响吗？

刘教授：它潮湿的天气，给人的感觉比较柔和，所以人的性格呢，也是肯定要柔和。不像我们北方人比较刚毅。所以《内经》也说了，西北方的人性格比较刚毅，东南方比较柔弱。

主持人：那您觉得气候是通过怎么样的一种途径去影响人的体质的形成？

刘教授：咱们《内经》里面谈到东方生风，北方生寒，南方生热，西方生燥，中央生湿。所以说不同的地域，人们的饮食习惯，气候条件，都和他的体质息息相关。那么体质里面就包括性格。所以各个地区的人性格也不一样。譬如就是我来自冀中，冀中是老解放区，抗战时地道战就在那边，这都说明我们冀中人比较粗犷、刚毅、疾恶如仇、性格也直爽。这种性格有好的一面。但是另一方面性格过于刚硬，所以也容易闹病。我们说肝体阴而用阳，喜柔而恶刚。你想它过刚则折，所以得肝病的人比较多。肝气肝火肝阳肝风，这种病比较多。

主持人：这就像哲学上说的过犹不及是吧？

刘教授：对对对！

主持人：您在临床上治病有针对性的考虑患者的不同体质，从而提供

不同的方药吗？

刘教授：有啊，比如同样遇到了感冒，同样的气候条件下，有些人是风寒感冒，有些人就是风热感冒，有些人偏燥，有些人偏湿。但其实说到底，外因并不起决定作用，起决定作用的是内因。你看容易得风寒感冒的人，往往他的体质就是偏寒的，而风热感冒的人呢，他体质就是偏热的。寒热，一个偏阴性，一个偏阳性。《内经》有云："善诊者，察色按脉，先别阴阳。"所以说阴阳就是把人体质分为两大类型。阴性的和阳性的。阴性的体质，你就用点温热药，阳性的呢，你就用点寒凉的。我们河北最著名的医家刘河间就擅长清热。所以陈修园说："若河间专主火，一二方，奇而妥。"你看他最善用的方——防风通圣散。由于他的清热的观点，往下传就传到朱丹溪，再往下传就传到叶天士，以后就形成了温热学派。所以要说温热学派的鼻祖，还得说是我们刘河间。另一方面偏于温补的医家，我们河北也有啊。你看我是石家庄人，我们石家庄最著名的大夫你知道是谁吗？李东垣！因为石家庄在春秋时期叫东垣，是一个小国。所以李东垣，他生在石家庄，后人都管他叫李东垣。其实他名字不叫李东垣。他擅长温补，所以是培土学派。由他再进一步发展，那就到薛立斋，再就到明朝的张景岳，再到现在的火神派。其实火神派的祖宗还是张景岳。张景岳就擅长培补脾肾和温补命门。不过张景岳主张阴阳并补，他说："善补阳者当于阴中求阳，善补阴者当于阳中求阴。"到了火神派，他们就偏向于纯阳了，火神派也把人体分为两方面，一个是阴虚，一个是阳虚。但他说阴虚其实是阳盛，阳虚其实是阳衰，甚至是亡阳。所以说你看咱们河北就给现在的医学分成两大派：一派就是温阳的，一派就是养阴的。你比方说清代最著名的医家王孟英，他继承了叶天士、吴鞠通、薛生白这一派。他用药基本上都是养阴的。因此火神派就非常反对王孟英。我认为两者应当兼收并蓄。《内经》说："察色按脉，先别阴阳。"对不对？这样的话，你就不能够单纯的扶阳。再说了扶阳得分层次。你说太阳之为病，脉浮，头项强痛而恶寒。这时候你怎么扶阳啊？你用辛温就行了。麻黄汤、桂枝汤，你不能用大辛大热的方！温和热是有层次的。所以我认为温阳要分层次，不能一下手就用四逆汤。经常有人说：我们中医治病多层次多靶点，就是体现这样一个思想。

主持人：老师您觉得这个分层次是不是就像仲景所提倡的六经辨证？

因为病邪侵入人体是从表开始的，太阳、少阳、阳明。

刘教授：我不赞成太阳-少阳-阳明。我赞成太阳-阳明-少阳-太阴-少阴-厥阴。为什么？因为少阳他不光是胆，它指的更是三焦。你看张仲景说："血弱气尽腠理开，邪气因入，与正气相搏，结于胁下……"咱就说"血弱气尽，腠理开"，这腠理归谁管？三焦！我不知道你学没学金匮。金匮的第一篇就提到："腠者，是三焦通会元真之处，为血气所注；理者，是皮肤脏腑之纹理也。"所以三焦主腠理。《内经》说："三焦膀胱者，腠理毫毛其应。"那意味着三焦对应着腠理，而膀胱对应着毫毛。所以怎么理解三焦呢？这是一个目前中医界最应当重视的问题。就是三焦位于整个人体的半表半里。也就是说无论你把阴阳分到如何之微细，阴阳之间依然是三焦。这就是六经辨证把三焦排在阳明和太阴之间的道理。因为阳明于表是阳，太阴于里是阴。阴阳之间必然是三焦，因此必然是少阳。所以少阳在三焦，在一身的半表半里。一直到最微细部位。如果你一定要结合西医学的话，我说就在细胞和细胞之间。那个地方仍然属少阳。

主持人：细胞与细胞之间？

刘教授：细胞与细胞之间不组织液么？组织液是什么东西？水道啊。

主持人：所以三焦就是水道

刘教授：对！三焦者决渎之官，水道出焉。如果你还分，就在细胞里面还把它一分为二的话，还是三焦，无限可分。所以一定要明白这三焦的理论。现在很多人不明白这理论。有的人说三焦是大网膜。这个绝对不对！我们再看这句话："腠者，是三焦通会元真之处，为血气所注；理者，是皮肤脏腑之文理也。"就是腠理是能深入到各个脏腑的纹理，向内达于脏腑的最深处，向外达于皮肤的最表层。可见腠理是咱们教科书的认识么？把皮肤往上一抬，皮肉之间的腠理？你还是要回到张仲景对三焦的认识：元真是什么？肾阳之机，为血气所注。里面通行气血。气血就是卫气、营气、清气。理者，皮肤脏腑之纹理也。皮肤的纹理，脏腑的纹理，一直到最微细部位，都是三焦，都是腠理。你不能把腠理当做皮里肉外，这不对的。

主持人：听老师这么博古通今的对三焦这个概念的解释，感觉获益颇多。老师您觉得怎么样才能将古代医学和西医学结合起来去认识中医学某些传统的概念呢？

刘教授：你问的问题很好。这就是我们现在面临的最核心问题：就是中医思维。为什么我们中医发展屡受挫折，百年以来一直有中医优劣存废之争。这说明什么问题呢？一种就是中医被人误解。但是党和政府提倡中医，特别你看啊，习近平总书记在澳大利亚有一次讲话，他对中医的认识就超过了我们现在绝大多数中医。我想按照习近平总书记的指引，我们中医肯定会发扬光大的。你再看改造中医，这也是邓老直接批判的问题。比如 2002 年，在中国中医药报上，两个人与邓老辩论是脑主神明还是心主神明。一方说脑主神明，就是脑主持人人的精神意识思维活动。而我们邓老坚持心主神明。什么原因？我们中医的脑是什么东西？我给你说一说，"人始生，先成精，精成而脑髓生，骨为干，脉为营，筋为刚，肉为墙，皮肤坚而毛发长"。那么我们这脑是什么东西？你想一想是先天是后天？

主持人：先天。

刘教授：对！人始生，先成精，精成而脑髓生。就人首先父母媾精以后，这个受精卵就叫作先成精。受精卵一旦产生脑髓就出来了。你说这脑髓什么东西？它能主精神意志思维活动吗？它一个受精卵主什么精神意志思维活动啊？对不对？那它是什么东西？它就是基因库。理解吗？

主持人：理解。

刘教授：人始生，先成精。这个"精"它就决定了人的胚胎，它的发育过程。决定了人生下来之后的一切生长壮老已。那不是基因库么？它主什么精神意志思维活动啊？精神意志思维活动是在人生下来以后，有了心了然后神藏于心，这个心神才是主精神意志思维活动的。人没有从我们母体降生之前，根本就不存在精神意志思维活动。因为还没有心。所以我们认识中医一定要回到原点。回到哪个原点呢？回到《内经》的原点。

主持人：但也有一句话医易同源，医来源于《易经》吧？

刘教授：我对这个有不同看法。

主持人：那老师怎么看呢？

刘教授：在我们《内经》里边，没有一句话说易。没有的东西你为什么强加给《内经》？《内经》作者同意吗？我认为《内经》理论已经完全够用了。没有必要再引用《易经》了。实际上它走的是两条道。其实是先有阴阳五行。然后分为两大支：一支是《易经》学派，一支是《内经》学派。两者是并行的，那为什么一定要说《内经》来源于易经啊？这不对的。我认为学中医没有必要去搞什么《易经》。有谁开方照着六十四卦开方？

主持人：那老师您觉得周易对临床的指导意义在哪？

刘教授：指导意义仅仅是阴阳而已。它把阴阳切分，用它组成了六十四卦。六十四卦本来是用于占卜的。阴阳就是位置的概念。向日一面为阳，背日一面为阴。仅此而已。不能再引申和发挥了，那它是什么概念呢？空间概念！五行是什么概念呢？时间概念！阴阳五行学说是中国传统文化的时空观。时，它叫宙；空，叫作宇。你查查字典，宇就是空间，宙就是时间，因此时空观就是宇宙观，也叫世界观。我们古人就这么看世界的。大到宇宙星辰，小到原子电子，他们的运行轨迹都是一样。你比如说：最微细的电子围着原子核转，对不对？那往大了说地球围绕太阳转，月球围着地球转，太阳系围着银河系中心转，银河系围着河外星系的中心转。所以这就是我们中国传统文化的时空观，宇宙观，世界观。你说伟大不伟大？这就叫公理。你学过数学吧？数学有定理有公理。

主持人：不必证明的就是公理。

刘教授：那你说我们阴阳五行什么理呢？显然是公理，既然是公理你就放之四海而皆准。对吧，所以任何力量也推不倒中医。因为它是建立在公理之上，不是建立在定理之上

主持人：那这样子说阴阳作为这个世界的总纲就像我们中医辨证，八纲辨证来讲，阴阳是八纲辨证的总纲。

刘教授：我对这个一直有看法。

主持人：你怎么看呢？

刘教授：我认为应当是六纲。

主持人：六纲？

刘教授：阴阳可以不必再说了，就是表里寒热虚实。看病你只要辨出表里寒热虚实就行了。你不要再说表热实证是阳，里虚寒证是阴，这都是在一定条件下才成立。表里、虚实、寒热分出来就行了呗。如果你再说阴证和阳证，它其实从属于表里寒热虚实的。将来你临床就知道了，我们辨出表里寒热虚实就够了，审其阴阳，以别柔刚。阳病治阴，阴病治阳。这些都是在是标出表里寒热虚实的基础上，辨出表里寒热虚实来了，阴阳就出来了。你没有必要再说一个阴一个阳。你比如说火神派要温阳，它是里

虚寒证，用四逆汤，那不就是阴证么？再比如白虎汤证，表热实证，是阳证。行了！已经就辨出来了。然后还得带个帽，这是阳，这是阴，没必要，什么原因呢？阴中有阳，阳中有阴。阴阳还分层次呢！所以看病的时候表里寒热虚实一辨出来，这病就能治了。

主持人：那老师临床上是怎么用阴阳这个时空观念去指导你的临床用药呢？

刘教授：我认为每一个患者都是时空。于是我阐述了一个理论：叫人体气运动的基本模式。就是枢轴、轮周、辐网三者协调运转的圆运动。中间的轴：脾胃；外面的轮：肝心肺肾；轴轮之间的，我把它叫作辐网，是三焦。所以当你发现患者脾胃有毛病的时候，你要辨它在脾还是在胃。它在脾大方向就是阴，它在胃大方向就是阳。然后属阴的就往上升，你想办法把它往上升，补中益气，升的是脾；属于阳的，你想办法让它往下降，大承气汤可以用。这不就时空观么？然后我们从把它整个儿辐网，整个轮周，枢轴，辐网一分为二，你就发现，在人体右边的是阳，左边的是阴。左边的阴，往上升，就是脾肾肝；右边的阳，往下降，就是心肺胃。所以你治病，《内经》说了，察色按脉先别阴阳，就是一开始就把人一分为二。看他的病是在脾、肾、肝，还是在心、肺、胃？为什么？阴阳是位置的概念，这不是空间吗？然后你让心火下降，同时让肾水上升，这是不是时间的概念了？心肾不交，水不济火。你让心火下降，肾水上升。黄连阿胶汤就是这样，对不对？就这样的。这里面涉及一个很大的问题，为什么很多人学不进去中医？就是他总拿中医的脏腑跟西医的脏腑画等号。我们中医的脏腑，是个虚拟的模型，是个代号。可是西医的脏腑是真有那个东西，实质脏器。这俩不要对等，你比如说《内经》说：肝生于左，肺藏于右，这就跟现代的解剖不相符。因此要想学好中医，就要回到中医的原点，《内经》的原点，也就是阴阳五行的原点，而不是尸体解剖的原点。这就叫中医思维。你要想培养中医思维就得通读《内经》，千万不要死学教材。

主持人：您当初学《内经》是怎么学的？

刘教授：我也按教材学啊，比如说：阴阳者，天地之道也，万物之纲纪，变化之父母，生杀之本始，神明之府也。一开始死记硬背。啥意思啊？不懂！后来通读《内经》，才知道这句话是什么意思。原来阴阳者，就是事物一分为二。是整个自然界，整个宇宙的道。道是什么？公理！规律！那神明什么意思呢？就是阴阳五行的运动状态。就是主宰一切事物发展变化的内在因素。通读《内经》以后，才知道当这句话讲什么？所以学中医一定要通读《内经》！我个人认为《内经》的价值高于《伤寒》《金匮》。不学《内经》，你就不知道《伤寒》《金匮》是怎么来的。

主持人：好的，今天的采访到此结束，谢谢刘教授！

刘教授：谢谢！

娄绍昆教授访谈实录

主持人： 娄教授，您好！非常荣幸能邀请到您参加本次的经方班。您在您的《中医人生》一书当中有提到你初学中医时的迷茫，然后遇到问题时百思不得其解的困惑以及得到良师指点后的豁然开朗。那么能不能请您现在跟我们分享一下您学习中医的经历跟体会？谢谢！

娄教授： 好，谢谢！我觉得引起我走向中医之路的不是一种理性的思索，而是一种感性的感染。因为我在学不学中医的这件事是徘徊了三四年的时间。因为我根据一般社会常识和我高中接受的教育，我觉得中医是不科学的，它不能够用现代科学进行说明。所以我们很难理解它那个理：它那种疗效到底是偶然的呢，还是必然的。作为我们自己，如果走上一条不科学的路，那我们可能一辈子就断送掉了。再说我们从小学到高中的教育，不管是自然科学的还是社会科学，跟中医学就一点儿不搭嘎。所以我就想到底该不该学这个呢？当时我父亲的朋友——搞针灸的何黄森老师，他一直就说我这个脑筋怎么这样死板，这个中医很有效！所以他说："好，我想办法把你带到临床现场，你看了现场可能会有所体悟中医到底是怎么回事。"后来他就把我带到患者的家里，看患者发病的状态和痊愈的状态。同时他也叫患者跟我说到底治了以后有效没效。由我亲眼看见和感受到底中医是什么情况。开始的时候我们虽然觉得他这样讲有道理，也遇到了几个比较令我们震惊的病例，有的病例根据常规讲我们应该很难治好的，针灸治疗也有效，可当时我总觉得这个有效也可能是心理性的，或者可能就是偶然的，总觉得很难开窍的样子。再说看中医书呢，那些名词和概念的确是很难懂，我总觉得跟我们学来的知识没有连续的关系，心里那种抵御、抵抗的情绪是比较强烈的。

最后引起我下决心搞中医的，就是看到我的一个高中老师的儿子的病例。他患了肾病综合征，西医治了 3 年，在温州最好的医院里边，请了最好的医生杨医生。这位杨医生应该是这方面的专家了，他甚至把上海的医生叫来会诊，但是他也讲目前为止所有的办法都是治标的，都是大量使用激素利尿，浮肿的时候利尿，停下来了又浮肿。这个人就一胀一缩、一缩一胀，搞到最后患者肾功能的指标都不理想。所以这个医生讲你这样吧，给你找个中医针灸看看。这位医生说这句话并不代表他是真正的相信中医，而是好像一种无奈的选择。后来我老师——何黄淼老师去看，何黄淼老师认为这个病他有把握，他认为这个患者年轻，气血各方面情况不会衰弱得怎么样，所以他就开始用艾条熏灸，取的穴位也是些常用的穴位——肾俞、脾俞、水分等。特别是水分，他讲水分这个穴，水肿在这里就可以分流，就可以通过大小便出去。我们当时认为这是胡说八道，哪有这样的事啊？

何老师自己年纪大了，没有亲自灸，就把安排给他当时一个徒弟，跑到患者家里进行艾条熏灸。后来这个徒弟后来说道：这个患者其实已经是高中毕业生，也跟我们一样是学习了现代课程，因此对这个西医说治不好的病，你中医说针灸会治好，患者认为这也是吹牛。他说你们这些医生把我做试验一样，治不好就治不好，为什么搞这么多花样？后来才勉强接受治疗。这个患者就说那我给你搞一个星期，一个星期假如有点效，我搞下去，没效就不搞了。

主持人：后来有效吗？

娄教授：对！这个患者灸了一个星期以后，他说就肚子里"咕咕咕"肠鸣得很厉害，小便也通畅了，食欲也增了。身体非常舒服。他就一直同意灸下来了，坚持灸了好几个月。后来治好了，小便的检查也完全正常了。你看这个肾病综合征到现在为止也是一个非常难治的病，这个患者能够完全治愈。为什么说他真正的治愈呢？因为我们经常有联系的，患者后来考大学，考大学就要考中医专业，因为他认为中医救了他的命，那个时候考大学有很严格的体检，他都过关了，后来他当到骨伤科主任了，一直都很健康。所以看到这个病例我就下决心，因为这个中医有东西在里面，值得我们去把一生的精力去研究。我就比较主动去学习中医，读书也有味道了。

我当时开始是学针灸，我总觉得还是不全面。就自己自学其他的学科，把《古典医著选》这些都看了，看了以后觉得比较对口的还是《伤寒论》。我在那里想假如有一本书，能够把《伤寒论》药方那种不懂的地方变成针灸的穴位。比如灸中脘就是补中焦的意思，知道针灸的原理，再去看方，可能会理解这个方的意思，后来真的找到这本书，就是承淡安先生的那本书（编者注：应为《伤寒论新注》），这本书看了以后建立了一个初步的框架，但是毕竟我们那个时候刚刚入门，总觉得精髓的部分我们还是不知道。

主持人：但是那本书就好像找到了方向。

娄教授：对！后来在这个基础上找到了就是陆渊雷的书，陆渊雷30年代写的那个《论医集》，嬉笑怒骂，谈笑风生，很有吸引力！这本书里他就提到：其实《伤寒论》的灵魂就是方证相应，它是看证的，不是对病的。它一个方可以看千千万万个病，一个病用千千万万个方去考虑，只要符合某一张方证就可以！你像现在的《内科学》教材，一个病有几个准备的方子，这个当然不错，但是这是平面的。因为病在变，假如这个第一次是这样子对的话，患者吃下去以后他病情变化了呢？书上就没有讲。这好像排队一样，它是一队的人，你只讲队长，后面的队员你就不介绍了。病是立体性的变化，所以陆渊雷认为关键是对证的治疗，这个证不是单纯的某一个症状，而是一组证候群。这个证候群是有序的排列，只要把这组证候群能够掌握住了，就可以用这个去作为根据，去看疾病变化里面的某一个时间段的情况，相对应我们就把它用上去。开始的时候我就想不通，病那么多，症状那么复杂并且在那里变化，而方很有限，特别是《伤寒论》的方子，真正用的几十个方子，你怎么几十个方子能够治百病、治千病、治万病呢？这个好像是文学上的一种扩大，我们不相信！后来读了陆渊雷这样解释以后，我觉得有点儿入门了。就树立了学经方的这个决心了。后来又碰到一个张丰先生，他是直接从日本汉方入门的，日语也非常好。我碰到他的时候，正好我们等于说有一种共同的爱好了，我就是跟他经常切磋及讨论。我自己利用业余的时间就是做义诊。慢慢地周围的人来，来我们都用经方。等于一边学习一边治疗，也在那里边治疗了很多很多比较复杂的一些病，所以就有了一个基础。以上就是我整个学医的历程

主持人：娄教授，您研究跟临床运用经方那么些年，想必一定有自己对某个方的独特见解，或者是说对某一病它的治疗有独特的方法，能请您

跟我们分享一下吗？谢谢！

娄教授：你提的问题呢，我的回答却刚好相反！因为对于研究经方的人来讲呢，一般只要把最重要的几个方子的方证搞清楚，不是对某一种病。你事先对某种病定了几个方子一直用，这个就是一种专病专药的思想。《伤寒论》它不是针对病的。《伤寒》的实质就是对证候群，不是某一个症状；《金匮》就不一样了，《金匮》就有病，围绕着一个病几个方子，它虽然也是方证相对，但是这个病的概念就比较突出了。所以现在通行的宋本《伤寒论》很多受了《金匮要略》的影响，所以它里面有一种治疗的思想，反而没有康治本的那么纯粹、那么接近于对证治疗的本质。因此我主张初学的人先学习康治本《伤寒论》。在这个基础上我看，每一个病我们要准备用所有的《伤寒论》的方面对它，每一个方也可以面对千千万万的病，这个才是一个搞经方的人应有的态度。现在很多病我们都是第一次接触，但是我们治疗的时候还是比较有信心的，因为方证可以相对应，特别是腹诊找到根据的话，我们就能够有希望治好这个病。我们其实应该从某一个什么主治方的思维下跳出来，作为医生心中应该先没有成见，只要把《伤寒》的这些重要的方子放在心里边。

主持人：海纳百川。

娄教授：这样就能够应付很多我们以前没有见过的病。我之前碰到一个福建来的女孩子，现在读高中，她被发现患了白血病，在上海做了骨髓移植。她的医生就建议她看中医，来应对骨髓移植后的一些类似感冒发烧的反应，然后就到我这里来看。我说这个病真的是没看过，但是也不用怕！那我首先辨她的体质和症状——这位女患者首先脸黄瘦，人也比较高，同时胃口不好，早晨起来刷牙恶心、小便黄、口苦，骨髓移植术后月经就不来了。好，这个就是一个小柴胡汤证。你说这个病看过没有啊？没看过。你有把握没有啊？我们还是说有把握，调整她这样体质，为什么有把握啊？她符合小柴胡汤证，我跟她讲，你假如吃下去感到舒服的你就坚持吃；你觉得不舒服就早点跟我讲，你可以到福建当地医生那里治疗，不要一直跑来温州。后来这个患者就一直这样吃下去，蛮好！她经常打电话来跟我谈谈情况怎么样，我再根据她的情况随时调整。比如有一段时间她说自己最近骨头感到很酸痛，我说那小柴胡汤还要加桂枝汤，就是柴胡桂枝汤；大便不好了，就用柴胡桂枝干姜汤。就这样一直吃了3年多了。前一段时间她来到温州找我，她说现在各个指标都蛮好。但是子宫比较小，月经还没来，可她想怀孕，问我是不是可以调月经。我就根据她这样的情况，人还是比较消瘦，样子都没有变，给她开了小柴胡汤和当归芍药散。你说她的月经是不是一定会来，我们也没有十分的把握，走一步看一步吧！但是最近我问她服了我开的药后什么感受，她用很肯定的口气表达她的感谢之情，说经过这几年的治疗是很有收获的，各个方面都有提高。所以像这样的情况，你说事先对这个病有什么认识啊？没认识，我们只要心里边有对整个方证的总体的认知。

相类似的情况就很多很多：比如我一个学生介绍一个患者给我，这位患者为治疗这个椎间盘突出已经把家里全部房子都卖了，老婆也和他分居了，我这个学生也说他已经一点办法都没有了，老师你来看看吧。这位患者后来就来找我，刚开始态度很凶！他一来就说："医生，你有多少把握会治好啊？"我说没把握，这个怎么有把握啊，这个病得慢慢来看。他马上就说没把握你就早点告诉我，不然的话我又花钱。我说你这样态度是不对的，你这个病要慢慢来，你总是要给我一个时间。他说你大概多少天？我想了想，看他这么急，我就说那十来天看看吧，十来天以后看情况，假如没效也就算了。他这个人除了腰椎间盘突出还有骶髂关节移位，我们摸去就凹进去很厉害。这样我每天给他针灸、按摩，还给他用葛根汤加附子、白术这个方子煎服。他就每天来，一来就叫没好没好没好。我说哎呀，你这样叫起来太难听了，不要这样。到了第九天他说要回去了。我说你十天要坚持住。他说一点都没有用诶。我说怎么没有用呢？我说翻身现在怎么样了？他说就翻身稍微好一点。我说有点好就好嘛！我再摸骶髂关节原来那个凹进去的位置，好像有点儿呢稍微平起来了。我说你摸摸这里，前阵子你这里怎么感觉，现在是不是好了一点？他说觉得有点好，那我先回去，带了衣服再过来再治疗。后来这个病是治好了。为什么用针灸能够治好？我认为用中药和针灸把全身调整好以后，它改善的不是椎间盘突出的那个软骨和髓核，而是在周围建立一个能够适应于他这种状态的侧支循环。虽然病理上、解剖上还不一定好，但是这症状上好了。这个患者治好到现在将近有三十来年了，一直没有复发，经过他介绍过来的椎间盘突出的患者不知道有多少。

儿科的病也一样，有一个江西的 7 岁患儿，咳嗽非常厉害，咳嗽两年了。很多医院都看过了，他的妈妈说她全部的时间都放在儿子身上，为孩子治病自己工作也停掉了。血液检查就是淋巴比例高一点，其他也没有见到异常。我们怎么方证辨证论治呢？首先我们不要脑子里面就只有咳嗽，把它作为一个病去想它，而是要全身检查，全身问诊。结果这个患儿有什么症状、一个是口臭得厉害，放屁也臭，还有就是厌食、大便闭结，腹部也拒按。我们把它落实到方证上。这个就是保和丸证。咳嗽为什么用这个呢？谁规定的？都没有，就是方证规定。好了，吃下去，效果就非常好。这个患儿吃了保和丸的第二天腹泻得很厉害。他妈妈电话打过来说怎么腹泻得厉害怎么样，我说没关系的。我问她什么气味，她说臭得不得了，整个房间都臭得不得了。我说大好事，这个邪有出路了！过了3天，患儿腹部症状基本上就没了，口也不臭了，咳嗽也就好了。所以我们事先也想不到，咳嗽怎么用保和丸？假如你死守治疗咳嗽几个方，你这几个方变来变去，你的思想就被它困住了。

再说到胃病的治疗，我都是通过腹诊的。现在腹诊没有引起我们临床医生的注意是非常非常可惜的，你看《伤寒论》里边1/3的条文都是讲到腹诊。比如心下痞、心下压痛、胸胁苦满、胸下支满、小腹压痛、小腹结积，都是！你假如不进行腹诊，你怎么知道他心下痛还是痞？感觉是主观的；而腹诊压取是一种体征，它是客观的。胃病为例，比如说胃胀，吃饭吃进去排空困难，如果腹诊按取是软的话，我们考虑第一个方子就是苏梗香附，这个效果就非常的好；如果腹诊压取有痞的，软是软的，还伴有口苦、小便黄的话，我们就要考虑到半夏泻心汤；假如压取痛的话，还胸胁苦满，我们就要考虑到柴胡陷胸汤；假如压取整个腹部肌肉比较薄又比较紧张，我们就考虑小建中汤这一类；假如腹部整个感到很软、棉花一样，就考虑黄芪建中汤。这样在临床上，对于胃病我们就心里有数，效果也非常好。

看病呢，你千万不能够给这个病因所吸引，病因是迷惑，为什么说迷惑呢？我第一个病例，第一次动手开方的时候，就碰到这个问题。这个病例是和我同一个生产队的农民，跟我也是好朋友，他当时出现了伤食的情况，端午节吃了很多粽子，很多鸡蛋，那个时候困难时期嘛，有吃就拼命吃。吃下去后，腹泻、吐，一直就用中药。开始都是用民间偏方，什么鸡蛋灰这些，都没效果。没效就找西医啦，西医就吊盐水，吊了好长时间盐水，症状还是有，人还瘦了很多。我那个时候已经在乡下搞针灸，那个人就找我聊聊，说自己这么年轻、十几二十岁，怎么就这样。我说我早知道你这个病该怎么治。我就摸他的腹部，腹部摸取就是痞满、痞硬，早晨起来容易恶心，大便肠鸣下利，睡眠还不好，心里很烦等等。这个就是典型的泻心汤系列里边的甘草泻心汤证！我说你这个方子吃 3 天，吃吃看，最后救了他的命。这个患者他假如来是怕冷、发热、有汗，我们就是给他桂枝汤嘛。管他是胃病啊是吃伤的，我们脑子里先不要有个胃吃伤的感觉。如果他给别的中医看。首先诊断他伤食证，这个就把你定死了嘛，开的就是这种化食的药，神曲啊、山楂啊肯定就逃不掉。所以病因对于经方医生是不重要的，你一定要看现在的症状怎么样，这才是经方医生的态度。整个经方的运转和思维就是这样。所以临床上我们碰到妇科病也是用《伤寒》的方证相对的方法。比如一个不孕症女研究生患者。根据她人的体质，比较消瘦，脸比较黄，人性格比较敏感，还有胸胁苦满，月经也不调，我们给她就小柴胡加上当归芍药散，第三次要来的时候就怀孕了。我曾经把我治疗不孕症的经验写成一篇六经辨证治疗不孕症的论文，那时候世界妇女大会正在北京召开，我就把论文寄过去，最后我就在大会发言，因为他们认为像我这样用经方治疗妇科病的比较少。

主持人：那刚才你一直强调方证相应，那除此之外我看您之前发表的论文很多有提及六经辨证、反治法，那您能不能跟我们谈一谈这些方面在临床应用的体会，谢谢！

娄教授：六经辨证是个指标性的辨证，我举一个例子，一个人开汽车在自己城市里面，就不用什么那个定位，你自己很熟了嘛，方证辨证对于一般熟悉的、常见的病，我们就不必六经辨证也没关系；但是你北京假如要到广州来，长途跋远，你就需要这个了，这个定位的东西了，没有定位你就开错路了。所以它对于一种疑难杂症，我们必须六经辨证在前，然后用方证辨证跟上去。

反治法在某一个角度来对于慢性病的有种东西呢也非常的重要。特别是对肝病，有时候治疗肝病的时候呢，你一直对证，口苦啊、小便黄啊，我们用柴胡剂，但是他一直没效、一直停留在那里。所以有时候用另外一个方向冲击一下，比如桂枝去芍药加麻黄附子细辛汤。我们的思想是怎么样呢？它是一种对这个病理稳态的冲击，因为病理稳态就像病一直在生，但是也不会好也不会坏。慢性病很多都是这个样。冲击以后，它会重新组织，很可能给我们带来一个生机。

主持人： 娄教授的临床心得给我们很大的启示，中医的传承也离不开发展，近几年质疑中医、否认中医的事件时有发生，那么能不能请你谈一谈在这种形式下，中医的发展方向应该怎么样？然后对中医药教育有什么意见或者是建议，谢谢！

娄教授： 这个问题其实就是疗效问题。中医首先自己要反思，不能够怪别人说，你治病的疗效下降了，你叫别人怎么要爱你啊？我就没有感到这种压力，哪怕是当时还在乡下，没有取得中医的证件之前，患者也是源源不断，为什么呢？因为我们针药结合、方证辨证，它有非常好的疗效，没疗效你要叫别人尊重你，等于是笑话。所以首先中医自己要反思，你的路到底对不对，现在过于对理论的东西、对病因的东西反复地在那里学，这个中医就造成学和术的分离。学就是中医文化、中医理论、脏腑六气这种，它是一种中医文化，非常重要；术就是治疗有效的一种技术，这种它不是靠书本教育或者靠考试能够拥有的，它是属于一种什么呢？属于一种默会知识。这个东西一看大家都知道的，同时它是明白的知识，看了你就懂。中医就是一种默会知识，就是说你假如不跟在旁边、慢慢地感受，你就学不来。因此今后要走、走一条方证相应的这个路，同时要加上所有的外治法，针灸推拿这些都有用。

比如我女儿就是跟着我身边，她就旁边看，看看听听，听听看看。五六年的时间，她就处理一些疾病就比较得当了，比如她跟我说她最近治的一个患者，也是她的小姑子，她就用方证对应的思想，帮助她的小姑子从怀孕前、怀孕中到怀孕后进行一个系统的调理，比如早期备孕、孕中处理、产后调养等。期间也出现过肾结石、急性乳腺炎这类比较紧急的情况，但是她运用方证对应的方法，用中医中药都能够应付得来。她也只是一个初学者，能够这样已经很不错了，她自己也觉得这个方证对应很神奇。

主持人： 那娄教授对于我们青年一代的中医学子，你有没有什么寄语？

娄绍昆： 要走方证的路，你看我女儿五六年就掌握住了这个规律，这是一条简便又有效的途径。所以在校的同学你主要把方证搞清楚，另外一个找到好的临床老师，跟师学习临床技术。

主持人：非常感谢娄教授在百忙之中抽空参加这次经方班，再次感谢娄教授跟我们无私地分享了中医人生和临床的一些心得，谢谢娄教授！

娄绍昆：我也非常感谢你们，特别是李赛美教授所率领的团队，给我们留下了非常深刻、美好的印象。谢谢会务组，谢谢学校，谢谢！

马文辉教授访谈实录

主持人：今天我们的访谈请到了山西中医药大学三部六病研究室的主任，全国首届名老中医刘绍武刘老的得意弟子，马文辉教授。我们知道国内很多这种名老中医，尤其是有师承的名老中医，他们都有非常特殊的从医经历，所以我想问一下马文辉老师，您是这样走上中医之路怎么结识的刘绍武老师？

马教授：谈起这个问题，还得从大学时代说起，我 1983 年考的山西中医药大学。大二的时候开始上《伤寒论》，学习的过程中有很多疑惑。一开始讲太阳病，说"太阳之为病，脉浮，头项强痛而恶寒"，说太阳病，太阳病头项强痛，然后老师在上面就讲了，说太阳膀胱经，足太阳膀胱经走头项，因此就是说头项强痛就是膀胱经输不利，因此就出现这么一个症状。那时候就想如果督脉经输不利不是更准确，督脉是诸阳之脉，所有的阳脉它是统领的，你光说太阳经输不利就引起头项强痛，这样解释就觉得有点疑惑。

后来一个偶然的机会，我的师兄赵卫星在学报里面发表了一篇文章，就说三部六病学是一个值得探讨的学说。我看了这篇文章以后，眼睛一亮，哦！三部六病就说《伤寒论》里面讲的就是讲病位、讲病性。这样我晚上就推开他的宿舍的门找他去了。我师兄就说，如果你感兴趣，我找机会把你引荐给刘绍武先生，从此我就跟三部六病结下了不解之缘，就走上了这条路。

我们就到刘绍武老先生家。刘老从他的高度对《伤寒论》进行讲解，人体就是三个部位：不是表就是里，就是半表半里，然后病性不是阴就是阳，那么不是表阴、表阳、里阴、里阳、半表半里阴、半表半里阳，就是六病。因此就是病性不越六病，病位不出三部。这样对疾病的一个高度概括，从此对《伤寒论》就产生兴趣，慢慢地走上这样一个经方之路了。

主持人： 我们都是学经方的，大家崇尚的都是仲景学说，那么刘老他提出的这个三部六病，您能不能简单地介绍一下三部六病，它是怎么样来认识《伤寒论》的？

马教授： 我们教科书里面，一提到《伤寒论》、仲景学说，我们就提到六经辨证，张仲景的《伤寒论》是辨证论治的奠基者，是它的鼻祖。那么刘老在1979年的时候在《新中医》杂志发表了一篇文章叫六经当为六病，他首先就是说对传统的这样一个六经辨证的体系就提出了疑义。他说《伤寒论》的辨证方法不是六经辨证，是六病辨证。也就是说《伤寒论》里面我们从它的这样一个标题"辨太阳病脉证并治"。《伤寒论》"**太阳之为病，脉浮，头项强痛而恶寒**" "**太阳病，或已发热，或未发热，必恶寒、体痛、呕逆，脉阴阳俱紧者，名曰伤寒**"等条文。这就是说《伤寒论》的整个条文从它的整个体例，它都是病，它没有讲太阳经。我们今天教科书画蛇添足。给加了个"经"字。那么张仲景就没这个"经"，就是太阳病。因此，刘绍武老先生就提出来，《伤寒论》里面的辨证是三阴三阳的六病，就是太阳病、少阳病、阳明病、太阴病、少阴病、厥阴病，它是六病辨证，它不是六经辨证。六经辨证作为一个法定概念的提出是在宋代朱肱的《活人书》。朱肱认为，《伤寒论》的三阴三阳就是《黄帝内经》里的《素问·热论》，就是足六经。他提出这个概念以后，有很多人推崇，但也有很多医家反对。比如，伤寒大家首先说，《伤寒论》里面提到六经之经，非经络之经，不是指的经络，是经界之经，它就是一个划界。喻嘉言也持同样的反对立场，但新中国成立后，六经辨证的概念逐渐演变为一个很正统的学说，被教科书以法定形式固定了下来。

最早对《伤寒论》的六经辨证提出疑义的还不是刘老，是以汤本求真为代表日本的汉方医。他们有个流派——古方派，对《伤寒论》的六经辨证首先提出疑义。这一派认为六经非经络之经，《伤寒论》的三阴三阳就是八纲，阴阳表里寒热虚实。因此在1928年的时候，日本出了《皇汉医学》这本书。20世纪30年代由中华书局然后翻译引进到中国，刘老当年看到这本《皇汉医学》后受到启发，开始反思关于六经的问题，所以他早年就提出了《伤寒论》仲景学说三阴三阳非经之说，就是六经当为六病。刘老的这一观点，是在皇汉医学的影响下提出的。

刘老对《伤寒论》的第一个贡献是他明确了"三部"的概念。"三部"就是《伤寒论》里的表、里和半表半里，就是表证、里证、半表半里证。就是说，疾病发生以后，表、里、半表半里它是一个病邪之所在，病位的一个定位，中医叫辨证定位，定在三部，而非定在六经。

刘老的第二个贡献是"六病"，就是三阴三阳六病它的配对。日本《皇汉医学》提出六病以后，它的三阴三阳的这种配对、表里关系仍然沿用的是经络的表里关系。比如说，太阳膀胱和少阴肾、肾与膀胱相表里，这是六经的一个学说。它否定三阴三阳是六经，但本质上没有彻底摆脱六经。刘老在这个基础上提出他的一个理论，就是表有表阴、表阳，表阳是太阳，没问题，但是表阴不应该是少阴，表阴应该是厥阴。也就是说，表阳是太阳，表阴是厥阴。里的问题不存在，阳明、太阴在《黄帝内经》里叫"实则阳明，虚则太阴"，这个配对是没问题的。那么半表半里，表阴表阳，是表阳太阳，表阴厥阴，那么半表半里的问题就解决了。半表半里，少阳是半表半里的阳，然后半表半里的阴那就是少阴了。少阴是半表半里的阴，少阳是半表半里的阳，这样就彻底把三阴三阳六病和六经彻底划清界限了。这样对于我们认识《伤寒论》的三阴三阳六病体系，从部位到病性，以及三阴三阳的配对，从概念上解决了这一问题。

刘老的第三个贡献就是对《伤寒论》里的六个提纲证提出看法，说六个提纲证就是列纲、归类、补缺提出这样一个八字方针。说《伤寒论》存在一个很大的问题，一个争议，就是六纲，纲不系目，六个提纲证不能统领它下面的条文。刘老对六纲重新列纲归类时，就大胆地突破了这样一个纲，在纲里进行了补充，还有些错误的东西进行了修正。最大的修正是一个六纲的条文提纲是厥阴病的提纲，就厥阴病的提纲。原先"厥阴之为病"，厥阴的提纲是一个这种"食则吐蛔"，然后是个乌梅丸证的提纲证，西医学是胆道蛔虫证。那么消化系统的这个病，来作为厥阴病的提纲证，它是有问题的。那么刘老通过对《伤寒论》的研究，提出了厥阴病的提纲应该是"凡厥者，阴阳气不相顺接便为厥""厥者，手足逆冷是也"，那么手脚逆冷是厥阴病的核心证，是它的提纲证，它的治疗方法是当归四逆汤证。那么这个方子把它作为厥阴病的提纲提出来以后解决了厥阴病在表的问题，归属问题。所以，刘老在整个三部六病，他对整个《伤寒论》贡献，我把它总结成这三个方面。

主持人：那么，整个三部六病，它用到临床上是一种什么样的思维呢？

马教授：中医辨证论治，首先就是辨病位，然后病位以后辨证定性，定了性以后叫辨性列方，就要处方。就是定位、定性、定方、定名叫四定。因此就是说，《伤寒论》是一个理论和临床密切结合的一个理论体系，它不是一个理论和临床两张皮，不是两张皮。

主持人：老师您这些年在太原看病的经历，中间曾援疆有一年的时间，那您觉得这两个地方，太原还有新疆，他们的中医发展现状怎么样？

马教授：我的这个从医的经历，比较复杂。我在学校跟老师学了三部六病以后，跟了刘老，大学一毕业，我就回到基层了。后来又回到太原。就说从基层一直上来走的这条路子让我对整个中医的现状相对还是了解的。那么整个中医的形势，实际上不是太乐观。整个中医院里面，真正的在使用中药的比例不太高，造成这个现状的原因，就是我刚才说的中医的理论和临床脱节，中医的理论不能够有效的指导临床。比如我们中医出来的博士生，学了 11 年，这样的高材生出去以后不能够熟练地来应用中医为患者解除痛苦的话，那么整个教育是失败的。那么他出去以后，对中医不感兴趣或者是对中医没信心，那就说明他学的这个东西不能够取得我们预想的一个效果，因此他就会对中医产生一个怀疑。这就是我们年轻的医生在整个中医院里普遍存在的一个情况，我走这么多医院，那么看到的很多住院医师，实际上，他开的中药是个配角或者做个样子。那么患者来了以后，出院以后，究竟这个中药在这个整个治疗过程中它起到了多大的作用，实际上作为本人，就是住院医师本人心中是不明白的。那么在他的心里面很可能就感觉到，这个患者最后治好了，是西药起了作用了，而不是中药起了作用。我们现在就需要来扭转这种局面。每个住院医师对自己开出来的中药方有信心，就说我不用西药，我拿这个中药就可以取得我预期的效果，这样中医才能真正走出困境。

主持人：马老师对整个中医现状非常了解，我们这些学生或者说刚刚就业的中医来说，我们还是非常想学好中医的，您对我们这样一个群体有没有一些什么建议？我们应该怎么去学习中医？规划自己的中医人生？

马教授：我的感觉就是说入门很重要，因为中医是各家学说，五花八门，但是我们必须有一个很明确的东西，就说中医如果在入门的时候，入错了，很可能一辈子糊涂 因此我就提出来两个，中医药回归经典，经典要回归临床。那么在经典里面，《伤寒论》是我们走进中医的一个不二法门。首先《伤寒论》整个是一个实证的医学。也就是说它以人的疾病，得了病以后反应出来的症状，体征形成的一组证候群。那么这个证候群，我们中医叫证，就叫证，"观其脉证，知犯何逆，随证治之"。那么这个证就是人得了疾病以后一个状态，就不是一个虚的，一个空洞的概念。我刚才说了，桂枝汤是桂枝证，桂枝汤后面就跟随的一组证候群，那么提到桂枝汤，马上脑子里面就是"头痛、发热、汗出、恶风。"提到小柴胡汤，脑子里面马上就是"胸胁苦满，嘿嘿不欲饮食，心烦喜呕"，然后"寒热往来"。因此它的这个证，辨证论治的证和方是一体的，而不是一个空的概念。第二点，《伤寒论》是个可重复的医学，就是经方，经过一千多年，1700多年的这样的一个发展历史，那么在不同的时代不同的医家，在反复使用的过程中，都会感到《伤寒论》的经方疗效是非常可靠的，它可重复。第三点，《伤寒论》给我们的思想辨证体系，它不是一个走偏激的，它是一个中庸的。中国的传统文化里面就讲中庸之道，走中而不走偏。《伤寒论》的三阴三阳的辨证论治体系，阴阳的这种对立统一，它使我们在学习中医这条路上不会走偏。它不像其他一些不同的流派，它强调补火，强调补土，强调滋阴，强调攻下。如果你从《伤寒论》的角度入手的时候，这种三阴三阳的辨证，它是一个全面的，对疾病规律的一个宏观的把握。不容易走偏，同时它会带领整个中医学走一个健康的道路。而且，《伤寒论》以实证和可重复特点，有利于中西医结合，就是它的东西可以做实验。《伤寒论》的东西可以与西医来结合。

主持人： 马老师给我们指了一条路，还是要回归经方，您不远千里来参加经方班，希望您能对我们经方班讲几句寄语。

马教授： 咱们广东经方班这已经办了20年，这是第十三期，一个培训班，在全国形成一个品牌，来带动中医经方热，参会的就500多人，将近600人，这在全国的学术会议上，特别是中医学术会议上是很少见的。而且整个学员里面基层医生占到一个很大的比例。李赛美教授提出来我们要走入基层，要接地气。如果中医把这样一点点阵地丢失的话，中医真的是前途堪忧。那么今天我们能走入基层，走入一线，能和广大的基层医生来结合，这是经方的一个发展，是经方班走的一条非常成功的路子。我想如果这样走下去，坚持十年，整个经方会在中医界里面占一个很重要的地位，而且会开花结果，就真正的以经方为领头羊来带领中医走出这样一个瓶颈，走出中医的困境迎来一个非常光明的明天

主持人：谢谢马老师！非常感谢您这次来参加我们的经方班，参加我们这次的访谈！

罗明宇医师访谈实录

主持人：今天我们很荣幸邀请到张步桃老的高徒罗明宇医师。罗医师能不能请您介绍一下您的从医经历和感悟？

罗明宇：说到如何从事中医这个职业，也是因缘际会。我本科是学检验的，当完兵再去考医学院研究所，选择了最难考的就是生化研究所，然后很幸运地考上台大医学院生化研究所，当时最热门的研究方向是基因工程、分子生物这类的。结果我的老师林同耀院士，他就要我去做中草药的研究。我那时还心不甘情不愿，又不敢违反老师的想法，就去做了，从此就改变了我的人生。

因为读台大生化过程中，我必须要去研读中草药，让我对中医产生兴趣，后来我在台湾考上中医师证照并执业。在这20年当中，我觉得中医是我的母亲。我在中医方面得到了相当多的成长，最主要从患者得到很好的疗效的时候，我那种喜悦的心，真的是无法用言语来形容的。以上就是我从医的经历。

主持人：好的。接下来想向罗医师请教您对经方的理法方药的看法？

罗明宇：就我而言，学经方，做临床，是最好的选择。因为经方的确就是强调理法方药、辨证论治。它是一个很好的传统医学思维体系。很多古代的经典，事实上没办法讲一些生理病理或者用中医的经络、脏腑辨证等理论能够很清楚地描述我们学习的方向。而在做经方的过程当中就会发现，很多脉络可以让我们后学能够继承，才有机会创新。在我的这20年的行医经验，我觉得经方会给我们一个很明确的方向。

当然我们还可以再多涉猎一些西医学的专业知识，来发现古代经方当中一些隐藏的智慧。因为很多智慧可能没有办法用文字形容。所以我觉得就是以经方为主，加上一些西医学的观念，再加上一些中医其他领域的瑰宝，我们将它们一起纳入这个经方的体系，来完备我们在六经辨证的理法方药的精粹。

主持人：那我还想问您在自己的临床有没有比较常用的经方？有没什么可以传授给我们这些后辈？

罗明宇：其实讲到经方的学习之路，刚开始也是懵懵懂懂。第一年当医生的时候，觉得自己学了很多、背了很多古籍、抄了很多方子之后，很多病都可以上手。我记得第一个病例，是个高血压的患者。我那时候听说一个偏方就是用三黄泻心汤治疗高血压很有效，它可以泄热、下实、逐瘀、通络。那我就开给患者吃。想不到第二天患者就拉肚子，拉得一塌糊涂，跑去找张步桃老师。我就被张老师说："这当医生 1 年就觉得想用最强的武器给患者。"当然老师也没有过分苛责，但我印象却很深刻。所以说很多事情都是要经过摸索的。因此这 20 年当中，我的学习就是在不断地摸索，从经方当中去学习寒热虚实，学习体质辨证，结合我们的跟师学习，阅读古籍，慢慢更有体会到古人的智慧。然后我再把西医学的东西补入。在开方子的时候就特别有感觉了。

我开方的心得大概有三点：

第一点：你的药剂量不能过重，不要叠加太多不同性味的药。你要很明确你的主方是什么，最好就选择一条主方，再加几味单药。这样你的方药就很清楚。你的辨证思维就会很明确。这个是最重要的一点。

第二点：我用药遣方会以柴胡剂为主。因为我们台湾人的体质多是寒热虚实夹杂、阴阳气血逆乱。特别需要疏肝理气、协理气机。因此柴胡剂效果就蛮明显的。我觉得如果患者少阳枢机不利的表象不典型，但脉象就是弦脉为主，就用小柴胡汤。特别是属于精神疾病、消化系统疾病、寒热感染性，还有过敏体质的。就是中医看来正虚邪不强的情况，实际上都可以用这个柴胡剂。那假如患者体质是偏寒，我们可以加上辛温通阳的桂枝汤，就是用柴胡桂枝汤加减。如果患者体质是肝阳上亢，我们就可以用柴胡龙牡汤类方。如果患者消化机能有障碍，我们就可以用柴胡桂枝干姜汤。

第三点：我在临床上不会选择过于温补的方，同样也不会选择太寒凉的方。这个哪怕它有部分药物是会在我的主药当中。比如说，一个柴胡证的，我会根据他有宿便的体质，加微量的大黄。或者说我觉得他少腹硬满，加微量的红花、桃仁，这就有一点点桃核承气汤的概念。总而言之就是不会用性味过寒过热的药。

中医是治人，而不是治病。所以我们应该是把患者的体质朝向康复之路做调理。当然有一些中药，它是需要根据西医学的生化指数来用药的，因此我们也可以有专病专方的概念。但是我觉得核心意义还是回到我们的这个叫中庸之道，也就是阴平阳秘、精神乃治的精神。

主持人：那我还想问一下罗医师对两岸中医药的交流有什么看法和建议？

罗明宇：我觉得相比之下，在台湾，中医经方发展有趋于式微的情况。那大陆这边经方的发展我觉得是让我蛮感动的。我每次来大陆，不管是北京还是广州，我觉得大家对经方的认同，是值得台湾的中医同道来学习的。

那既然提到说对两岸经方互相融合、互相交流这个重要的课题。那首先应该是在政府相关部门，应该要多一点交流。就像我当初回来大陆学中医，我就想说在台湾就局限一隅，应该看看整个世界，尤其大陆的中医药的发展。所以我也希望台湾中医师能够继续进步。我在台湾担任过理事长，也担任过工会的常务理事。比如现在我们台湾工会很少请这边的专家去台湾讲课，因此以后应该加强这方面的工作。

还有就是在医事医政，比如说证照的认证应该更合理化。所以台湾应该用大格局思维，不应该有类似封闭的政策。这样会越做越小，是不行的。两岸刚签署服贸协定，实际上这都是有利于两岸文化交流和经济共荣开发。我觉得我们中医也是在经济商圈中的一环，应该也是可以共创共荣的。

主持人：谢谢！我觉得最后就是您对我们经方班有什么期许，对这个班有没有建议？

罗明宇：我这次真的是第一次来参加经方班。可是感受无比的内心的澎湃激昂啊。原来光一个广州经方班就能够号召将近500多位学员。在我们那边，50个就不容易了。我觉得还是一个大家对经方的认同和支持。我相信这种传承规模继续延续。而且李老师今年提出经方结合针灸的主题。那其实我们临床医师，一针二灸三用药嘛。我觉得我们可以好好来发挥经方跟其他技能的结合。我觉得有不同面向结合我们的经方的主题，是很有可看性的。

　　那第二点，我补充的就是应该有更多的互动性，就是说除了专家学者应该把下面的学员的智慧能够上来分享，一人讲一个最有效的方剂，可能跟我们今天主题、以这个主题为主。那我相信，对这个教学相长：对教授也好，对其他的听的学院也好，我相信更有发展。

　　主持人： 在前些年，应该是在珠海第二中医院办。那一届就是将近两百个学员，就说真的是有学员上台，以后如果时间允许的话，可能将来还是会有这样的互动模式吧。

　　罗明宇： 那就不错啊。还有就是引入实物操作。像我们在台湾目前在推广临床实物技能。就是说 OSCE。它就不是只有口述，它要实物操作。你望闻问切就是要明确化。我觉得都是可以思考的方向。

　　主持人： 嗯，好的。今天很感谢罗医师提供很多宝贵的意见，希望未来有机会再欢迎罗医师再过来我们这边交流，谢谢！

　　罗明宇： 谢谢，谢谢大家！

谢奇会长访谈实录

主持人： 大家好。我们今天很高兴邀请到马来西亚中医师公会会长谢奇谢会长来接受我们这个访谈。谢会长你好。

谢会长： 你好。

主持人： 首先想了解下您对中医学习有什么见解或看法能跟我们分享一下？

谢会长： 同学们，身为中医，学习的时候要特别注意学习经方。经方对我们中医在临床运用的时候呢，疗效是非常非常好的。很多时候西医束手无策的疾病，我们通过经方的辨证治疗，很容易把这个病就祛除了。这个是我们的优势。所以这一次的经方班也是非常非常好的一个机会，既是同学们一个机会，同时也是医师们的一个机会。因为经方班所请来的那些教授，都是很资深的。他们各有各的优点、各有各的看法，对经方的运用、怎样辨证论治都有很深的造诣。我们参加这个经方班呢，实在是得益不少。所以都希望以后同学们也好，医师们也好，大力支持这个班。因为这个经方是我们以前的名医历经千年传下来的，所以累积的经验是非常丰富。不管你是哪种疾病，慢性病还是急性病都有非常好的疗效。所以我们身为中医师是应该参加这个经方班的。

主持人： 我知道您来自马来西亚。可不可以跟我们介绍一下马来西亚中医发展的现状大致是怎样呢？

谢会长： 我们马来西亚的中医师大概有 3000 多人，他们大都有很好的水准，经过大学的受训，经过中国的联办课程，毕业回来有学士、有硕士、有博士。但有一部分是没经过正式培训的医生，水准很低。我们政府就关注这个问题，开始管理中医，颁布并通过议案叫作"医药法令"。这个法令就规定：凡是不合格的中医，不可以看病，不可以配药给患者。因为他们有时候很容易误诊，他们的误诊就往往会影响到我们专业的中医师的声誉。所以这种情形之下政府就规定他们不可以用药，只可以做推拿，脚底按摩，或者药材店抓药。这个法令是好的，对我们的专业的中医是好的。还有一个对我们中医好的一面是，我们马来西亚有六间私立大学已经有开中医系，只不过私立大学都是用双语来教学的，所谓双语就是部分课程是英文教学，书本都是用英文的，但是老师可以用中文来解释。这一点我们还是有疑虑。

主持人：为什么呢？

谢会长：因为他们双语，尤其是用英文本来学习这个中医啊，我们认为可能么没有办法让学生领会到中医的精髓。翻译不可能把我们中医的那种精髓，那种含义翻译得百分之百到位。

主持人：请教一下，马来西亚和中国内地在中医药方面有没有什么合作和交流啊？

谢会长：以我们马来西亚中医学院来说呢，我们开展马中两国在中医药方面的交流已经有 20 多年的历史了。比如广州中医药大学啊，我们1990 年已经开始进行交流，1991 年就连办这个三年制内科专科班，由邓铁涛教授亲自指导，训练了有十几个中医师出来。

主持人：邓老是飞过去马来西亚？

谢会长：是啊，亲自教导，这个是真的是非常难得的！后来我们又继续跟广州中医药大学联办硕博课程，一共有差不多 20 个硕士和博士毕业生。我们都希望以后仍然继续联办这个硕博课程。这个对我们马来西亚的中医是很有裨益的。因为说真话，广州中医药大学的中医水准在全国是数一数二的。

主持人：马来西亚有没有一些大的医院可以让这些中医师工作或者为患者服务呢？也就是说马来西亚有没有中医院这个概念呢？

谢会长：都有的。一个是同善医院，它的历史就很久了，有100 多年。有中医也有西医，但是它们是分开的；还有一个单位呢，就是我们马来西亚中医师公会下属有一个中华诊所，中华诊所的历史也有60 年，它通过向社会慈善募捐，筹得资金买药，再经过中医师义诊来帮助那些穷的患者，收费只要 2 元。所以我们的中医师毕业出来就可以在这些机构服务。

主持人：这次我们请到谢会长来我们的经方班的讲座里边，就讲了一个睛明穴的应用。我知道您的专长就是治疗五官科疾病，能不能首先说说您在耳疾那方面是怎么运用针灸治疗的呢？

谢会长： 好！我在1967年读中医，那时候刚好是赤脚医生最风行的时候，他们很大胆地用新的方法，叫作深针疗法，什么是深针疗法呢？就直接是一寸半，每一个穴位都扎一寸半，很简单的。听宫、翳风，再配合外关这些穴位，疗效真是好的。我本身都是到现在为止，都治好了很多聋的病。我最惊讶的一个病例，那个患者已经长达45年两边耳朵都听不到了，针灸了12次，就可以听到百分之九十几。你想象一下，西医真的是没办法。我在这方面的经验也很多。还有关于耳鸣，我坦白跟你说，耳聋就很容易治，我可以说10个里面有6个有效的。但是耳鸣这个难度就比较高一些了，有好的但是比例低很多了。那我们尽量用这个针灸，深针疗法来为他们服务很多时候都取得很好的疗效。我就从来没有说用浅针，5分那些，或者一分都比较少用。当然说实话，深针疗法有时候是有风险的，特别是眼部的穴位是有风险的。但是你如果正确地运用手法，就可能没有针刺事故。当然如果是受训得不严格，或者水准很低，就千万千万不要用深针疗法了。一般要经过很严格的训练并积累足够的经验才能用。当然做学生的话，你照老师说的，比较谨慎一点是好的。当你很有经验的时候，你就可以研究深刺是不是更有疗效呢？

主持人： 您有没有比较喜欢用的经方呢？

谢会长： 经方太多了，讲不完啊。比如治疗肺的问题。我们一般用麻杏石甘汤，如果患者痰黄色和青色，麻杏石甘汤加瓜蒌皮、桔梗排痰；再加鱼腥草。喝下去那些黄痰一下排出来，病毒很快就死光了，这些真的是我们的优势来的。我曾经治好一个患者，这个患者到政府医院治疗都无效，他的病是怎样的呢？他上腹部发烧到101点几华氏度，摸上去都很热的了，经过了一个多月的治疗都没办法治好，而且他有个症状是呕，呕那些酸酸的水，胃脘部很痛。当我按诊的时候，按到那个胃的部位好像一个椰子壳一样，怎么按都按不下去的。我请教那些专家，他们说可能是胰腺炎。但是经过我用这个经方，小柴胡汤加左金丸，再加上银花，怕他有滤过性病毒嘛。吃下去第二天来了，量体温热没了，整个人很舒服。当我按他腹部的时候腹部已经软了。你说经方神奇不神奇？真是神奇！所以我们身为中医应该很重视经方，通过经方，很多很多严重的病、难治的病，我们都有办法可以治好。

　　主持人： 眼睛呢？如果眼部的疾病您会不会用针灸配合药物来治疗呢？

　　谢会长： 我们的针灸已经很有优势了。比如我今天讲的内容，青光眼，40度一针就跌到16度了，多好的优势！还有葡萄膜炎，也有经过我一针睛明穴，又是好了。哎呀！真是神奇！葡萄膜炎，西医学认为这个病很复杂，很难治疗的。所以我们就感到中医这个效果啊，我们应该发扬，又省时又省钱。还有很多眼科术后的后遗症也是我们用针灸治疗，效果很好。我希望我42年的经验，没保留地希望所有的中医师能够学习，能够运用，能够推广到全世界。

　　主持人： 我们本次的访谈就到此为止了，也很感谢谢奇会长接受我们的访问，谢谢。

　　谢会长： 谢谢。

黄玉珍医师访谈实录

主持人： 今天我们很高兴请到马来西亚老中医黄叔平的接班人黄玉珍医师来接受我们的访谈。黄医师，您好！

黄医师： 你好！

主持人： 首先我想知道您父亲黄叔平医师对你学医的历程是否有影响呢？

黄医师： 我从小被父亲做医生的态度、行医的表现感染，很敬重他。但就我自己而言，我不是挺想学医。但也半推半就进入了夜校的中医学院。那时候我才高中毕业。所以我能够这么早学医，他当然给了很好的影响。如果他还在世，我还是要谢谢他。

主持人： 那您在中医学院读书后的那个行医历程是怎样的？可以和大家分享一下吗？

黄医师： 当我读完本科四年的中医后，就跟着我父亲学习。他临床经验比较丰富，在他身边得到了他很多的教导。同时他和患者的互动，还有疗效我也看得很清楚。父亲经常获得患者的好口碑。他的患者说他是"顶呱呱的"！外感，妇科，儿科的病都能治。所以我耳濡目染从他那里学习了很多。

主持人： 可以与我们分享一下你所专攻的病种以及您的临床经验吗？

黄医师： 自从我1995年从广州中医学院毕业拿到毕业证后，我所学的是肝胆科。肝胆科的经历对我治疗肝胆相关疾病有很大帮助，很多患者在觉得疗效不错后还介绍其他患者过来，因此这方面的患者就越来越多。我的患者很多是小柴胡汤证，并合上茵陈蒿汤。两个方一起使他们的肠胃没那么辛苦还能很快缓解患者的病情，所以他们觉得中医的疗效是很好的。

主持人： 您觉得我们这次经方班有没有哪些让您印象深刻的地方？

黄医师：我觉得经方班里面的题目不离桂枝汤、不离麻黄汤、不离葛根汤。对于这几条方的运用，我真的觉得我学到了很多。这些主讲教授所做的是那么简单，却那么有心得。这样给予我们运用这些方的信心，我们跟着他们走是没问题的。总之专家对这几条方的运用对我产生很大的影响。像我们那边就有很多葛根汤患者，为什么呢？现代人很多都是低头一族，所以肩颈部就经常疼痛。同时他们经常有寒湿，还是热底。那这些病怎么治疗呢？我们就给他们用葛根汤，加小柴胡汤去热底。再加上一些止痛的中药，比如威灵仙、羌活之类的。然后加上刮痧、拔罐。我们一直都在用，现在在经方班学完之后，我们肯定有信心更多地使用。

主持人：马来西亚主要是用饮片？中药药材？还是中成药？颗粒或者是冲剂？哪一类比较常用？

黄医师：我的诊所里面就主要是草药。但中成药也是必需的。因为现代人需要方便，生病吃药同时还是要工作，疗效一定要快，今早吃药晚上就要好。所以我们也会给他们开成药，有时候也两样一起来的，这样见效快。让他上班保持比较好的状态。所以这方面我们三种都有。

主持人：我知道您作为一个医师有很多年行医的经验，那您觉得年轻一辈的医师，包括在校的医学生，您有什么寄语能够给他们呢？

黄医师：好！在我的诊所，包括我本人，现在有六个医生。其中有两个是上了年纪的，很有经验的医师，其他的都是年轻的。为什么我要让他们年轻的过来呢？是他们自己想找到并加入我的诊所的。他问我要不要请医生？我说你是想来做什么的呢？他说我想学内科，跟一些有经验的临床医师。所以我就聘请他，同时教他，这是我过去一直的做法。其中一位年轻医师曾经在我的诊所学习工作之后，在桐城医院以考试第一名的身份进入了该院工作，工作之后还继续攻读硕士、博士，现在已经拿到博士学位了。拿到博士学位之后他进入了我们本地大学任教。所以我觉得他是一个很上进的人。我说这些话的意思是我很鼓励年轻的人去多学一点东西，去进修多一点。因为我觉得上了年纪之后读书不是那么容易，是很艰难的。我就希望后一辈的人，就应该像李赛美教授所说的，应该从小的事情开始学，然后慢慢地多做一点工作。我觉得现在很多年轻人刚学会一点东西，就觉得自己很了不起，这是不应该的，应该虚心去学习一些老医师的学术，学习他们的临床，临床其实是最重要的。你的理论不一定可以实践在临床上。

主持人：那谢谢黄医师跟我们分享了您的一些体会，非常感谢您接受我们的访问！

黄医师：谢谢你！

狄特马医师访谈实录

主持人：欢迎各位同学来到名师经方讲坛。今天，我们很荣幸地邀请到德国的一位经方大家。请大家欢迎我们尊敬的嘉宾狄特马先生！

狄特马：很高兴认识你！

主持人：我也是！在您的简历里，您提到从1992年您就开始学习中医。我想，那个时候的中医在德国应该不太流行，是吗？

狄特马：是的。

主持人：那是什么让您学习中医的呢？

狄特马：当我18岁的时候，我遇见一位中医。我们切磋了很多功夫。我看过他用针和拥有一些草药。"哇！这是什么！"我真的感到有兴趣。之后，我在一间医院里工作。最初，我想学习西医。但是后来，我改变了我的想法。我在手术室里待了很久，而我见到的东西不太使我感兴趣。所以，我就走去学习中医。这个是我自己的决定！

主持人：我相信对外国人来说，学习中医是非常困难的，因为你们没有任何中国文化的背景。当您学习中医的时候，您有没有曾经感到非常的困惑？

狄特马：有过困惑，尤其是在最初阶段。当然，我在德国学习了中医基本理论。之后，我开了一间诊所。我发现我开的方有时候它是有效的，但有时候却没有。坦白地说，我有感到沮丧的！但是之后我第一次接触汉方医学。这个诊断非常的以治疗为本或者说以方剂为本。如果你有这些症状、证候和腹部体征，那就是葛根汤证。我第一次可以说"我觉得我可以学懂中医，它已经不再那么让人困惑了"！过了数年，我认识了黄煌教授，他将所有的东西变得更清晰。现在我想说，中医是一样你真的可以学懂的东西，但是你须要有一位真正知道自己在做什么的好老师。

主持人： 这就是说，一个老师并不单只显示他自己非常优秀，还要他的说话和思维一定要让学生明白理解，对吗？

狄特马： 对。你须要有一位有很多临床经验的人。他对自己所做的非常明白，而且他可以用简单的方式解释给你听，不需要太多理论，不再那么复杂。中医是非常通俗易懂的。

主持人： 教授中医一定不能过于复杂。

狄特马： 不能。中医不需要复杂。

主持人： 由于您是从德国而来，请您简单介绍一下中医药在德国的发展。

狄特马： 我想，大约在 1950 年代左右，有一位德国人去了日本学习针灸。他的名字叫 Herry Boultuymeat。这是一个小小的开始，而且几乎没有人知道中医的东西。当我在 1981 年遇到我第一个老师的时候，我才 18 岁。当我告诉我的父母和朋友，我要去学习中医的时候，他们就说"你疯了吗？"或"你在做什么鬼东西？那是什么？我从来都没有听说过！"

主持人： 他们都不认识中医。

狄特马： 不认识。也许他们只听过一些针灸的东西而已。每个人都问"为什么你不去读西医？为什么你想去学那些奇怪的东西？"在 1990 年代，认识中医的人就多了。即是说，在 1980 年代，有些人去了中国学习中医。他们回来后就教其他人。这就是中医发展的过程。在 1992，我的老师教了我们三年之后，第一次组织了一团人去成都。从那个时候，越来越多的人对学习中医感兴趣。现在，可以肯定的是成千上万的人，可能是 10 万、20 万或 50 万，在德国当中医师。我不知道准确的数目。西医也有兴趣，但主要是自然医学的医生想学习中医。

主持人： 那就是说，德国人已开始接受中医。

狄特马： 是的。中医已经被人接受。它是继西医，排在第二位的医学。西医排第一位。或者患者对他们想要的有点点失望。他们没有痊愈，所以他们下一步就去看中医师了。

主持人： 政府有没有给中医师出具一些证书的？

狄特马： 官方的没有，但你可以从学院里取得你的证书。在德国有不同的体系。如果你想从事中医，你必须作为一位西医，我们称为"a high practica"，并且学习数年。你必须通过政府组织的考试，然后你就可以自由地从事你想做的，除了西医以外。

主持人：在你的诊所里，有没有患者不相信你和中医药？

狄特马：有。有时候，特别是老年男人怀疑的很。他们看过一个又一个的医生，但是他们都得不到任何帮助。可是，你知道吗，我喜欢这样！他们非常怀疑，当时至少对中医药持开放态度。你有了好的疗效之后，他们就会非常的信服。他们会将全家人和所有朋友都介绍到诊所。

主持人：你刚好提到了好的治疗效果是留住患者的关键，对吗？

狄特马：是的。你一定要有好的效果。我们只能够在效果非常好的时候才赚到钱。一些有私人保险的患者可以付出部分费用，但其他人须要自己付全费。因此，只有你有好的疗效，他们才会介绍新的人给你和继续找你看病。

主持人：我听闻你也做针灸。

狄特马：是。

主持人：那你是怎样学习针灸？我指你在哪里学的？

狄特马：在那些学院里，你也可以学习针灸。在西方，经常有老师以学院的名义提供课堂和课程。你可以在这门课或那门课里学习一点东西。当我在1992年到1994年去成都时，我真的很幸运。我跟了一位胡医生学习。她是一位训练很好的医生，教了我很多东西。我在美国三藩市也有其他老师。以前我跟从杨维杰医生学习了一点针灸，即董氏针灸。

主持人：他是台湾非常著名的针灸家。你能有机会跟他学习非常幸运。

狄特马：是。我在瑞士见过他几次，我在那边向他学习。

主持人：董氏针灸和主流的针灸有不同吗？

狄特马：有。董氏针灸用比较不一样的穴位。有些穴位是一样的。但很多穴位分布在手指和手，大腿和脚，还有在脸上。有很多穴位不是传统中医的穴位。

主持人：那你觉得有效果吗？

狄特马：有。它是我学习以来最有效果的东西。

主持人：在你临床应用上面，你有没有用它来治疗每一种疾病？

狄特马：每当我用针灸的时候，我就用董氏针灸。

主持人：那你觉得它治得最好的是什么病？

狄特马： 这个很难说。它可以治疗上百种疾病。你明白吗？它完全看医师的。你有多厉害，对穴位有多理解和诊断疾病有多准确，所以我觉得不单单是针灸风格。针灸风格有非常有趣的一面，但当然主要看医师。

主持人： 以你经验来说，那一类疾病你比较偏向于使用董氏针灸？

狄特马： 譬如说，某些得肺部疾病像支气管炎，还有鼻部疾病，都是非常有效的。脸上面的所有疾病，眼病或者神经疾病如三叉神经痛或脸部中风。它对这些疾病都有非常好的效果，还有慢性腰痛、关节痛或者内脏功能受损。

主持人： 我知道你不单只用针灸，还用经方。你可以介绍一下你的经方工作吗？你学习经方的过程是怎么样的？

狄特马： 可以。当我遇到一个教我"汉方医学"的女士时，我才真正开始了我的经方工作。这是第一步。之后，我在 2009 年认识黄煌教授。这时就对经方更加深入了。我学习他对辨体质的方法，即是说，某一种药针对某一种体质。这对我在门诊非常有帮助。

主持人： 汉方医学与黄教授的经方有没有什么不同？

狄特马： 汉方医学的诊断依赖腹诊。黄教授有进行腹诊，但他经常提到中医师关注患者的主观感受。日本的医生也会聆听你来找一些体征和症状，但是他们对腹诊真的比较客观。如果他们觉得这样就用这条处方，觉得那样就用那条处方。

主持人： 你在诊所都用针灸和中药方剂。你可以比较一下吗？哪一种较为有效果？

狄特马： 那很难说，因为有些疾病好像痛证，没有针灸你就没有很快和很好的效果。在我的诊所里，我用很多的放血疗法治疗痛证，不同的器官疼痛、关节痛或任何疼痛。这个可以很快就有好效果。大部分时间，我结合针灸和中药。我只用中药的话，主要针对急证如感冒、支气管炎和鼻窦炎。用董氏针灸也非常好，但是这些疾病我较为喜欢用中药，因为很有效而且很快。

主持人： 你在诊所里使用的最多的是哪一首方剂？

狄特马： 我想这个要看季节。当天气转冷，你会见到很多患有鼻窦炎和支气管炎的患者来诊所。我认为我最喜爱的方是麻杏甘石汤。在冬天，就算天气冷，那些人吃很多肉，喝很多的啤酒，但是他们不出汗。所以，他们身体里有很多热。

主持人：你的意思是德国人的体质和中国人的不一样？

狄特马：我认为是这样。我确实遇到了很多的热病，特别是在冬天就变差的一些皮肤疾病。在春天，我们就有很多过敏的疾病出现。我的基本方是小柴胡汤加减。在夏天，因为那些人很喜欢吃很多冷的东西，你知道吗，有时候我碰到很多的腹泻病。有时候他们有热痢，然后我就会用葛根芩连汤。有些则里面真的是寒，那我就用理中汤或者有时候用葛根汤。

主持人：听起来这种根据季节来用药的方式很有趣。

狄特马：一整年里面，你可以见到《金匮要略》和《伤寒论》里的所有东西。但是你需要考虑季节来确定哪一条方更加适合。

主持人：就是说，你会想到不同季节，不同的人，还有疾病的不同病因。

狄特马：是的。

主持人：我知道有些中草药在欧洲是禁止使用的。这个对你的临床工作有没有带来任何负面的影响呢？

狄特马：有的。有一种药是非常的可惜！就是细辛。这是错误的，因为是由行政官僚决定草药的使用。他们对草药完全没有概念。或者有人帮助他们和向他们讲了一些意见。我觉得他们给了错误的意见，因为这是完全没有危险的。大部分的化学东西更加危险。我们不能再用这味药帮助患者，确实是可惜！

主持人：那你的患者接受中药汤剂或者用其他的中药吗？

狄特马：早于 15 到 18 年前，我处方草药就如同你在中国这里一样。患者要煮很长时间的药。今时今日，每个人都忙，所以他们不再接受每天煮中药。第二，这些草药在欧洲非常贵，他们要每天付出 10 到 15 欧元。所以，我就用颗粒中药的原因。你只需要原来分量的五分之一，而他们只需要给五分之一的价钱。

主持人：真的是便宜很多！

狄特马：绝对是这样！对不富裕的人是件好事，他们也可以拿到中药。

主持人：你有带这些药的样本来吗？

狄特马：有。我可以给你看看。我必须要讲，现在在德国已经禁止了整方的颗粒剂药房里有单独的成分，它们有很多分店。我们允许做的是处方每一种单独的成分，交给药房。之后，药房就把所有的成分混合，再送到患者手上。这样反而是允许的。我不明白为什么，但是政策就是这样。非常的可笑！这是他们想要的方式，所以我们就用这种方式来做。

主持人：让我看看！这是什么方剂？

狄特马：这是温胆汤。

主持人：噢！这就是科学中药。闻起来挺好的！

狄特马：气味非常好。因为它不是散剂，它的质量非常好。不然的话，所有的挥发油就会很快不见。而用这个方法就可以在里面全部保存好。

主持人：那它的味道好吗？

狄特马：好呀！你可以拿一些来尝试一下。用了温胆汤，你今晚就可以睡得非常好。

主持人：有点苦。这个跟我们平常煮的汤剂有区别。

狄特马：是，因为这是黄连温胆汤，所以比较苦！

主持人：噢！黄连温胆汤！我反而觉得它没有汤剂那么苦。那么，你来到广州经方班，你觉得有什么感受？

狄特马：我真的很喜欢这个班。这里有很多很好的医生，非常有经验！我要说的是他们都真的很好，我们相互之间有很好的接触。我感到这里很温暖。有些老师非常特别。他们一定很帮助学生，并且非常明白在门诊怎样治疗患者。

主持人：你可以听得明白我们这些讲座吗？

狄特马：可以，因为我旁边有一位非常好的翻译，其他人在翻译上面也能帮上忙，所以我能理解每一讲。

主持人：你能对我们的学生讲讲他们如何学习中医？

狄特马：首先，如果你一开始学习中医的时候觉得不明白，千万不要感到沮丧。这时非常重要的！你应该经常发问而且尝试找到一个相当清晰而简单的解释。当然，我已经经历过那些旧式的中医教学，我知道那是更多以思维为本。中医有非常多的概念，这是脾气虚，那是肝血虚。个人而言，我对用这样的方式去理解有很多困难。我会告诉学生打好基础，然后找一个可以教导你传统经方的老师。那你就会有非常好的疗效。我想这里有些老师可以用这种方法去指导你。

　　主持人：你认为中医药会在世界上有一个光明的未来吗？

　　狄特马：会！我会这样想，是因为中药和针灸真的很普遍。当人们讲起医学，他们也会讲一点点，例如"你曾经听过针灸吗？"或者在电视节目里提到"你有没有见过针刺和草药？"所以，我想它将会有非常好的未来。但是，它一定要显示出非常好的疗效。优秀的经方老师去外国教导全世界的人中医药，是很重要的。

　　主持人：刚刚狄特马先生提到，中医要想走向世界必须要用疗效来说话，特别是经方，必须请好的老师到全世界各个地方来教授学生。因此，我们希望我们的学子能够听到狄特马先生的话以后，能够好好地学习中医，走向世界，传播中医。最后，非常感谢我们的嘉宾，狄特马先生！

　　狄特马：不用客气！

附：

第三届国际经方班辽宁学员李景华感想诗

经方会议在羊城，经针相合主题明；

邓老郭老亲题词，鼓励后学向前行；

三十高温不畏惧，丹心一片国医情；

黄煌葛根和泻心，归纳总结辨分明；

特殊疾病之优势，台湾国医董延龄；

谢奇主讲眼疾病，针刺主穴在睛明；

柴胡桂枝治头痛，明宇讲解理法通；

认识生命立极道，侃侃而谈刘力红；

绍昆解构桂枝汤，蹊径独辟发人省；

保和老师大家范，腹诊理论寻难经；

德国专家狄特马，临床经验讲麻杏；

袁青讲解靳三针，辨证方法是六经；

宝田讲解小青龙，合方应用各不同；

文辉三阴三阳辨，太极思维潘毅兄；

经方治疗血证病，赛美老师辨分明；

会后分场有几个，名医讲座和沙龙；

会议安排有条理，感谢赛美主持功；

五百同仁齐聚首，气势宏大在羊城；

四天课程转瞬过，眼界开阔各不同；

仲景经方临床用，功德无量后人评；

吾辈奋起齐努力，弘扬中医留美名！